Weltliche Krankenpflege in den deutschen Kolonien Afrikas 1884-1918

Nicole Schweig, geb. 1968, ist wissenschaftliche Mitarbeiterin am Institut für Geschichte der Medizin der Robert Bosch Stiftung Stuttgart.

Nicole Schweig

Weltliche Krankenpflege in den deutschen Kolonien Afrikas 1884-1918

Mabuse-Verlag
Frankfurt am Main

Bibliografische Information der Deutschen Nationalbibliothek

Die Deutsche Nationalbibliothek verzeichnet diese Publikation in der Deutschen Nationalbibliografie; detaillierte bibliografische Angaben sind im Internet unter http://dnb.d-nb.de abrufbar.

Informationen zu unserem gesamten Programm, unseren AutorInnen und zum Verlag finden Sie unter: www.mabuse-verlag.de.

Wenn Sie unseren Newsletter zu aktuellen Neuerscheinungen und anderen Neuigkeiten abonnieren möchten, schicken Sie einfach eine E-Mail mit dem Vermerk „Newsletter“ an: online@mabuse-verlag.de.

Kasseler Str. 1 a
60486 Frankfurt am Main
Tel.: 069 – 70 79 96-13
Fax: 069 – 70 41 52
verlag@mabuse-verlag.de
www.mabuse-verlag.de
http://www.facebook.com/mabuseverlag

Satz: Alex Feuerherdt, Köln
Umschlaggestaltung: Caro Druck GmbH, Frankfurt am Main
Umschlagabbildung: Archiv des Deutschen Roten Kreuzes, Berlin
(siehe auch Seite 133)

Druck: Prisma Verlagsdruckerei, Saarbrücken
ISBN: 978-3-940529-96-1
Printed in Germany

Inhalt

Tabellenverzeichnis

Abbildungsverzeichnis

1. Einleitung

Die Tätigkeit von Ärzten in den ehemaligen deutschen Kolonien in Afrika wurde bereits umfassend dargestellt.[1] Auch war die Verbreitung, Bekämpfung und der Umgang mit spezifischen Krankheiten, die vor allem in Afrika auftraten und -treten, Gegenstand einiger Veröffentlichungen.[2] Die Krankenpflege und die Schwestern, die diese leisteten, wurden dabei eher am Rande betrachtet. Der „Deutsche Frauenverein für Krankenpflege in den Kolonien" – nachfolgend kurz als „Deutscher Frauenverein" bezeichnet –, der die ersten weltlichen Krankenschwestern in die Kolonien nach Afrika schickte, stand zwar schon im Mittelpunkt mancher Arbeiten.[3] Die Arbeit und die Lebensbedingungen der weltlichen Krankenschwestern in den deutschen „Schutzgebieten" in Afrika wurden dabei bisher jedoch noch nicht in den Fokus einer wissenschaftlichen Betrachtung gestellt.

Das mag auch an der schwierigen Quellensituation liegen. So ist beispielsweise ein Vergleich zwischen den einzelnen Kolonien in Afrika aus zwei Gründen schwierig. Im Bundesarchiv in Berlin-Lichterfelde gibt es zwar einen eigenen verfilmten Bestand zum Deutschen Frauenverein. Die für die Beantwortung der Fragen nach der Organisation sowie den Lebens- und Arbeitsbedingungen

1 Siehe vor allem Eckart, Wolfgang U.: Medizin und Kolonialimperialismus. Deutschland 1884-1945, Paderborn/München/Wien/Zürich 1997.

2 Siehe hierzu beispielsweise Isobe, Hiroyuki: Medizin und Kolonialgesellschaft. Die Bekämpfung der Schlafkrankheit in den deutschen „Schutzgebieten" vor dem Ersten Weltkrieg, Berlin 2009; Krieger-Hinck, Carla: Über die medizinische Versorgung der ehemaligen Kolonie Deutsch-Südwest-Afrika, München 1973.

3 Siehe unter anderem Kaiser, Katja: Neudietendorf: Frieda von Bülow, die koloniale Frauenfrage und koloniale Frauenorganisation. In: Heyden, Ulrich von/Zeller, Joachim (Hg.): Kolonialismus hierzulande. Eine Spurensuche in Deutschland, Erfurt 2007, S. 171-176; Smidt, Karen: „Germania führt die deutsche Frau nach Südwest". Auswanderung, Leben und soziale Konflikte deutscher Frauen in der ehemaligen Kolonie Deutsch-Südwestafrika 1884-1920. Eine sozial- und frauengeschichtliche Studie, Magdeburg 1995; Naarmann, Bernhard: Koloniale Arbeit unter dem Roten Kreuz für die Kolonien zwischen 1888-1917, Inaugural-Dissertation, Münster 1986; Lehr, Ludwiga: Der Deutsche Frauenverein vom Roten Kreuz für die Kolonien. In: Kimmle, Ludwig (Hg.): Das Deutsche Rote Kreuz. Entstehung, Entwicklung und Leistungen der Vereinsorganisation seit Abschluss der Genfer Convention i. J. 1864, Band II, Berlin 1910, S. 665-703.

der Schwestern in Afrika wichtigen Filme sind jedoch nicht lesbar, und die Originale befinden sich nach Auskunft des Bundesarchivs im Nationalarchiv von Tansania in Daressalam.[4] Der Schriftwechsel des Deutschen Frauenvereins ist zum Teil in den Akten des Reichskolonialamts und der einzelnen Gouvernements der deutschen Kolonien in Afrika enthalten. Diesen jedoch aus den unzähligen Behördenkorrespondenzen herauszufiltern, ist mühsam und Vollständigkeit wohl so nicht zu erreichen. Die Krankenpflege spielt in den sonstigen Akten der Gouvernements und des Reichskolonialamts eine untergeordnete Rolle. So war es nicht leicht, aussagekräftiges Material zur Krankenpflege und zu den für den Deutschen Frauenverein in den Kolonien tätigen Krankenschwestern zu finden. Die Auszüge der Schwesternbriefe, die in der Vereinszeitschrift des Deutschen Frauenvereins, „Unter dem Roten Kreuz", abgedruckt sind, enthalten jedoch zahlreiche Hinweise auf das Leben und den Alltag der Schwestern in Afrika. Im Archiv des Deutschen Roten Kreuzes in Berlin sind die Jahrgänge Oktober 1889 bis Januar 1907 fast vollständig erhalten. Aus diesem Archiv stammt außerdem ein Teil der hier abgedruckten Fotos. Weitere Fotografien sind aus dem Bildbestand der Deutschen Kolonialgesellschaft in der Universitätsbibliothek Frankfurt am Main entnommen. Diese sollen als bildliche Quellen die schriftlichen ergänzen. Dies schien angesichts des seltenen Einsatzes von Bildquellen in der Pflegegeschichte sozusagen doppelt sinnvoll.

Einige wenige Krankenschwestern des Deutschen Frauenvereins haben zudem nach ihrer Rückkehr aus Afrika ihre Erinnerungen aufgeschrieben und veröffentlicht.[5] Eines dieser Werke – Grete Kühnholds „In Friedens- und Kriegszeiten in Kamerun" – ist am Ende dieses Buches abgedruckt.

1.1. Die ehemaligen deutschen Kolonien in Afrika

Die administrative Verwaltung der „Schutzgebiete"

Im Deutschen Reich waren die Angelegenheiten der deutschen Kolonien der Kolonialabteilung des Auswärtigen Amtes in Berlin zugeteilt. Diese Aufgabe

4 BArch R151 F 82611-82617, Frauenverein vom Roten Kreuz in den Kolonien.

5 Kühnhold, Grete: In Friedens- und Kriegszeiten in Kamerun, Berlin 1917; Wittum, Johanna: Unterm Roten Kreuz in Kamerun und Togo, Heidelberg 1899.

wurde bis 1890 von der politischen Abteilung des Amtes wahrgenommen, ab 1890 gab es eine eigene Kolonialabteilung. Dieser unterstanden ab 1896 auch die „Schutztruppen", deren Verwaltung bis dahin beim Reichsmarineamt gelegen hatte.

Im Mai 1907 wurde in Berlin dann das Reichskolonialamt gegründet.[6] Dieses war in vier Abteilungen gegliedert: Politik, Finanzen, Personal und Militärverwaltung. Der politischen Abteilung war das zivile und der Militärverwaltung das militärische Medizinalreferat der Kolonien zugeordnet. Beide Referate unterstanden jedoch ein und derselben Leitung.[7]

In den jeweiligen „Schutzgebieten" vor Ort vertrat das Gouvernement die Interessen Berlins. An seiner Spitze stand der amtierende Gouverneur. Der Sitz des Gouverneurs war in Deutsch-Südwestafrika Windhuk, in Deutsch-Ostafrika Daressalam, in Kamerun Buea und in Togo Lomé.[8]

Dem Gouvernement waren die Bezirksämter unterstellt, die die örtlichen Verwaltungsbehörden repräsentierten. Neben der allgemeinen Verwaltung unterstand den Bezirksämtern auch die Gerichtsbarkeit über die indigene Bevölkerung. Im Jahr 1912 gab es in Deutsch-Ostafrika 16 Bezirksämter, in Kamerun sechs, in Togo vier und in Deutsch-Südwestafrika zehn.[9]

Deutsch-Südwestafrika (DSWA)

Im April 1883 hatte Otto v. Bismarck nach anfänglichem Zögern dem Ersuchen des Bremer Kaufmanns Adolf Lüderitz nachgegeben, der um Schutz für seine Handelsniederlassungen an der südwestafrikanischen Küste nachgesucht hatte. Er sandte zwei Kreuzerfregatten dorthin, und am 7. August desselben Jahres erfolgten die Flaggenhissung sowie die Erklärung der deutschen Schutzherrschaft.[10]

Die indigene Bevölkerung wurde um 1913 auf 200.000 Personen geschätzt, die Zahl der europäischen Bevölkerung betrug 1913 insgesamt 14.830 Personen,

---

6 Schnee, Heinrich (Hg.): Deutsches Koloniallexikon, Bd. 3, Leipzig 1920, S. 148.

7 Diefenbacher, Albert: Psychiatrie und Kolonialismus. Zur „Irrenfürsorge" in der Kolonie Deutsch-Ostafrika, Frankfurt am Main/New York 1985, S. 143.

8 Schnee (Hg.): Deutsches Koloniallexikon (1920), Bd. 1, S. 746.

9 Schnee (Hg.): Deutsches Koloniallexikon (1920), Bd. 1, S. 198.

10 Längin, Bernd G.: Die deutschen Kolonien. Schauplätze und Schicksale 1884-1918, Hamburg/Berlin/Bonn 2005, S. 110f.

während 1897 lediglich 2.628 Europäer in Deutsch-Südwestafrika gelebt hatten.[11]

Deutsch-Ostafrika (DOA)

Carl Peters, Graf Joachim von Pfeil und der Sohn des Berliner Hofgartendirektors Carl Jühlke reisten Ende 1884 an die Küste Ostafrikas und schlossen mit den Chiefs von Ussagara, Ulugugru, Useguha und Ukami Schutzverträge ab, die durch einen kaiserlichen Schutzbrief vom 27. Februar 1885 bestätigt wurden.[12] Carl Peters hatte im Frühjahr 1884 die „Gesellschaft für deutsche Kolonisation" gegründet, die nach dem Abschluss der Schutzverträge in „Deutsch-Ostafrikanische Gesellschaft" (DOAG) umbenannt wurde und unter der Aufsicht von Reichskanzler Bismarck stand.[13] Am 1. Januar 1891 übernahm das Deutsche Reich die Verwaltung des „Schutzgebietes" und entsandte den ersten Gouverneur, Freiherr Julius von Soden, nachdem deutlich geworden war, dass die DOAG sich nicht allein im „Schutzgebiet" würde halten können.[14]

Deutsch-Ostafrika war mit 997.000 km² die größte Kolonie des Deutschen Reiches. Sie wurde im Osten durch den Indischen Ozean, im Süden durch den Fluss Rowuma, im Westen durch den Njassa- und Tanganjika-See und im Norden durch den Viktoria-See und das Kilimandscharo-Massiv begrenzt.[15] Zu Beginn des Jahres 1913 lebten in Deutsch-Ostafrika 7.645.000 Einheimische und 5.436 Europäer.[16]

Togo

Der deutsche Generalkonsul in Tunis, Dr. Gustav Nachtigal, schloss am 5. Juli 1884 für das Deutsche Reich einen Schutzvertrag mit Togo ab. Durch weitere koloniale Abkommen mit Frankreich und England entstand bis 1904 ein Territorium von 87.000 km², das unter dem „Schutz" des Deutschen Reichs

11 Eckart: Medizin und Kolonialimperialismus (1997), S. 257.

12 Eckart: Medizin und Kolonialimperialismus (1997), S. 292.

13 Gründer, Horst: Geschichte der deutschen Kolonien, Paderborn/München/Wien/Zürich 1995, S. 85-87.

14 Längin: Die deutschen Kolonien (2005), S. 161f.

15 Eckart: Medizin und Kolonialimperialismus (1997), S. 294.

16 Schnee (Hg.): Deutsches Koloniallexikon (1920), Bd. 1, S. 357-407.

stand.[17] Das Gebiet wurde 1908 von 942.483 Afrikanern und 330 Europäern bewohnt.[18]

Kamerun

Die westafrikanische Kolonie Kamerun wurde im Juli 1884 in Besitz genommen. Dr. Gustav Nachtigal und sein Kollege Max Buchner setzten die deutschen Territorialansprüche durch Flaggenhissung und den Abschluss von Schutzverträgen in Kamerun durch.[19] Die Flaggenhissung, das sichtbare Zeichen der Inbesitznahme, erfolgte am 14. Juli 1884.[20] Die Kolonie Kamerun erstreckte sich 1911 auf einer Fläche von 493.600 km² mit einer geschätzten indigenen Bevölkerung von 3 bis 3,5 Millionen. Die Zahl der Europäer stieg von 1894 bis 1913 von 231 auf 1.871.[21]

17 Längin: Die deutschen Kolonien (2005), S. 44-50; Eckart: Medizin und Kolonialimperialismus (1997), S. 122.

18 Gründer: Geschichte der deutschen Kolonien (1995), S. 85.

19 Eckart: Medizin und Kolonialimperialismus (1997), S. 190.

20 Längin: Die deutschen Kolonien (2005), S. 69.

21 Längin: Die deutschen Kolonien (2005), S. 187.

2. Die Anfänge weltlicher Krankenpflege in Afrika

Die Krankenschwestern des Deutschen Frauenvereins waren nach denjenigen, die im Rahmen einer christlichen Mission nach Afrika gegangen waren und weiterhin gingen, die ersten deutschen Frauen, die in den deutschen „Schutzgebieten" in Afrika in der Krankenpflege tätig waren. Sie kamen für einen begrenzten und zuvor genau festgelegten Zeitraum. Dennoch kehrten manche vor Ablauf dieser Frist aus unterschiedlichen Gründen ins Deutsche Reich zurück. Die in der Heimat in der Krankenpflege ausgebildeten Schwestern reisten nach Afrika, um dort ihren Beruf auszuüben. Dabei waren prekäre ökonomische Verhältnisse in der Heimat für die Krankenschwestern sicher weniger ausschlaggebend als beispielsweise für Migrantinnen aus dem Landarbeitermilieu, die im selben Zeitraum in die USA auswanderten.[22] Letztere hatten in der Regel keine konkreten Vorstellungen davon, ob und wann sie in die Heimat zurückkehren würden. Sie verließen ihre Herkunftsorte vor allem, weil sie mit den dort von ihnen ausgeübten Tätigkeiten ihren Lebensunterhalt nur sehr schwer verdienen konnten.

Die Krankenschwestern hingegen waren in einem Beruf tätig, der ihnen wohl auch im Deutschen Reich ein bescheidenes Auskommen gesichert hätte. Ein weiterer Punkt, der sie wesentlich von anderen Migrantinnen dieser Zeit unterschied, war das soziale Netzwerk, das die Rahmenbedingungen für die zeitlich begrenzte Auswanderung der Schwestern festlegte. Sie entschieden sich in aller Regel nicht auf Veranlassung eines bereits „vorgereisten" Familienmitglieds, nach Afrika zu reisen,[23] sondern hatten ihr eigenes spezifisches soziales Netzwerk, das ihnen nicht aufgrund familiärer Verbindungen, sondern aufgrund ihrer Profession und ihrer Zugehörigkeit zum weiblichen Geschlecht zur Verfügung stand. Auswanderer und Auswanderinnen, die diesen Schritt ohne fa-

---

22 Hoerder, Dirk/Lucassen, Jan/Lucassen, Leo: Terminologie in der Migrationsforschung. In: Bade, Klaus J./Emmer, Pieter C./Lucassen, Leo/Oltmer, Jochen (Hg.): Enzyklopädie Migration in Europa. Vom 17. Jahrhundert bis zur Gegenwart, Paderborn 2007, S. 35.

23 Hoerder/Lucassen/Lucassen: Terminologie (2007), S. 35; zu der ökonomischen Bedeutung von geschlechtsspezifischen Netzwerken von Auswanderinnen/Auswanderern siehe auch Morrison, Andrew R./Schiff, Maurice/Sjöblom, Mirja: The International Migration of Women, Washington 2008, S. 34-37.

miliäre Unterstützung wagten, nutzten häufig frauen- oder männerspezifische soziale Netzwerke für ihre Migration.[24] Außerdem konnten die Schwestern in den Kolonien ein höheres Einkommen erzielen als in der Heimat. Ein weiterer Grund der Frauen, sich für eine Berufsausübung in den Kolonien zu entscheiden, könnte der Wunsch gewesen sein, der ständigen Kontrolle und Verfügbarkeit in der Heimat durch die Anbindung an das Mutterhaus zu entgehen.[25] Was die Krankenschwestern mit den anderen Migrantinnen verband, war die vollständige Herauslösung aus ihren bisherigen sozialen und familiären Strukturen.[26]

Die Anfänge weltlicher Krankenpflege in den Kolonien waren eng mit der Person Frieda von Bülows verbunden. 1857 in Neudietendorf in Thüringen geboren, siedelte sie 1881 nach Berlin über, um dort eine Ausbildung zur Lehrerin zu absolvieren.[27] Wie ihr Bruder Albrecht begeisterte sich auch Frieda von Bülow für die deutsche Kolonialpolitik. Im Oktober 1886 war sie an der Gründung des „Deutschnationalen Frauenbundes" beteiligt. Dieser machte es sich zur Aufgabe, mit Basaren und Veranstaltungen Geld für die Errichtung einer Krankenstation in Deutsch-Ostafrika zu sammeln. Frieda von Bülow belegte einen Krankenpflegekurs am Augusta-Hospital in Berlin, bevor sie selbst im Mai 1887 nach Afrika aufbrach[28] und auf der Insel Sansibar und dem Festland von Deutsch-Ostafrika die ersten Pflegestationen des „Deutschnationalen Frauenbundes" gründete.[29] Unstimmigkeiten mit dem Vereinsvorstand in der Heimat über finanzielle Entscheidungen von Bülows führten 1888 zu ihrer Rückkehr nach Berlin und zu ihrem Ausscheiden aus dem Verein.[30] Ein Verhältnis mit Carl Peters, das ihr nachgesagt wurde, und ihr selbstbewusstes Auftreten in der Kolo-

24 Harzig, Christiane/Hoerder, Dirk/Gabaccia, Donna: What is Migration History?, Cambridge/Malden 2009, S. 119f.

25 Riesenberger, Dieter: Das Deutsche Rote Kreuz. Eine Geschichte, 1864-1990, Paderborn/München/Wien/Zürich 2002, S. 101.

26 Harzig, Christiane: Women Move from the European Countryside to Urban America. In: Harzig, Christiane/ Mageean, Deirdre/Matovic, Margareta/Knothe, Maria Anna/Blaschke, Monika (Hg.): Peasant Maids – City Women. From the European Countryside to Urban America, Ithaca 1997, S. 16.

27 Kaiser: Neudietendorf (2007), S. 171.

28 Kaiser: Neudietendorf (2007), S. 172.

29 Eckart: Medizin und Kolonialimperialismus (1997), S. 49.

30 Eckart: Medizin und Kolonialimperialismus (1997), S. 49.

nie mögen ebenfalls dazu beigetragen haben, Frieda von Bülows Pläne zur Errichtung von Krankenpflegestationen in Afrika zu behindern.

3. Der Deutsche Frauenverein für Krankenpflege in den Kolonien

Der „Deutsche Frauenverein für Krankenpflege in den Kolonien" wurde am 30. April 1888 gegründet.[31] Die erste Vorsitzende des Vereins war Gräfin Martha von Pfeil. Ihr folgte Gräfin Clara von Monts, die die Geschicke des Vereins von Herbst 1888 bis Mai 1902 lenkte.[32] Der Verein ging unmittelbar aus dem „Deutschnationalen Frauenbund" hervor und schloss sich als Hilfsverein dem „Vaterländischen Frauenverein" an.[33] Das Protektorat über den Verein übernahm die Kaiserin selbst.[34] Neben dem Hauptverein in Berlin bildeten sich Abteilungen, die die Vereinsarbeit in anderen Städten organisierten. Zu den ersten Abteilungen gehörten unter anderem Chemnitz, Bremen, Köln, Kiel, Hamburg und Sansibar. Später gründeten sich zudem aus dem Zusammenschluss einzelner Abteilungen Landesverbände. Am 1. Januar 1909 hatte der Verein 9.597 Mitglieder und 86 Abteilungen.[35] Folgende Landesverbände und Abteilungen gehörten dem Verein an: der 1903 gegründete Landesverband Württemberg mit 33 Abteilungen, der 1906 gegründete Landesverband Bayern mit 18 Abteilungen, der 1908 gegründete Landesverband Baden mit sechs Abteilungen und der 1909 gegründete Landesverband Anhalt sowie die Abteilungen Apia (Samoa), Apolda, Bremen, Chemnitz, Daressalam (DOA), Duala (Kamerun), Düren, Düsseldorf, Eisenach, Frankfurt am Main, Glasgow, Halle, Hamburg, Herbertshöhe (Neuguinea), Jena, Kiel, Köln, Leipzig, Lomé (Togo), Magdeburg, Neubrandenburg, Schwerin, Swakopmund (DSWA), Tsingtau (China), Weimar, Wiesbaden, Wilhelmshaven, Windhuk (DSWA) und Sansibar (DOA).[36]

Auf seiner Hauptversammlung am 20. Februar 1909 löste der Deutsche Frauenverein für Krankenpflege in den Kolonien seine Verbindung mit dem Vaterländischen Frauenverein und schloss sich dem Dachverband des Roten Kreuzes an.

31 Lehr: Der Deutsche Frauenverein 5 (1910), S. 665.

32 Lehr: Der Deutsche Frauenverein 5 (1910), S. 672.

33 Eckart: Medizin und Kolonialimperialismus (1997), S. 42.

34 Deutsche Kolonialzeitung N. F. 1 (1888), S. 299.

35 Lehr: Der Deutsche Frauenverein 5 (1910), S. 669-670.

36 Lehr: Der Deutsche Frauenverein 5 (1910), S. 670.

Von nun an gehörte er zu den Vereinen, die im Zentralkomitee der Deutschen Vereine vom Roten Kreuz zusammengeschlossen waren.[37] Damit ging eine vom neuen Dachverband geforderte Namensänderung einher; der Verein nannte sich nun „Deutscher Frauenverein vom Roten Kreuz für die Kolonien".[38] Zwei wesentliche Gründe hatten den Ausschlag für diesen Wechsel gegeben: Zum einen war der Vaterländische Frauenverein vor allem auf die nördlichen Regionen des Reichs konzentriert, während der Deutsche Frauenverein für Krankenpflege in den Kolonien im Süden besonders stark vertreten war.[39] Die Landesverbände Württemberg, Bayern und Baden bestanden bereits. Außerdem konzentrierten sich die Ortsgruppen oder Abteilungen vor allem im Süden.[40] Darüber hinaus wollte man die Vereinsarbeit nach der Beendigung des Kriegszustands in Südwestafrika mehr auf die Friedensarbeit ausrichten und die „Förderung des weiblichen Kolonialengagements im Kaiserreich" sehr viel deutlicher hervorheben,[41] wohingegen die Gründung des „Vaterländischen Vereins" der Vorstellung Henry Dunants folgte, Schwestern für die Kriegskrankenpflege schon in Friedenszeiten auszubilden.[42]

Die materielle Ausstattung von Krankenstationen in den deutschen Kolonien betrachtete der Verein ebenso als seine Aufgabe wie die Aussendung von Krankenpflegepersonal. In Afrika pflegten und versorgten die Schwestern zwar auch einheimische Patienten, in erster Linie waren sie aber für die kranken und verletzten Europäer zuständig.[43] Ziel war es, die Gesundheitsversorgung zu verbessern und so die Einwanderung europäischer Frauen nach Afrika zu fördern.[44] Die Pflegeschwestern heirateten nicht selten selbst kurze Zeit nach ihrer Ankunft in den Kolonien, mussten dann aber ihre Anstellung aufgeben. Allerdings waren zwischen 1887 und 1914 nie mehr als 70 Schwestern zur gleichen Zeit in

37 Lehr: Der Deutsche Frauenverein 5 (1910), S. 673.

38 Lehr: Der Deutsche Frauenverein 5 (1910), S. 673.

39 Gelpcke: Geschäftsbericht des Deutschen Frauenvereins für Krankenpflege in den Kolonien für das Jahr 1908. In: Unter dem Roten Kreuz 20 (1909), S. 103.

40 Gelpcke: Geschäftsbericht des Deutschen Frauenvereins (1909), S. 103.

41 Eckart: Medizin und Kolonialimperialismus (1997), S. 45.

42 Riesenberger: Das Deutsche Rote Kreuz (2002), S. 92.

43 Naarmann: Koloniale Arbeit unter dem Roten Kreuz (1986), S. 18.

44 Smidt: „Germania führt die deutsche Frau nach Südwest" (1995), S. 34.

allen deutschen „Schutzgebieten" eingesetzt;[45] damit lag ihr Beitrag zur Erhöhung des europäischen Frauenanteils in den Kolonien wohl eher in der Verbesserung der Gesundheitsversorgung. Vor allem in Südwestafrika wollte man der Verbindung europäischer Männer mit indigenen Frauen, die zahlreich vorkam, durch die Übersendung deutscher Dienstmädchen, die europäische Ansiedler heiraten sollten, entgegenwirken.[46] An den Verein war die Bitte herangetragen worden, dass sich die Krankenschwestern in den Kolonien der jungen deutschen Frauen annehmen sollten, bis sie sich verheirateten oder eine Stellung antraten. Dies lehnte der Verein jedoch mit dem Hinweis ab, dass dies weder der Ausbildung noch den Aufgaben ihrer Krankenschwestern entspreche.[47] Die europäischen Frauen sollten die europäischen Männer vor der so genannten „Verkafferung", also einer Ehe oder Verbindungen mit afrikanischen Frauen, schützen. Letztlich ging es vor allem darum, „die als homogen und biologisch konstruierten „rassischen" Identitäten ebenso wie den zivilisatorischen Mythos einer dominanten „Weißen Rasse"" zu bewahren.[48] Der Verwaltungsrat der „Wohlfahrts-Lotterie zu Kolonialzwecken", dem neben Vertretern der Deutschen Kolonialgesellschaft auch Vertreterinnen des Deutschen Frauenvereins angehörten, bewilligte im Oktober 1898 einen Betrag von 20.000 Mark, der dazu dienen sollte, die „Entsendung von Frauen und Mädchen nach Deutsch-Südwest-Afrika, um sich dort zu verheirathen oder in Stellung zu treten", zu unterstützen.[49]

1889 gründete der Deutsche Frauenverein die Zeitschrift „Unter dem rothen Kreuz", die über die Vereinsarbeit berichtete. Damit sollte die Verbundenheit zwischen Vorstand und Mitgliedern sowie mit den in den Kolonien tätigen Schwestern unterstützt, gefördert und erhalten werden.[50] Über die Tätigkeiten in der Heimat wie Sammlungen, Basare oder Vorstandssitzungen wurde ebenso berichtet, wie Auszüge aus den Schwesternbriefen ein Bild von der Arbeit und den Lebensbedingungen der Krankenschwestern in Afrika geben sollten. Diese

45 Eckart: Medizin und Kolonialimperialismus (1997), S. 55.

46 Unter dem rothen Kreuz 2 (1898), S. 10.

47 Unter dem rothen Kreuz 2 (1898), S. 10.

48 Michels, Stefanie: Weiße Frauen in Afrika. Grenzwächterinnen und Grenzüberschreiterinnen im (post)kolonialen Haushalt. In: Ariadne 56 (2009), S. 24-30, hier S. 25.

49 Unter dem rothen Kreuz 11 (1898), S. 90.

50 Unter dem rothen Kreuz 10 (1889), S. 1.

Briefe richteten die Krankenschwestern in der Regel an die Vorstandsvorsitzende. Auf diese regelmäßigen Schreiben, in denen die Schwestern über ihr Wohlergehen und ihre Arbeit berichteten, legte der Vorstand viel Wert, und ließen sie einmal längere Zeit auf sich warten, mahnte man sie in Berlin höflich, aber nachdrücklich an.[51]

Bereits im Herbst 1888 wurde eine Schwester des Deutschen Frauenvereins gemeinsam mit zwei Diakonissen der „Evangelischen Missionsgesellschaft für Deutsch-Ostafrika“ auf Sansibar in der Krankenpflege tätig.[52] Im Laufe des ersten Jahres folgte noch eine zweite Schwester des Vereins. Die beiden Vereinsschwestern weigerten sich jedoch, die Oberin der Basler Missionsgesellschaft als Vorgesetzte anzuerkennen.[53] Ein zweites Hospital, das von dem Deutschen Frauenverein auf Sansibar gegründet worden war, wurde schon kurz nach der Eröffnung auf das ostafrikanische Festland, nach Bagamoyo, verlegt.[54] Die beiden Schwestern des Deutschen Frauenvereins ließen sich daraufhin unmittelbar dorthin versetzen.

Der Deutsche Frauenverein beschränkte sich nicht nur darauf, geeignete Krankenschwestern auszusuchen und in die Kolonien zu entsenden, sondern stellte für verschiedene Einrichtungen auch die Krankenhausausstattung zur Verfügung. Für das neue Krankenhaus in Kamerun lieferte er im Sommer 1892 acht vollständige Betten mit Zubehör, wie Matratzen, Kissen, Fuß- und Kopfrollen. Außerdem stellte er Bett- und Tischwäsche, Handtücher sowie Küchen- und Staubtücher zur Verfügung. Sämtliche Wäscheteile wurden von den weiblichen Vereinsmitgliedern mit einer Kennzeichnung bestickt. Zuvor hatte man solche Sendungen mit einem Vereinsstempel und „unverlöschlicher“ Tinte gestempelt, die sich wohl dennoch mit der Zeit auswusch.[55]

Neben den acht komplett ausgestatteten Krankenhausbetten lieferte der Deutsche Frauenverein eine vollständige Kücheneinrichtung sowie ein Speiseservice für zwölf Personen nach Kamerun. Zudem sorgte er noch für Moski-

51 Unter dem rothen Kreuz 4 (1898), S. 26; Unter dem rothen Kreuz 3 (1899), S. 21.

52 Eckart: Medizin und Kolonialimperialismus (1997), S. 297.

53 BArch R1001/5653, Schreiben des Kaiserlichen deutschen Konsulats Sansibar vom 4.6.1889.

54 Eckart: Medizin und Kolonialimperialismus (1997), S. 298.

55 Unter dem rothen Kreuz 7 (1892), S. 45.

tonetze und überließ dem Krankenhaus in Kamerun eine Hausapotheke, die er von einem Apotheker erhalten hatte.[56]

Der Deutsche Frauenverein formulierte dezidiert Bedingungen gegenüber dem Reichskolonialamt für den Dienst seiner Schwestern in Kamerun: Die Dienstzeit sollte nur acht Monate betragen, Dienste in Privathäusern könnten wegen der dortigen Verhältnisse auf keinen Fall übernommen werden, die Schwestern seien den Ärzten bzw. dem Gouverneur unterstellt, die Verwaltung des Krankenhauses, der Krankenhauswäsche und -küche werde von den Schwestern selbständig übernommen, die Wäsche des Gouvernements hingegen erledigten die Schwestern nicht, für zuverlässigen Schutz der Schwestern vor Zudringlichkeiten der Männerwelt sei zu sorgen.[57]

Die Korrespondenzen zwischen Schwestern und dem Deutschen Frauenverein dienten manchmal auch dazu, Organisatorisches auf dem „kleinen Dienstweg“ zu besprechen. So informierte eine Schwester im Dezember 1897 den Verein über die Einrichtung einer Erholungsstätte in Ulenge (Tanga) für Rekonvaleszenten, die immer mit einer Schwester des Vereins besetzt sein sollte. Zugleich übermittelte die Schwester die Anfrage des zuständigen Regierungsarztes wegen Bereitstellung finanzieller Mittel, um diese Erholungsstätte auszustatten.[58] Der Vereinsvorstand beriet darüber – aber erst, als eine offizielle Anfrage aus Tanga vorlag – und bewilligte einen Geldbetrag, um drei Betten sowie einiges Mobiliar vor Ort anzuschaffen. Die Sendung von Wäsche, Porzellan und Ähnlichem wollte man von Berlin aus organisieren.[59]

Mit der Zunahme der Aufgaben, die von den Schwestern in den deutschen Kolonien übernommen wurden, stieg auch der Bedarf an Pflegepersonal. Der Verein arbeitete deshalb in der Heimat in der Schwesternausbildung mit dem „Schwesternverein der hamburgischen Staats-Krankenanstalten“ zusammen. Ende 1897 gehörten diesem Verein über 160 Schwestern, 20 Schülerinnen und 45 Volontärinnen an.[60]

56 Unter dem rothen Kreuz 7 (1892), S. 45.

57 BArch R1001/5699, Schreiben des Deutschen Frauenvereins an das Auswärtige Amt Berlin vom 8.2.1892.

58 Unter dem rothen Kreuz 1 (1898), S. 11.

59 Unter dem rothen Kreuz 2 (1898), S. 10.

60 Unter dem rothen Kreuz 8 (1898), S. 67.

Der Deutsche Frauenverein organisierte nicht nur die Aussendung der Krankenschwestern in die deutschen Kolonien in Afrika, sondern bemühte sich auch, diese während ihrer Dienstzeit möglichst umfassend zu betreuen. So schickte der Verein von Berlin aus jedes Jahr Weihnachtskisten zu den einzelnen Pflegestationen, die neben allerlei Nützlichem auch Weihnachtsschmuck, Weihnachtsgebäck und Ähnliches enthielten. Im Herbst 1889 hatte der Verein erstmals beschlossen, den damals nur in Deutsch-Ostafrika stationierten Schwestern ein solches Paket zukommen zu lassen. In den ersten Jahren bedachte man außerdem auch die Patienten und einheimischen Helfer mit kleinen Geschenken, später waren die Sendungen ausschließlich für die Schwestern bestimmt. Diese Einschränkung wurde wohl aufgrund der Zunahme der „Schutzgebiete", der Krankenstationen und des Personals finanziell und logistisch notwendig. Jedes Jahr wurden Ende Oktober die Kisten für die einzelnen Pflegeeinrichtungen in Afrika in der Wohnung der Vorstandsvorsitzenden gefüllt und auf den Weg gebracht, damit sie rechtzeitig ihr Ziel erreichten.[61] In der Vereinszeitschrift rief man die Mitglieder auf, entsprechende nützliche, aber auch festliche Waren herzustellen und zu spenden.[62] Die Landesverbände sandten ihre Weihnachtsspenden für die Pflegestationen in den Kolonien nach Berlin, wo sie dann gepackt und verschickt wurden.

Die Schwestern in Afrika freuten sich auf diese Sendungen. Jede Station organisierte die Überreichung der Gaben anders. War eine leitende Schwester vor Ort, hielt diese manchmal die Pakete bis zum Heiligen Abend zurück, wenn sie früher ihr Ziel erreicht hatten. Nicht selten kamen sie jedoch zu spät an. War ein Arzt vor Ort, verteilte auch der hin und wieder die Weihnachtsgaben an die einzelnen Mitglieder der Station. Die Organisation der Weihnachtsbescherung im Nachtigal-Krankenhaus in Klein-Popo (Togo) wurde beispielsweise 1898 vom leitenden Oberarzt übernommen – eine nicht ganz leichte Aufgabe, vor allem, weil die Weihnachtskisten des Deutschen Frauenverein noch nicht eingetroffen waren.[63] Die „verspäteten" Kisten enthielten in diesem Jahr unter anderem Schlafröcke für die Krankenschwestern und Stoff, aus dem eine Schwester Sonntagskleider für die beiden indigenen Hausangestellten Paula und Klara

61 Unter dem rothen Kreuz 10 (1898), S. 82.

62 Unter dem rothen Kreuz 10 (1898), S. 84.

63 Unter dem rothen Kreuz 3 (1899), S. 21.

anfertigte.[64] Die „Boys“, das einheimische männliche Personal, wurden in der Weihnachtskiste des Deutschen Frauenvereins anfangs ebenfalls bedacht. Weihnachten 1898 hatten sie Hemden erhalten, die die Schwestern aber bis zum Geburtstag des Kaisers zurückhielten.[65]

Außer den von der Regierung eingerichteten Krankenhäusern und -stationen benötigten auch manche private Unternehmen eine Krankenversorgung für ihr Personal und bemühten sich deshalb um Krankenschwestern des Deutschen Frauenvereins. Die Plantagen-Gesellschaft von Kamerun fragte zu Beginn des Jahres 1899 beim Deutschen Frauenverein an, ob dieser ein oder zwei Schwestern für ein geplantes Sanatorium auf der Insel Mondoleh nach Kamerun entsenden könne. Der Verein stand diesem Anliegen wohlgesinnt gegenüber, wollte jedoch zuvor sicherstellen, dass die Schwestern gut untergebracht würden und ein Arzt in erreichbarer Nähe wäre. Erst dann wollte man eine Entsendung zusagen.[66] Zudem war ein weiteres Regierungskrankenhaus in Mikindani (DOA) geplant, für das der dort stationierte Arzt ebenfalls um Pflegerinnen beim Deutschen Frauenverein nachsuchte. Da die klimatischen Bedingungen und die Gesundheitsverhältnisse an diesem Ort ausgesprochen schlecht waren, wollte der Deutsche Frauenverein keiner festen Stationierung einzelner Schwestern dort zustimmen. Um die Gesundheit seiner Krankenpflegerinnen zu schützen, schlug der Vorstand vor, die Schwesternzahl in Daressalam (DOA) zu erhöhen und die Pflegerinnen von dort immer nur für einige Wochen im Wechsel nach Mikindani zu senden.[67]

Der Deutsche Frauenverein bemühte sich, auch die Öffentlichkeit für seine Arbeit zu interessieren. Im Sommer 1899 war er mit einer „Tropenbaracke“ auf der „Ausstellung für alle zur Krankenpflege nötigen und wünschenswerten Hülfsmittel“ in Berlin vertreten. Der Stand wurde von einer ehemals in Afrika tätigen Schwester, Emma Kubanke, betreut.[68] Dadurch erhoffte man sich wohl eine Zunahme der Spenden für die Vereinsarbeit in den deutschen „Schutzgebieten“.

64 Unter dem rothen Kreuz 4 (1899), S. 32.

65 Unter dem rothen Kreuz 3 (1899), S. 21.

66 Unter dem rothen Kreuz 2 (1899), S. 10.

67 Unter dem rothen Kreuz 2 (1899), S. 10.

68 Unter dem rothen Kreuz 7 (1899), S. 67.

Im Herbst 1899 erhielt der Deutsche Frauenverein eine Anfrage des Rot-Kreuz-Verbandes, ob man in der Lage sei, Pflegekräfte für ein Truppenlazarett in Transvaal (Südafrika) zur Verfügung zu stellen. Von den ursprünglich neun angefragten Schwestern wurden letztlich nur vier benötigt, da fünf männliche Pfleger hinzugezogen werden sollten. Der Verein schickte daraufhin die Schwestern Margarethe Lieberknecht und Christine Petra sowie die Schwestern Johanna Wittum und Margarete Heldt nach Transvaal.[69] Einer der fünf männlichen Pfleger musste schon von Neapel aus die Rückreise nach Berlin antreten, da er an „Verfolgungsideen" litt und ein heftiger Anfall eine vorübergehende Einweisung in ein italienisches Hospital notwendig gemacht hatte.[70]

Auf dem Schiff, das sie nach Afrika brachte, trafen sie zehn holländische Krankenschwestern und hatten erste Gelegenheit, die „Burensprache" zu erlernen, wie die Schwestern berichteten.[71] Die Vereinsschwestern leisteten in Südafrika in den Kriegslazaretten der südafrikanischen Kriege ihren Dienst. Dafür erhielten sie nach ihrer Rückkehr vom deutschen Kaiser die „Rothe Kreuz-Medaille mit der Schnalle am Bande".[72]

Im Frühjahr 1901 richtete der Deutsche Frauenverein in Berlin in der Passauerstraße 29/30 sein erstes Schwesternheim ein. Es sollte heimkehrenden oder durchreisenden Pflegerinnen, die für den Verein tätig waren, Gelegenheit geben, sich zu erholen, zumal dann, wenn ihre gesundheitliche Konstitution nicht unbedingt einen Kuraufenthalt notwendig machte. Die Leitung des Heims übernahm die ehemals in Afrika tätige Schwester Emma Kubanke.[73] Den Schwestern diente das Heim ganz pragmatisch als Unterkunftsmöglichkeit unmittelbar vor ihrer Ausreise in die bzw. nach der Rückreise aus den Kolonien. In der Regel kamen sie nicht aus Berlin oder der Nähe und nutzten das Schwesternheim auch, wenn sie im Verein vorstellig wurden, also immer nur für einen kurzen Zeitraum.

1910 war der Verein bemüht, die finanziellen Mittel für ein „echtes Mutterhaus" aufzubringen, um kranken und invaliden sowie älteren Schwestern eine

69 Unter dem rothen Kreuz 11 (1899), S. 114.

70 Unter dem rothen Kreuz 12 (1899), S. 128.

71 Unter dem rothen Kreuz 12 (1899), S. 129.

72 Unter dem rothen Kreuz 6 (1901), S. 71.

73 Unter dem rothen Kreuz 3 (1901), S. 25.

adäquate Unterbringung und ein Zuhause anbieten zu können.[74] Der Verein schuf noch im selben Jahr ein Schwesternheim, das sich an das Mutterhaussystem der konfessionellen Krankenpflegeeinrichtungen sowie des Roten Kreuzes anlehnte. Die Vereine, die sich unter die Schirmherrschaft des Roten Kreuzes begaben, übernahmen dieses Vorbild der religiösen Orden, um den

> „Zusammenschluß der Schwestern zur Pflege der inneren und äußeren Zusammengehörigkeit und ihrer Berufsausübung in caritativem Geiste und des Gemeinschaftslebens auf religiös-sittlicher Grundlage"

zu fördern.[75]

3.1. Einkommen, finanzielle Absicherung und Dienstzeit der Schwestern

Der Deutsche Frauenverein gewährte allen Schwestern, die in die Kolonien ausreisten, neben freier Kost, Logis und ärztlicher Versorgung ein monatliches Entgelt von 65 Mark. Letzteres stieg mit jedem Dienstjahr bis zu einer Höhe von 100 Mark ab dem fünften Jahr.[76] Bei guter Führung erhielt die Schwester außerdem im ersten Jahr eine Dienstprämie von 120 Mark, im zweiten von 180 Mark, im dritten von 240 Mark, im vierten von 300 Mark, im fünften und allen folgenden von 360 Mark.[77] Außerdem wurde die Hin- und Rückreise bezahlt, und allen Schwestern wurde eine Alters- und Unfallversicherung gewährt. Die Abteilungen Köln und Hamburg hatten einen Schwesternpensionsfonds gegründet.[78] Zudem stand den zurückkehrenden Schwestern das Schwesternheim in Berlin zwecks Erholung zur Verfügung.[79] Zum Vergleich: Die Schwestern des

74 Lehr: Der Deutsche Frauenverein 5 (1910), S. 682.

75 Seidler, Eduard/Leven, Karl-Heinz: Geschichte der Medizin und der Krankenpflege, Stuttgart 2003, S. 222.

76 Lehr: Der Deutsche Frauenverein 5 (1910), S. 680.

77 Unter dem rothen Kreuz 8 (1902), S. 78.

78 Lehr: Der Deutsche Frauenverein 5 (1910), S. 666.

79 Unter dem rothen Kreuz 8 (1902), S. 78.

Badischen Frauenvereins, der zum Deutschen Roten Kreuz gehörte, verdienten um die Wende vom 19. zum 20. Jahrhundert 20 bis 25 Mark im Monat, von denen sie die Schwesterntracht finanzieren und fünf Prozent in den Pensionsfonds einzahlen mussten.[80] Der Dienst in den Kolonien lohnte sich also finanziell für Krankenschwestern durchaus.

Seit Herbst 1903 verfügte der Deutsche Frauenverein außerdem über ein Schwestern-Versorgungsheim, das den Schwestern nach ihrer Dienstzeit als Altersruhesitz diente. Der „Georgshof" im Rheinland war dem Verein vererbt und entsprechend umgebaut worden.[81]

Die Dienstzeit der Schwestern in Kamerun betrug, so schreibt Ludwiga Lehr 1910, in der Regel eineinhalb Jahre.[82] Die Mitte 1899 ausgesandte Schwester Clara Freitag schrieb im November 1900 während ihres Erholungsurlaubes, sie bleibe noch sechs Monate in Kamerun, bevor sie heimreise. Ihre Dienstzeit betrug somit zwei Jahre.[83] Dies war wohl die eigentlich vorgesehene Dauer einer Stationierung in Kamerun. Kurz vor ihrer gemeinsamen Rückreise mit Clara Freitag wies auch Schwester Elisabeth Paulsen voller Stolz darauf hin, dass sie beide die ersten Schwestern gewesen seien, die die volle Dienstzeit in Kamerun durchgehalten hätten.[84]

3.2. Erweiterung des Angebots von Kranken- und Pflegeeinrichtungen in den deutschen Kolonien in Afrika

Im November 1894 konnte die Fertigstellung des Nachtigal-Krankenhauses in Klein-Popo (Togo) nach Berlin gemeldet werden.[85] Es war das erste Krankenhaus des „Schutzgebiets", das in massiver Bauweise errichtet worden war und neben Apotheke, Operationssaal und weiteren Zimmern auch Wohnräu-

80 Kruse, Anna-Paula: Krankenpflegeausbildung seit Mitte des 19. Jahrhunderts, Stuttgart/Berlin/Köln 1995, S. 47.

81 Unter dem roten Kreuz 10 (1903), S. 118.

82 Lehr: Der Deutsche Frauenverein 5 (1910), S. 678.

83 Unter dem rothen Kreuz 1 (1901), S. 3.

84 Unter dem rothen Kreuz 5 (1901), S. 53.

85 Eckart: Medizin und Kolonialimperialismus (1997), S. 138.

me für einen Arzt sowie zwei Schwestern des Vereins bot.[86] Das ringsum mit einer breiten Veranda umgebene Haus verfügte über sieben Krankenzimmer, die ausschließlich für weiße Patienten reserviert waren. Die Schwestern bewohnten zwei Zimmer im Hospital. Für die einheimischen Patienten hatte man eine Baracke in der Nähe des Krankenhauses eingerichtet, die drei Räume mit je vier Betten hatte.[87]

Zwischen 1895 und 1900 entstand außerdem das Gouvernementkrankenhaus Daressalam (DOA), zu dem ein eigenes Wohngebäude für Ärzte und Schwestern gehörte.[88] Im Januar 1908 wurden die Baracken des Regierungskrankenhauses Viktoria (Kamerun) ebenfalls durch einen massiven Bau ersetzt.[89]

Nachdem in den ersten Jahrzehnten in den deutschen Kolonien Afrikas vor allem die Gründung und Erhaltung von Lazaretten, Kliniken und Pflegestationen im Vordergrund standen, kam in den ersten Jahren des 20. Jahrhunderts die Errichtung von Erholungsheimen hinzu. Um den europäischen Einwohnern, die teilweise erheblich unter dem ungewohnten Klima litten, eine kostspielige und zeitaufwendige Reise nach Europa zu ersparen, richtete der Deutsche Frauenverein mit Unterstützung des Reichskolonialamts in Wugiri (DOA) das Lienhard-Erholungsheim ein.[90] Geleitet wurde es von einem Sanitätsoffizier, außerdem waren ein Verwalter, eine Krankenschwester und ungefähr 20 indigene Arbeiter dort beschäftigt.[91]

Im Jahr 1914 plante der Landesverband Baden des Deutschen Frauenvereins, die Kosten für die Einrichtung und Unterhaltung eines Erholungsheims in Buea (Kamerun) zu übernehmen.[92] Dazu erbat man sich vom Reichskolonialamt die

86 BArch R1001/5720, Abkommen zwischen dem Reichskolonialamt und dem Deutschen Frauenverein vom 15.10.1894.

87 Unter dem rothen Kreuz 1 (1899), S. 3.

88 Eckart: Medizin und Kolonialimperialismus 1997, S. 315.

89 Reichskolonialamt (Hg.): Medizinal-Berichte über die Deutschen Schutzgebiete Deutsch-Ostafrika, Kamerun, Togo, Deutsch-Südwestafrika, Neu-Guinea, Karolinen, Marshall-Inseln und Samoa, Berlin 1907, S. 149-151.

90 Lehr, Ludwiga: Der Deutsche Frauenverein vom Roten Kreuz für die Kolonien. In: Koloniale Rundschau 5 (1913), S. 674-679; Unter dem Roten Kreuz 18 (1907), S. 107-108.

91 Eckart: Medizin und Kolonialimperialismus (1997), S. 318.

92 BArch R1001/5714, Schreiben des Deutschen Frauenvereins an das Reichskolonialamt Berlin vom 9.4.1914.

Schenkung des ins Auge gefassten Grundstücks auf dem Boteke-Hügel und die Bereitstellung von Wasserleitungen und elektrischem Licht sowie den Ausbau der Infrastruktur.[93] Eine Beteiligung der Behörden einzufordern war sicher berechtigt, kamen auf den Landesverband Baden doch noch erhebliche Kosten zu. Der Gouverneur von Kamerun legte im November 1912 dar, dass die ursprünglich von ihm veranschlagten Kosten von etwa 60.000 Mark wohl kaum ausreichen würden.[94]

Es gab keine große Auswahl bei der Suche nach geeigneten Standorten für ein solches Sanatorium. Waren die klimatischen Bedingungen günstig, konnte es Probleme mit der Wasserversorgung oder der Hygiene geben. Der Regierungsarzt von Buea hatte im Herbst 1912 eine Besitzung in der Nähe mit dem Namen Neu-Tegel auf ihre Eignung für die Errichtung eines Sanatoriums überprüft.[95] Er kam zu dem Schluss, dass die Anlage zwar landschaftlich schön gelegen, die Wasserversorgung jedoch prekär und das Haus verwohnt sei und zudem massenhaft Sandfliegen vorkämen. Der Regierungsarzt empfahl deshalb, nach einem anderen Ort für die Errichtung eines Sanatoriums zu suchen.[96] Der Besitz „Neu-Tegel" war dem Landesverband Baden von der Westafrikanischen Pflanzungsgesellschaft Victoria mit der Auflage angeboten worden, die Beschäftigten derselben zu besonderen Konditionen zu behandeln.[97] Nach dem ungünstigen Bericht des Regierungsarztes brachte der Gouverneur von Kamerun Buea selbst als möglichen Standort ins Gespräch. Der von der Kaufmannschaft in Duala bevorzugte Platz eines solchen Heimes in Nkongsamba, dem damaligen Endpunkt der Eisenbahn, war verworfen worden, weil man dem Ort keine

93 BArch R1001/5714, Schreiben des Deutschen Frauenvereins an das Reichskolonialamt Berlin vom 9.4.1914.

94 BArch R1001/5714, Schreiben des Kaiserlichen Gouvernements Kamerun an die Vorsitzende des Badischen Landesverbands des Deutschen Frauenvereins, Helene v. Oechelshaeuser, vom 6.11.1912.

95 BArch R1001/5714, Schreiben des Regierungsarzt von Buea an den Medizinalreferenten in Duala vom 1.10.1912.

96 BArch R1001/5714, Schreiben des Deutschen Frauenvereins an das Reichskolonialamt Berlin vom 9.4.1914.

97 BArch R1001/5714, Schreiben des Kaiserlichen Gouvernements Kamerun an die Vorsitzende des Badischen Landesverbands des Deutschen Frauenvereins, Helene v. Oechelshaeuser, vom 6.11.1912.

günstige wirtschaftliche Entwicklung prognostizierte.[98] Ein weiterer möglicher Standort, Bare, schied aus, weil es dorthin keine Bahnverbindung gab und auch in absehbarer Zeit keine geplant war.[99] Die vom Deutschen Frauenverein gewünschte Einrichtung einer zusätzlichen Krankenstation und die Verpflichtung eines Arztes im Erholungsheim sah das Kaiserliche Gouvernement in Kamerun skeptisch. Man verwies darauf, dass die Stationierung einer Krankenschwester und eines verheirateten Lazarettgehilfen, wie im staatlichen Erholungsheim in Suellaba, ausreichen sollte.[100] Der Gouverneur hob vor allem hervor, dass die Ernährung in Buea mit frischem Gemüse, frischer Milch sowie Butter gewährleistet sei, was im Tiefland wohl weitgehend entbehrt werden müsste. Außerdem merkte er an, dass die Basler Mission seit 1896 dort ebenfalls eine Erholungsstation unterhielt und mit der Nutzung und dem Erfolg überaus zufrieden war.[101] Der von 1907 bis 1910 in Kamerun eingesetzte Kaiserliche Gouverneur Theodor Seitz schwärmte noch in seinen Erinnerungen von Buea als einer beeindruckenden Gartenstadt mitten im Urwald des Hochgebirges.[102]

Da das Erholungsheim Suellaba nur mit einem Lazarettgehilfen besetzt war, übernahmen die Schwestern, die in Duala stationiert waren, bei Bedarf die Krankenpflege in dieser Einrichtung. Das Heim diente ausschließlich Erholungszwecken und lag sehr einsam. Die Leipziger Abteilung des Deutschen Frauenvereins hatte zur Abwechslung der Rekonvaleszenten verschiedene Gesellschaftsspiele sowie ein kleines Ruderboot gestiftet. Letzteres wurde zu Ehren der Spender mit einer gemalten Flagge mit der Aufschrift „Leipzig" und einem roten Kreuz versehen. Die in Kamerun stationierten Schwestern übernahmen gern den Dienst im Erholungsheim. Zu Beginn des Jahres 1901 erkrankte ein dort zur Erholung weilender Unterbeamter an Schwarzwasserfieber, und eine Schwester wurde zur Pflege dorthin geschickt. Der Patient konnte leider nicht

98 BArch R1001/5714, Schreiben des Kaiserlichen Gouvernements Kamerun an den Badischen Landesverband des Deutschen Frauenvereins vom 7.9.1911.

99 BArch R1001/5714, Gutachten des Oberstabsarztes Dr. Waldow, Duala, vom 18.3.1911.

100 BArch R1001/5714, Schreiben des Kaiserlichen Gouvernements Kamerun an den Badischen Landesverband des Deutschen Frauenvereins vom 7.6.1911.

101 BArch R1001/5714, Schreiben der Basler Mission an den Oberstabsarzt Kuhn vom 31.10.1912.

102 Seitz, Theodor: Vom Aufstieg und Niederbruch deutscher Kolonialmacht. Die Gouverneursjahre in Kamerun, Band II, Karlsruhe 1929, S. 98.

gerettet werden, aber die Schwester war von dem sehr nah an der See gebauten Haus überaus beeindruckt.[103]

Die Leipziger Abteilung hatte schon früher die Ausstattung anderer Stationen übernommen. In Ulenga (DOA) baute die Regierung ein Sanatorium, das vor allem Rekonvaleszenten dienen sollte. Im Januar 1899 meldete Theodora Struckmeier aus Tanga (DOA), dass der Bau nach einem nicht näher ausgeführten „Rückschlag" wieder aufgenommen wurde und in etwa drei Monaten fertiggestellt sein werde.[104] Die Sanatoriumsausstattung hatte der Ortsverein Leipzig übernommen. Mit der Beschaffung der Küchenausstattung waren zwei Mitglieder des Vereinsvorstands in Berlin beauftragt.[105] Die Schwestern in Tanga warteten nur auf die Fertigstellung des Gebäudes und die Ankunft der Einrichtung, um die Ausstattung des Sanatoriums in Angriff zu nehmen.[106]

Auch der Gouverneur von Togo hatte sich im August 1907 mit der Bitte, ein Krankenhaus in Atakpame (Togo) einzurichten, an das Reichskolonialamt in Berlin gewandt.[107] Er begründete den dringenden Bedarf mit der wirtschaftlichen Entwicklung des Ortes, die ein Anwachsen der europäischen Bevölkerung zur Folge hatte, aber auch mit der schlechten medizinischen Versorgung der dortigen einheimischen Bevölkerung. Das Reichskolonialamt sollte sich deshalb an den bayerischen Landesverband des Deutschen Frauenvereins mit der Frage wenden, ob dieser die Einrichtung eines Kranken- und Erholungsheims nebst Poliklinik und Operationssaal übernehmen könne.[108] Die Mittel und Kräfte des bayerischen Landesverbands waren aber bereits anderweitig gebunden.

Der Gedanke, in Windhuk oder in der Nähe ein Erholungsheim für Schwestern zu bauen, kam erstmals 1908 auf. Oberarzt Dr. Schelle und das Kaiserliche Gouvernement von Deutsch-Südwestafrika empfahlen dafür ein Gelände von 22.000 qm, das in der Nähe der Bahnstationen Brakwater und Osona lag. Eine unentgeltliche Überlassung des Grundstückes zur Errichtung eines Schwestern-

103 Unter dem rothen Kreuz 3 (1901), S. 28.

104 Unter dem rothen Kreuz 4 (1899), S. 31f.

105 Unter dem rothen Kreuz 5 (1899), S. 40.

106 Unter dem rothen Kreuz 5 (1899), S. 40.

107 BArch R1001/6032/13, Brief vom Gouverneur in Togo an das Reichskolonialamt in Berlin vom 27.8.1907.

108 BArch R1001/6032/13, Brief vom Gouverneur in Togo an das Reichskolonialamt in Berlin vom 27.8.1907.

wohnheims lehnte der Gouverneur jedoch ab.[109] Der Deutsche Frauenverein delegierte die Aufgabe, das Schwesternwohnheim zu bauen, an seinen bayerischen Landesverband.[110] Dieser plante dann, das Schwesternheim in Klein-Windhuk 1909 errichten zu lassen. Man suchte noch nach einem geeigneten Grundstück und wollte dem Heim den Namen „Marie Gabriele Prinzessin Rupprecht Heim" geben.[111] Prinzessin Rupprecht von Bayern war die höchste Protektorin des Landesverbandes. Gleichzeitig sollte auf dem Gelände ein Erholungsheim für gut situierte, sprich: zahlende, europäische Hausfrauen eingerichtet werden, die nach Krankheit oder infolge von Überarbeitung eine Zeitlang ausruhen wollten oder mussten.[112]

Der Gouverneur von Deutsch-Südwestafrika, der an einem Schwesternerholungsheim sehr interessiert war, übersandte dem Frauenverein Pläne und Fotografien eines Grundstückes, das einem deutschen Bauingenieur gehörte, und empfahl den Ankauf. Das Gouvernementsamt beurteilte den Preis als günstig und das Grundstück als geeignet.[113] Die Mitglieder des bayerischen Landesverbands konnten sich jedoch nicht zum Kauf entschließen, erschien ihnen das Grundstück doch für ein Schwestern- und ein Frauenerholungsheim zu klein. Sie beauftragten nun einen Stellvertreter, der den Grundstückskauf vor Ort in die Hand nehmen sollte.[114] Auch andere Personen versuchten, ihre Immobilie in den Kolonien an den bayerischen Landesverband zu verkaufen. Eine Dame aus Bad Tölz bot ihm ihr Grundstück mit einem kleinen Haus zum Kauf an, das aber ebenfalls für die gewünschten Zwecke nicht geeignet schien.[115] Letztlich

109 BArch R1001/6032/13, Brief vom Kaiserlichen Gouverneur von Deutsch-Südwestafrika an das Reichskolonialamt Berlin vom 14.5.1908.

110 BArch R1001/6032/13, Brief vom Deutschen Frauenverein für Krankenpflege an den Staatssekretär des Reichskolonialamts vom 2.5.1908.

111 BArch R1001/6032/13, Brief vom Landesverband Bayern an den Hauptverband des Deutschen Frauenvereins für Krankenpflege vom 17.3.1909.

112 BArch R1001/6032/13, Brief vom Deutschen Frauenverein für Krankenpflege an den Staatssekretär des Reichskolonialamts vom 13.8.1909.

113 BArch R1001/6032/13, Brief vom Kaiserlichen Gouverneur von Deutsch-Südwestafrika vom 30.7.1909.

114 BArch R1001/6032/13, Brief vom Deutschen Frauenverein für Krankenpflege an das Reichs-Kolonialamt vom 28.10.1909.

115 BArch R1001/6032/13, Brief von Frau Th. von Görmern vom bayrischen Landesverband des Deutschen Frauenvereins an Frau Dr. Lehr vom 6.8.1909.

kaufte der Landesverband das ehemalige Militärlazarett in Swakopmund und richtete das Erholungsheim dort ein.[116]

Im Januar 1914 wurde das „Prinzessin Rupprecht Heim“ feierlich eingeweiht. Der Gouverneur Theodor Seitz und seine Gattin, die die Abteilung Windhuk des Deutschen Frauenvereins vom Roten Kreuz gegründet hatte, nahmen an den Feierlichkeiten teil.[117]

Im September 1913 wandte sich der Generaloberarzt Dr. Waldow an die Deutsche Kolonialgesellschaft mit der Bitte, das Regierungskrankenhaus in Duala einer umfassenden Erneuerung und Erweiterung zu unterziehen. Eine Wasserleitung, die noch in den verbleibenden Monaten des Jahres 1913 gelegt werden sollte, bat er so zu erweitern, dass auch einzelne Räume, wie die Krankenzimmer, der Operationssaal und die Untersuchungsräume, mit fließendem Wasser versorgt werden könnten. Außerdem verwies er auf die Notwendigkeit, eine Geschirrspülmaschine, eine Waschmaschine, einen Röntgen-Apparat, eine Kühlanlage sowie eine Beleuchtungsanlage wenigstens nach und nach anzuschaffen.[118] Der Leiter des Reichskolonialamtes, Dr. Wilhelm Heinrich Solf, dem Waldow sein Anliegen anlässlich eines Besuchs in Duala vorgetragen hatte, stellte zuerst an den Deutschen Frauenverein einen entsprechenden Antrag. Dieser wurde jedoch abschlägig beschieden, sah sich der Verein doch nicht imstande, entsprechende finanzielle Mittel aufzubringen.[119] Daraufhin wandte sich der Vizepräsident der Deutschen Kolonialgesellschaft an das Reichskolonialamt und hoffte, hier Unterstützung für die Modernisierung des Regierungskrankenhauses zu erhalten.[120] Die stetig steigenden Patientenzahlen ließen die Forderung des Arztes durchaus als gerechtfertigt erscheinen. In der Zeit vom 1. April 1912 bis 31. März 1913 wurden im Regierungskrankenhaus Duala (Kamerun) bereits 305 europäische Patienten behandelt, vom 1. April 1913 bis 31. März 1914 stieg ihre Zahl auf 423. In der Krankenstation für die indigene Bevölkerung wurden

116 Eckart: Medizin und Kolonialimperialismus (1997), S. 261.

117 Seitz: Vom Aufstieg und Niederbruch deutscher Kolonialmacht (1929), S. 115.

118 BArch R1001/6032/14, Schreiben des leitenden Arztes des Regierungskrankenhauses in Duala vom 22.9.1913.

119 BArch R1001/6032/14, Brief des Vizepräsidenten der Deutschen Kolonialgesellschaft an Prof. Dr. Steudel im Reichskolonialamt Berlin vom 30.1.1914.

120 BArch R1001/6032/14 Brief des Vizepräsidenten der Deutschen Kolonialgesellschaft an Prof. Dr. Steudel im Reichskolonialamt Berlin vom 30.1.1914.

in dem Jahr 1913/14 insgesamt 1.589 Kranke behandelt, im Jahr davor waren es 771.[121] Während im Krankenhaus für die europäische Bevölkerung fast immer vier Schwestern in dieser Zeit tätig waren, betreute in der Poliklinik der indigenen Bevölkerung lediglich eine Schwester die Patienten.[122] Diese Segregation entsprang wohl vor allem der Angst vor der Übertragung von Krankheiten, aber auch die in den kolonialen Diskursen immer wieder auftretende Vorstellung von der Hierarchie der Rassen mag eine Rolle gespielt haben.[123]

Der Stellvertreter des Gouverneurs von Kamerun, Kalkmann, regte 1907 gegenüber dem Reichskolonialamt in Berlin an, den Deutschen Frauenverein zu bitten, den Bau von Lepraheimen zu ermöglichen und diese Aufgabe an einen Landesverband zu delegieren.[124] Der Regierungsarzt Dr. Hans Ziemann hatte bereits im November 1902 dem Gouverneur Jesco von Puttkamer vom Auftreten von Lepra im deutschen „Schutzgebiet" Kamerun berichtet.[125] Das Gouvernement selbst wollte keine Mittel für die Isolierung von Leprakranken aufbringen, und so wurden erst 1906 vier Aussätzige in Duala in einem „Mattenhaus" untergebracht, für dessen Erbauung die Kolonialmacht den „Häuptlingen" Dualas die unglaublich hohe Summe von 6.000 Mark abverlangt hatte.[126] Der stellvertretende Gouverneur wies darauf hin, dass es wegen der zunehmenden Erkrankungszahlen notwendig sei, die Ausbreitung der Leprainfektionen zu verhindern. Vor allem sollten die Europäer vor dieser Krankheit geschützt werden, da diese sich in Südafrika bereits zahlreich angesteckt hatten.[127] Dem Deutschen Frauenverein sollte ein solches Engagement mit dem Hinweis auf den Schutz der Bevölkerung im Vaterland nahegebracht werden. Zum einen, so Kalkmann,

121 BArch R1001/5647, Bericht über die Krankenbewegung beim Regierungskrankenhaus Duala vom 1.4.1913 bis 31.3.1914.

122 BArch R1001/5647, Bericht über die Krankenbewegung beim Regierungskrankenhaus Duala vom 1.4.1913 bis 31.3.1914.

123 Pesek, Michael: Koloniale Herrschaft in Deutsch-Ostafrika. Expedition, Militär und Verwaltung seit 1880, Frankfurt am Main/New York 2005, S. 20.

124 BArch R1001/6032/13, Brief vom Gouverneursamt Kamerun an das Reichskolonialamt Berlin vom 3.12.1907.

125 Eckart: Medizin und Kolonialimperialismus (1997), S. 208.

126 Eckart: Medizin und Kolonialimperialismus (1997), S. 209f.

127 BArch R1001/6032/13, Brief vom Gouverneursamt Kamerun an das Reichskolonialamt Berlin vom 3.12.1907.

sei den erkrankten Landsleuten in den Kolonien jede Möglichkeit einer Rückkehr in die Heimat genommen. Zum anderen bedeute ein bereits angesteckter, aber noch nicht erkrankter Heimkehrer eine große Gefahr für die Bevölkerung in der Heimat.[128] Der Vorstoß war jedoch ohne Erfolg. Zwar sandte der Deutsche Frauenverein Pflegekräfte in Lager für Schlafkranke, in denen auch Leprakranke lebten, ein eigenständiges „Lepraheim“ finanzierte jedoch weder der Hauptverein in Berlin noch einer seiner Landesverbände.

128 BArch R1001/6032/13, Brief vom Gouverneursamt Kamerun an das Reichskolonialamt Berlin vom 3.12.1907.

4. Ausbildung und Aufgaben der Krankenschwestern des Deutschen Frauenvereins für Krankenpflege in den Kolonien

Der Deutsche Frauenverein ließ anfangs keine Krankenschwestern ausbilden. Die ersten Pflegerinnen, die nach Afrika geschickt wurden, kamen aus dem Clementinenhaus des Roten Kreuzes in Hannover.[129]

Anfang des 20. Jahrhunderts, als der Bedarf an ausgebildeten Krankenschwestern immer weiter stieg, kümmerte sich der Deutsche Frauenverein darum, die Ausbildung selbst zu organisieren. Frauen, die noch nicht in der Krankenpflege qualifiziert waren, dem Deutschen Frauenverein aber für diese Aufgabe geeignet schienen, wurden im Staatskrankenhaus in Hamburg-Eppendorf ausgebildet. Voraussetzung war, dass sie mindestens 21, aber nicht älter als 34 Jahre waren.[130] Über die Qualität und die Inhalte der Ausbildung äußerten sich weder die Schwestern noch die Vorsitzenden des Vereins.

Das Eppendorfer Krankenhaus war im letzten Jahrzehnt des 19. und Anfang des 20. Jahrhunderts noch weit davon entfernt, ein Universitätsklinikum zu sein. Die Hamburger Universität wurde erst 1919 gegründet.[131] Um 1888 wurde die Krankenpflege im Eppendorfer Krankenhaus von Wärterinnen und Wärtern ohne qualifizierte Ausbildung geleistet, von denen in der Hauptsache „Kraft, Ausdauer, Dienstwilligkeit und Anspruchslosigkeit" verlangt und die in der Regel aus dem „dienenden Stand" rekrutiert wurden.[132] Vor allem die hohe Fluktuation bei den schlecht bezahlten Wärterinnen und Wärtern, aber auch die guten Erfahrungen mit ausgebildeten Schwestern während der Cholera-Epidemie 1892 leiteten ein Umdenken ein. Im April 1895 wurde der „Schwesternverein der hamburgischen Staats-Krankenanstalten" gegründet. Geleitet wurde er von Hedwig von Schlichting, die zuvor in Heidelberg in der Chirurgischen

129 Lehr: Der Deutsche Frauenverein 5 (1910), S. 677.

130 Unter dem rothen Kreuz 8 (1902), S. 79.

131 Weisser, Ursula (Hg.): 100 Jahre Universitäts-Krankenhaus Eppendorf, 1889-1989, Tübingen 1989, S. 13.

132 Uhlmann, Gordon/Weisser, Ursula: Grundzüge einer Geschichte des Eppendorfer Krankenhauses. In: Weisser, Ursula (Hg.): 100 Jahre Universitäts-Krankenhaus Eppendorf, 1889-1989, Tübingen 1989, S. 13-120, bes. S. 26.

Klinik als Oberin tätig gewesen war. Ihr gelang es bis Ende 1895, insgesamt 100 Schwestern, 20 Schülerinnen und 50 Volontärinnen für den „Schwesternverein der hamburgischen Staats-Krankenanstalten" zu gewinnen. Während ältere Schwestern oder Oberschwestern den praktischen Teil der Schülerinnenausbildung übernahmen, führten die Ärzte den theoretischen Unterricht durch.[133] Ein „Leitfaden für die Unterrichtscurse der Pfleger im Neuen Allgemeinen Krankenhaus zu Hamburg-Eppendorf" gab der Ausbildung eine zusätzliche Qualität.[134] Der „Leitfaden für Krankenpflege" behandelte in einem ersten Teil neben den Aufgaben und Pflichten der Krankenpflege vor allem die Wartung des Krankenzimmers und -betts, die Verabreichung von Medikamenten und die Ernährung von Kranken. Alle Erklärungen und Erläuterungen waren mit dem Hinweis versehen, dass die Anweisungen zu jeder Handlung am Patienten vom Arzt erteilt und von den Pflegenden ausgeführt werden mussten.[135] Im zweiten Teil wurden innere, äußere und ansteckende Krankheiten behandelt. Über eine knappe Angabe der Symptome hinaus wurde den angehenden Pflegenden erklärt, wie der jeweilige Patient zu behandeln war.[136] Schon wenige Jahre nach Gründung des „Schwesternvereins der hamburgischen Staats-Krankenanstalt" genoss die Ausbildung in Hamburg-Eppendorf in der Krankenpflege einen vorzüglichen Ruf, und das hat die Vorsitzende des Deutschen Frauenvereins wohl bewogen, die eigenen Schwestern in Eppendorf ausbilden zu lassen.

Die Ausbildung in der Krankenpflege hinsichtlich der Durchführung eines Examens wurde erstmals mit einer gesetzlichen Regelung, die am 1. Juni 1907 in Preußen in Kraft trat und dann schon bald von den anderen deutschen Ländern übernommen wurde, festgelegt.[137] Die Examen wurden von einer Kom-

133 Uhlmann/Weisser: Grundzüge einer Geschichte des Eppendorfer Krankenhaus (1989), S. 48f.

134 Leitfaden für die Unterrichtscurse der Pfleger im Neuen Allgemeinen Krankenhaus zu Hamburg-Eppendorf, Leipzig 1892; Rumpf, Theodor (Hg.): Leitfaden der Krankenpflege, Leipzig 1900.

135 Leitfaden für die Unterrichtscurse der Pfleger im Neuen Allgemeinen Krankenhaus zu Hamburg-Eppendorf (1892), S. 1-82.

136 Leitfaden für die Unterrichtscurse der Pfleger im Neuen Allgemeinen Krankenhaus zu Hamburg-Eppendorf (1892), S. 84-134.

137 Riesenberger: Das Deutsche Rote Kreuz (2002), S. 105; Schweikardt, Christoph: Die Entwicklung der Krankenpflege zur staatlich anerkannten Tätigkeit im 19. und frühen 20. Jahrhundert. Das Zusammenwirken von Modernisierungsbestrebungen, ärztlicher Domi-

mission aus drei Ärzten abgenommen.[138] Außer den besseren Verdienstmöglichkeiten in den Kolonien und einem gewissen Maß an Abenteuerlust mögen auch die verantwortungsvolleren Aufgaben und Tätigkeiten der Schwestern bei dem Wunsch, als Krankenschwester in die Kolonie zu gehen, eine Rolle gespielt haben. Der Satz von Karl Körner, dem Leiter der Kolonialen Frauenschule Rendsburg, aus dem Jahr 1938 besaß sicher auch in den Jahren vor dem Ersten Weltkrieg seine Gültigkeit. Körner hatte auf einer internationalen Konferenz zum Thema Afrika die Herausforderung der Schwestern folgendermaßen zusammengefasst: „In der Krankenpflege […] ist man in Deutschland höchstens Helferin des Arztes – in Afrika mus[s] man ihn auch mal ersetzen, wenn er nicht erreichbar ist."[139] Während die Schwestern, die der Deutsche Frauenverein für Krankenpflege in den Kolonien aussandte, anfangs einheitlich ausgebildet worden waren, veränderten sich die Ansprüche im Verlauf der Jahre. Die Schwestern wurden für unterschiedliche Aufgaben geschult und eingesetzt. Einige wurden zum Mikroskopieren benötigt, andere als „Wirtschaftsschwestern" eingesetzt, was neben der pflegerischen Ausbildung auch Kenntnisse in der Buchführung und Logistik eines Lazaretts verlangte. Die Schwestern hatten Inventarlisten zu führen, die, unterzeichnet vom jeweiligen leitenden Arzt, nach Deutschland gesandt wurden. Nach Bedarf wurden Kücheneinrichtungen oder Wäsche ersetzt. Besonders die Wäsche musste häufig erneuert werden, wofür die Schwestern den intensiven Gebrauch, aber auch den rüden Umgang der indigenen Bediensteten beim Waschen derselben verantwortlich machten.[140]

Zu den Aufgaben der Schwestern gehörte bei Bedarf auch die eines „Labor-

---

nanz, konfessioneller Selbstbehauptung und Vorgabe preußischer Regierungspolitik, Habil.-Schr., Univ. Bochum 2005, S. 93.

138 Riesenberger: Das Deutsche Rote Kreuz (2002), S. 105.

139 Prühlen, Sünje: „Die Frau ist draußen oft mehr als eine bloße Helferin des Arztes". Die Ausbildung in Krankenpflege an der Kolonialen Frauenschule Rendsburg. In: Hähner-Rombach, Sylvelyn (Hg.): Alltag in der Krankenpflege: Geschichte und Gegenwart. Everyday Nursing Life: Past and Present, Stuttgart 2009, S. 257-280, hier S. 258. Zu Schwestern, die ärztliche Aufgaben übernehmen, siehe auch: Abel, Emily K.: „We Are Left So Much Alone to Work Out Our Own Problems". Nurses on American Indian Reservations During the 1930s. In: Nursing History Review 4 (1996), S. 43-64; Rousseau, Nicole/Daigle, Johanne: Medical Service to Settlers. The Gestation and Establishment of Nursing Service in Québec, 1932-1943. In: Nursing History Review 8 (2000), S. 95-116.

140 Unter dem rothen Kreuz 5 (1902), S. 45.

gehilfen". Ebenso wie in anderen Krankenstationen hatte der zuständige Arzt in Duala beispielsweise ein Laboratorium eingerichtet, in dem er wohl hauptsächlich zur Malaria forschte. Zu diesem Zweck hielt er um die 100 Moskitos, die von einer Schwester versorgt werden mussten.[141]

Mit der Verheiratung der Ansiedler nahm zudem die „Frauenpflege" einen immer größeren Umfang in Anspruch. Oberstabsarzt Dr. Lübbert beantragte deshalb für die Krankenstation in Windhuk zu Beginn des Jahres 1901 eine dritte Schwester für das Krankenhaus, die gynäkologisch ausgebildet sein sollte.[142] Mit der Zunahme der europäischen Bevölkerung in den Kolonien wurde die Qualifizierung der Krankenschwestern in der Geburtshilfe zunehmend wichtig.[143] Die Hebammenschwestern, die für die deutschen Kolonien ausgebildet wurden, unterwies man in den Universitätskliniken auch in der Hilfe bei schwierigen und komplizierten Geburten.[144] Während die Hebammen im Deutschen Reich verpflichtet waren, in einem solchen Fall einen Arzt hinzuzuziehen, erhielten sie, wenn sie die entsprechende Ausbildung nachweisen konnten, vom Deutschen Frauenverein die notwendigen geburtshilflichen Instrumente, bevor sie in die Kolonien ausreisten.[145]

Die Schwestern der Pflegestationen in den Kolonien berichteten in ihren Briefen an den Verein auch von den Krankheiten, die vor Ort zu therapieren waren. In Deutsch-Ostafrika waren es meist Fieberpatienten, die in der Krankenstation behandelt wurden. Aber im Juli 1892 berichtete die in Bagamoyo (DOA) stationierte Schwester Lilly auch von einem Patienten, der sich mit der Schusswaffe selbst verletzt hatte.[146]

War mehr als eine Schwester in einer Pflegestation verfügbar, teilten sie sich in der Regel die anfallenden Aufgaben. In Tanga (DOA) beispielsweise sorgte Ende 1897 Schwester Georgia von Issendorf für die Küche und beaufsichtigte die Wäsche. Schwester Toni von Held übernahm derweil die Krankenpflege, und beide Schwestern impften außerdem täglich. Schwester Dora Struckmeier sorgte

141 Unter dem rothen Kreuz 10 (1901), S. 122.

142 Unter dem rothen Kreuz 1 (1901), S. 3.

143 Lehr: Der Deutsche Frauenverein vom Roten Kreuz für die Kolonien (1913).

144 Lehr: Der Deutsche Frauenverein vom Roten Kreuz für die Kolonien (1913).

145 Lehr: Der Deutsche Frauenverein vom Roten Kreuz für die Kolonien (1913).

146 Unter dem rothen Kreuz 7 (1892), S. 48.

in diesem Zeitraum für Ordnung in der Apotheke und im Operationssaal.[147] In einem regelmäßigen Rhythmus, der von Station zu Station unterschiedlich war, tauschten die Schwestern die Aufgaben. Dabei war die Küchenarbeit sicher der am wenigsten beliebte Posten. Immer wieder berichteten die Schwestern von den Schwierigkeiten, unter den sehr einfachen Bedingungen, die gerade in den ersten Jahren in vielen Pflegeeinrichtungen herrschten, für eine größere Anzahl von Personen zu kochen.[148]

In Kamerun hatten die Schwestern die anfallenden Aufgaben ebenfalls aufgeteilt. Die „Pflegeschwester“ hatte, so schrieb Schwester Ernestine Drees, für die Patienten, für die Reinlichkeit der Krankenräume, der Operations- und Arztzimmer sowie des Laboratoriums zu sorgen. Die „Wirthschaftsschwester“ war für die Küche zuständig, beaufsichtigte die Reinigung der Wirtschaftsräume, Esszimmer und Veranda, erledigte die Einkäufe und führte das Wirtschaftsbuch. Die dritte Schwester war für eventuelle Nachtwachen zuständig sowie zur Vertretung für den Fall, dass eine der anderen Schwestern krank wurde.[149]

Schwester Martha Schindler war die Hebammenschwester in Daressalam zu Beginn des 20. Jahrhunderts. Sie musste jederzeit abrufbar sein, wenn eine Geburt in der Stadt anstand. Die beiden anderen Schwestern, Margarete Heldt und Ida Moritz, teilten sich die Krankenpflege sowie den Küchendienst. Beide mikroskopierten außerdem auch im Laboratorium, was ihnen sehr wichtig war.[150] Die Schwester, die gerade mit der Pflege betraut war, hatte einen Sanitäts-Unteroffizier zur Hilfe und musste mit diesem teilweise 15 bis 18 Fieberkranke versorgen.[151]

Die Krankenschwestern, die der Deutsche Frauenverein aussandte, waren nicht nur an immer mehr Standorten in Übersee stationiert, auch die von ihnen erwarteten Qualifikationen wurden immer höher. Im Sommer 1901 wurde Schwester Luise Grünberg, die vormals zwei Jahre in Togo tätig gewesen war, der Expedition zur Erforschung und Bekämpfung der Malaria nach Ost-Afrika zugeteilt. Die in Chinintherapie und Mikroskopieren ausgebildete Schwester sollte

147 Unter dem rothen Kreuz 1 (1898), S. 11.

148 Unter dem rothen Kreuz 1 (1898), S. 11.

149 Unter dem rothen Kreuz 9 (1898), S. 74.

150 Unter dem roten Kreuz 3 (1903), S. 27.

151 Unter dem roten Kreuz 3 (1903), S. 27.

vor allem die Untersuchung arabischer und indischer Frauen übernehmen, da eine solche durch Männer aus religiösen Gesichtspunkten nicht in Frage kam.[152] Am 28. Juli 1901 erreichte Luise Grünberg wohlbehalten Daressalam.[153]

Mit Beginn des Jahres 1904 wurde noch eine weitere Schwester für eine Malaria-Expedition zur Verfügung gestellt, Margot Schwieder.[154] Diese Expedition wurde von Robert Koch geleitet. Die beiden Schwestern der Koch'schen Expedition bezogen eine gemeinsame Stadtwohnung in Daressalam.[155] Im Sommer 1904 kehrte Luise Grünberg nach drei Jahren in Afrika nach Deutschland zurück.[156] Einige Jahre später, im Jahr 1907, begleitete sie die Expedition zur Bekämpfung der Schlafkrankheit am Viktoria-Nyansasee (DOA) als einzige europäische Frau.[157] Im Lager Kigarama (DOA), in dem Schwester Luise arbeitete, waren ca. 500 Kranke interniert. Für diese große Zahl Patienten standen der Schwester und den Ärzten gerade einmal sechs indigene Pflegehelfer zur Verfügung.[158] Diese sechs einheimischen Gehilfen waren vor allem damit beschäftigt, die Kranken, die nicht immer freiwillig in das Lager kamen, an der Flucht zu hindern.[159] An Malaria erkrankten die indigene und die europäische Bevölkerung gleichermaßen. Häufig waren die Krankheitsverläufe gerade bei kurz zuvor eingetroffenen Europäern besonders heftig. An der Schlafkrankheit hingegen erkrankten ausschließlich die Einheimischen.[160]

Die im Mikroskopieren ausgebildeten Krankenschwestern des Deutschen Frauenvereins wurden in verschiedenen Lagern zur Bekämpfung der Schlafkrankheit eingesetzt. Lange Jahre waren sie in Lagern in Ostafrika tätig und ab den 1910er Jahren vor allem in Ajoshöhe und Kumbe in Kamerun.[161] Grete Kühnhold berichtet in ihren Erinnerungen an die Zeit in Kamerun, wie sie

152 Unter dem rothen Kreuz 6 (1901), S. 73.

153 Unter dem rothen Kreuz 9 (1901), S. 109.

154 Unter dem roten Kreuz 1 (1904), S. 1.

155 Unter dem roten Kreuz 4 (1904), S. 39.

156 Unter dem roten Kreuz 8 (1904), S. 85.

157 Lehr: Der Deutsche Frauenverein 5 (1910), S. 698.

158 Isobe: Medizin und Kolonialgesellschaft (2009), S. 74.

159 BArch R1001/5897, Band 2a, Bericht von Oberarzt Dr. Kudicke vom Januar 1908.

160 Eckart: Medizin und Kolonialimperialismus (1997), S. 295f.

161 Lehr: Der Deutsche Frauenverein vom Roten Kreuz für die Kolonien (1913).

nach Ausbruch des Ersten Weltkriegs während der Evakuierung des Lagers Kumbe, wann immer möglich, ihr „Handwerkszeug, Mikroskop und Präparate" auspackte und sich an die Arbeit machte.[162] Im Lager Ajoshöhe wurden neben Schlafkranken auch Syphilis- und Leprakranke aufgenommen. Hier legte man erst recht auf eine räumliche Trennung zwischen Europäern und Indigenen großen Wert. Das europäische Personal wohnte in festen Backsteinhäusern etwa einen Kilometer von den Kranken entfernt, die in einfachen Buschhütten untergebracht waren.[163] Das Lager in Ajoshöhe war im Juni 1912 eingerichtet worden, das in Kumbe erst im Oktober 1913.[164]

Die Schwestern sollten einerseits sehr gut ausgebildet sein, andererseits mit einfachsten Lebens- und Arbeitsbedingungen zurechtkommen. 1912 etwa suchte das Bezirksamt Lüderitzbucht eine Schwester, die sich nicht scheute, Krankenpflege in primitivsten und ländlich geprägten Umgebungen zu leisten, über einfache Kochkenntnisse verfügte sowie „keine Arbeit scheute".[165] Außerdem benötigte das Bezirksamt eine weitere Schwester für das Krankenhaus in Lüderitzbucht, die neben der Krankenpflege auch im Mikroskopieren und zur Hilfeleistung bei bakteriologischen Untersuchungen ausgebildet sein sollte.[166] Kenntnisse in der Geburtshilfe sollten zudem beide Schwestern besitzen.[167] Solche „Stellenbeschreibungen" zeigen, was von den Schwestern über die reine Krankenpflege hinaus erwartet wurde. Sie sollten von Küchen- und Haushaltsarbeiten über Geburts- und Wochenbettpflege bis hin zu einfachen wissenschaftlichen Tätigkeiten das gesamte Spektrum von „Frauen- und Schwesternarbeiten" beherrschen.

Die Plantagen von Europäern, die in erreichbarer Nähe zu den jeweiligen Krankenstationen lagen, wurden von den Schwestern nicht nur zu Erholungszwecken besucht, sondern sie reisten auch dorthin, wenn Krankenpflege vor Ort

162 Kühnhold: In Friedens- und Kriegszeiten (1917), S. 20.

163 Isobe: Medizin und Kolonialgesellschaft (2009), S. 242.

164 Isobe: Medizin und Kolonialgesellschaft (2009), S. 240 und 248.

165 BArch R151F/82615, Schreiben des Kaiserlichen Bezirksamtes Lüderitzbucht an das Gouvernement Windhuk vom 30.10.1912.

166 BArch R151F/82615, Schreiben des Kaiserlichen Bezirksamtes Lüderitzbucht an das Gouvernement Windhuk vom 30.10.1912.

167 BArch R151F/82615, Schreiben des Kaiserlichen Bezirksamtes Lüderitzbucht an das Gouvernement Windhuk vom 30.10.1912.

benötigt wurde. Im März 1899 pflegte Auguste Fenner die Hausfrau der Plantage Kpème in Togo während der Abwesenheit des Hausherrn. Überraschend, wie sie selbst schrieb, musste sie bereits am zweiten Tag einem kleinen Mädchen auf die Welt helfen.[168]

Die Unterbringung in den Krankenstationen, die Aufteilung der Räume und vor allem die Separierung der Krankenzimmer für die indigene Bevölkerung wurden in allen „Schutzgebieten" in Afrika sehr ernst genommen. Auch in den britischen und französischen Kolonien in Afrika entsprach das der gängigen und allgemein akzeptierten Praxis.[169] Im Sommer 1899 verlegte man das Hospital von Tanga in das Beamtenhaus der Usambarabahn. Im Hauptgebäude waren die Krankenzimmer, die Arztwohnung, die Schwesternzimmer, das Instrumentenzimmer, die Apotheke und das Laboratorium untergebracht. Für die indigenen Kranken wurde eine eigene Baracke eingerichtet, und der Sanitätssergeant erhielt ein eigenes Haus mit Büroräumen. Die Küche, die Speisekammer, das Magazin und die Baderäume wurden ebenfalls in einem separaten Haus untergebracht. Das neue Hospital für die europäische Bevölkerung hatte zwei Krankenzimmer mehr als das alte.[170] Dabei kamen die einheimischen Patienten der Krankenstation mit 2.812 auf viermal so viele Verpflegungstage im Jahr 1898/99 wie die europäischen Patienten (711 Verpflegungstage). Selbst das europäische Personal benötigte in diesem Zeitraum mit 1.327 Verpflegungstagen deutlich mehr Krankenpflege.[171] Der Umzug in das ehemalige Beamtenhaus bereitete den Schwestern viel Mühe, zudem waren sowohl der einheimische Koch als auch zwei der „besten boys" erkrankt, Letztere an den Pocken.[172]

Die Zahl der Patienten stieg in Tanga vor allem im zweiten Halbjahr 1900 stark an, und so kam es vor, dass man Kranke nicht aufnehmen konnte, weil keine freien Betten vorhanden waren. Die Anzahl der Betten wurde deshalb um vier auf zwölf Plätze für europäische Kranke erhöht.[173]

168 Unter dem rothen Kreuz 5 (1899), S. 41.

169 Good, Charles M.: The Steamer Parish, London/Chicago 2004, S. 269; Echenberg, Myron: Black Death, White Medicine. Bubonic Plague and the Politics of Public Health in Colonial Senegal, 1914-1945, Portsmouth/Oxford/Cape Town 2002, S. 27.

170 Unter dem rothen Kreuz 9 (1899), S. 92.

171 Unter dem rothen Kreuz 9 (1899), S. 92.

172 Unter dem rothen Kreuz 11 (1899), S. 115.

173 Unter dem rothen Kreuz 2 (1901), S. 16.

Jede der vier Krankenschwestern in Tanga hatte ihren eigenen Aufgabenbereich: Schwester Klara betreute das Lazarett für die Einheimischen, Schwester Margot verwaltete die Küche und die Wirtschaft, Schwester Luise übernahm die Europäerpflege und Schwester Dora hielt die Apotheke, das Laboratorium, das Instrumentarium und die Wäsche in Ordnung.[174] Im Juli 1901 verließ Klara Arnhold das Lazarett bereits wieder, da sie sich verheiratete. Die Monate vor dem Ende ihres Dienstes hatte sie den sehr unbeliebten Küchendienst inne, was – wie sie berichtete – viel dazu beigetragen habe, dass sie am Ende „körperlich sehr herunter" gekommen sei.[175] Am 10. Juli 1901 kam Schwester Hedwig Müller in Tanga an, die Klara Arnhold ablösen sollte. Letztere war aber, wie Schwester Hedwig etwas spitz bemerkte, ohnehin bereits seit fünf Wochen außer Dienst, was für die anderen beiden Schwestern sehr beschwerlich gewesen sei.[176] Nur wenige Monate später, im November, war Schwester Hedwig selbst bereits verlobt und stand kurz davor, wegen ihrer Verheiratung aus dem Dienst zu scheiden.[177]

Im Frühjahr 1902 stand dann in Tanga der Umzug in ein neu gebautes Krankenhausgebäude bereits in Aussicht. Die Arbeitsbedingungen in der „alten" Hospitalküche waren jedoch so schlecht, dass sich die zuständige Küchenschwester im März weigerte, weiter dort zu kochen. Der Rauchabzug des Herdes funktionierte kaum, sodass der Rauch nicht nach draußen abzog, sondern im Küchenraum blieb. Da man zu dieser Zeit keinen Koch hatte, die Schwester also selbst kochen musste, bestand sie auf einer Reparatur. Diese ordnete Regierungs-Baumeister Todten dann auch an, und so wurde die Arbeit in der Küchenbaracke für die letzte Zeit dort erträglich.[178] Nichtsdestotrotz freuten sich die Schwestern auf den Umzug, auch wenn die Wasserversorgung im neuen Haus nicht gelöst war. Der Brunnen war versiegt, und für die „Kettengefangenen",[179] die anschei-

174 Unter dem rothen Kreuz 2 (1901), S. 16.

175 Unter dem rothen Kreuz 7 (1901), S. 84.

176 Unter dem rothen Kreuz 8 (1901), S. 96.

177 Unter dem rothen Kreuz 1 (1902), S. 2f.

178 Unter dem rothen Kreuz 5 (1902), S. 46.

179 Schnee (Hg.): Deutsches Koloniallexikon (1920) Bd. 2, S. 260: Die Kettenstrafe war die schwerste gegen Eingeborene zulässige Freiheitsstrafe. Der Name stammt daher, dass die Gefangenen bei der Arbeit im Freien mit Ketten gefesselt wurden. Entweder wurde eine Reihe von Gefangenen mit Ketten, die durch Halsringe verliefen und am Ende mit einem

nend das alte Hospital mit Wasser versorgten, war der Weg zum Wassertragen zu weit.[180]

Im September 1903 war man endlich umgezogen. Im neuen Hospital klagten die Schwestern ein wenig über mangelnde Patienten. Sie hofften, dass durch den bevorstehenden Bahnbau schon bald mehr zu tun sei.[181] Diese Erwartung erfüllte sich, und schon im Dezember stieg die Zahl der Patienten. Da das neue Haus noch über keine Wasserversorgung verfügte, wurde das Wasser nun doch von „Kettengefangenen" herbei getragen.[182]

Über die Patienten und die Krankenpflege selbst äußerten sich die Schwestern in ihren Briefen meist zurückhaltend. Selten finden sich Aussagen wie die folgende von Schwester Elise Weidner, die im Nachtigal-Krankenhaus in Klein-Popo tätig war:

> „War es die schwere Pflege und die anstrengenden Nachtwachen am Kranken, leider Gottes später Todtenbette einer bei uns aufgenommenen Kranken, oder lagen die Malariakeime in uns und kamen nun zum Ausbruch, das ist schwer zu entscheiden. Thatsache ist, daß, sobald der Kranke sein Leben beendet hatte, wir beide Schwestern zusammenklappten."[183]

Die Schwestern berichteten an den Vereinsvorstand jedoch immer wieder von Krankheitshäufungen, wie etwa im Frühsommer 1898 aus Tanga, wo es ungewöhnlich viele Schwarzwasserfieberkranke gab.[184]

Auch in Kamerun hatte man, wie in Klein-Popo, Anfang Januar 1899 einige Schwarzwasserfieberkranke im Haus. Für die Schwestern bedeutete dies, dass sie Nachtwachen leisten mussten, die zu diesem Zeitpunkt Schwester Elise Franke übernahm.[185]

Schloss versehen waren, aneinandergefesselt, oder einzelne Gefangene wurden mit Ketten, die an den Füßen angebracht waren und um den Leib geführt wurden, gefesselt.

180 Unter dem rothen Kreuz 5 (1902), S. 46.

181 Unter dem roten Kreuz 10 (1903), S.121.

182 Unter dem roten Kreuz 1 (1904), S. 8.

183 Unter dem rothen Kreuz 6 (1898), S. 42.

184 Unter dem rothen Kreuz 6 (1898), S. 42.

185 Unter dem rothen Kreuz 4 (1899), S. 32.

Kam es zu einer Häufung von Erkrankungen, wurden die teilweise sehr einfachen Wohnverhältnisse – wie etwa die schlecht eingerichteten Küchen – für die Schwestern trotz der indigenen Helfer doppelt beschwerlich. Überarbeitung und überlange Arbeitszeiten wurden für viele Krankenschwestern nicht zuletzt wegen des Personalmangels zum Normalzustand. Das betraf nicht nur die Schwestern in den deutschen Kolonien Afrikas, sondern auch die anderer Kolonialmächte.[186] Im Sommer 1901 stieg die Zahl der Typhuskranken im Lazarett in Windhuk stark an. Glücklicherweise war man bereits in das neue Haus umgezogen. Die Räume waren hoch und luftig, es fehlte jedoch noch eine Wasserleitung, und der Herd für die Küche war auch noch nicht vorhanden.[187] Das Wasser für die zahlreichen Bäder der Kranken musste herbeigetragen werden, und gekocht wurde auf Petroleumkochern.[188]

Waren keine oder wenig Patienten im Hospital, beschäftigten sich die Schwestern mit dem Ausbessern und Instandhalten der Wäsche. Die schweren Hausarbeiten wurden in der Regel von einheimischen Arbeitern und Arbeiterinnen erledigt und von den Schwestern beaufsichtigt.[189]

In einigen Kolonien war die Versorgungslage schwierig bzw. mit hohen Kosten verbunden. Wohl bemühte sich der Vereinsvorstand in Berlin, die Schwestern vor Ort möglichst zu unterstützen, und sandte ihnen Gemüse- und Fleischkonserven und auch konserviertes Eigelb und Eiweiß.[190] Nichtsdestotrotz taten die Schwestern ihr Bestes, um die täglichen Mahlzeiten durch das Anlegen eines Gemüsegartens und/oder durch Geflügelhaltung zu verbessern.[191] Diese Bemühungen waren von sehr unterschiedlichem Erfolg gekrönt. Mal ließen die Witterungsbedingungen keine reiche Ernte zu, mal raffte eine „Geflügelcholera" zahlreiches Federvieh dahin.[192] Die Ernährung und die Beschaffung von frischen Lebensmitteln waren deshalb immer wiederkehrende Themen in den Korrespondenzen der Krankenschwestern. Die zahlreichen mühevollen An-

186 Good: The Steamer Parish (2004), S. 270.

187 Unter dem rothen Kreuz 10 (1901), S. 121.

188 Unter dem rothen Kreuz 10 (1901), S. 121.

189 Unter dem rothen Kreuz 2 (1901), S. 15.

190 Unter dem rothen Kreuz 7 (1892), S. 48.

191 Unter dem rothen Kreuz 12 (1898), S. 98.

192 Unter dem rothen Kreuz 12 (1898), S. 98.

strengungen, Mahlzeiten nach europäischen Maßstäben zu ermöglichen, zeigen, wie ambivalent der Prozess war, sich einerseits den lokalen Gegebenheiten anpassen zu müssen und sich andererseits beispielsweise durch die Ernährung von der indigenen Bevölkerung abzugrenzen und an europäischen Gewohnheiten festzuhalten.[193]

Die Europäer vor Ort unterstützten sich besonders in Bezug auf die Versorgungslage gegenseitig. So berichteten die Schwestern schon 1889 an den Verein in Berlin, dass sie von der „Wissmann-Expedition Cacao und Fleischextract für die Kranken erhalten hätten“ und sie selbst einen aus Berlin gesandten Schinken mit den französischen Schwestern geteilt hätten, weil diese auch stets großzügig gewesen seien.[194]

Auch in Daressalam (DOA) legten die Schwestern einen Gemüsegarten an. Sie säten Radieschen und Spargel, und der Oberarzt ließ über jedem Beet ein Schutzdach aus Palmenblättern bauen.[195] So konnte man dort wohl eine recht ansehnliche Ernte einfahren. Die im Februar 1899 für die Küche zuständige Schwester Luise erbat sich vom Deutschen Frauenverein außerdem die Übersendung zahlreichen Kücheninventars sowie „Mondamin, Gelantine roth und weiß, Kakao und Vanillenessenz“.[196] Außerdem fragte sie an, ob es die Möglichkeit gebe, Geflügel nach Afrika zu senden. Sie wollten eine Geflügelzucht anlegen und sich selbst und die Lazarettinsassen so mit frischen Eiern und Braten versorgen. Der Verein gestattete die Anschaffung und brachte Hühner, Gänse, Enten und Tauben auf den Weg nach Daressalam.[197]

Die in Swakopmund (DSWA) stationierte Schwester Emmy Krigar plante, dort im Sommer 1902 ebenfalls einen Gemüsegarten anzulegen. Auch Hühner wollte sie anschaffen, da Eier anscheinend nur schwer zu bekommen waren.[198] Die Hühnerzucht von Schwester Emmy machte schnelle Fortschritte, und die Sendung von Sämereien aus der Heimat ermöglichte das Anlegen des Gartens. Die schlechte Versorgungslage, unter der auch die Einheimischen sehr litten,

193 Siehe hierzu auch Pesek: Koloniale Herrschaft in Deutsch-Ostafrika (2005), S. 29.

194 Unter dem rothen Kreuz 12 (1889), S. 20.

195 Unter dem rothen Kreuz 3 (1899), S. 22.

196 Unter dem rothen Kreuz 3 (1899), S. 22.

197 Unter dem rothen Kreuz 4 (1899), S. 29

198 Unter dem rothen Kreuz 7 (1902), S. 73

machte eine eigenständige Zusatzversorgung in der Tat sehr ratsam. Blieb der Regen allerdings aus, wuchs auch im angelegten Gemüsegarten nichts.

Die Weihnachtskisten des Deutschen Frauenvereins trafen zu Weihnachten 1902 offenbar nicht oder nur sehr verspätet ein. Jedenfalls schrieb Schwester Emmy von einem sehr traurigen Weihnachtsfest 1902, das lediglich durch einen mit Lichtern besteckten Strauß aus dem Garten gewürdigt wurde.[199]

Gerade in den ersten Jahren, als Krankenstationen nur sehr vereinzelt in den deutschen Kolonien gegründet worden waren, übernahmen die Schwestern bei Bedarf auch die Krankenpflege in umliegenden Orten. Beispielsweise besaß Lomé bis zum Sommer 1904 keine eigene Pflegestation, und so reisten die Schwestern des Nachtigal-Krankenhauses in Hängematten[200] an, um europäische Einwohner oder Missionsangehörige zu pflegen. Ein Arzt war zwar vor Ort, der überwies seine Kranken eben wegen des „Hängemattentransports" jedoch nur ungern nach Klein-Popo.[201] Schwester Gertrud reiste beispielsweise Anfang September 1903 nach Lomé, um Emma Küster und ihren Ehemann zu pflegen, beide waren an Fieber erkrankt. Nur wenige Tage nach ihrer Ankunft erkrankte sie selbst an Malaria und musste auch gepflegt werden. Einige Tage später wurde Schwester Gertrud in einer Hängematte nach Klein-Popo zurückgetragen, und Schwester Frieda übernahm die Pflege des Ehepaars Küster.[202] Im Oktober 1904 förderte der Deutsche Frauenverein die Einrichtung einer Krankenbaracke in Lomé sowie die Entsendung einer Schwester dorthin.[203]

Das Wetter in Swakopmund (DSWA) beschrieb Schwester Emmy Krigar im Juli 1902 als kalt und nebelig. Besonders die indigene Bevölkerung hatte zu dieser Zeit an schweren Lungenentzündungen zu leiden, an der viele starben. Neben der Küche und der Wäsche versorgte Schwester Emmy auch die Apotheke. Für die Pflege standen ihr sechs indigene Lazarettgehilfen zur Seite.[204] Außerdem wurden Entbindungen und die Betreuung der Wöchnerinnen von

199 Unter dem roten Kreuz 4 (1903), S. 42.

200 Sie wurden von indigenen Helfern in einer aufgespannten Hängematte von einem Ort zum anderen getragen.

201 Unter dem roten Kreuz 12 (1903), S. 147.

202 Schott, Uwe (Hg.): Emma Küster, Gustav Küster, Briefe und Bericht aus Togo. 1903/04, Münster 2000, S. 6.

203 Unter dem roten Kreuz 10 (1904), S. 103.

204 Unter dem rothen Kreuz 11 (1902), S. 112.

ihr übernommen. Anfang Januar 1903 kam eine Patientin mit Typhus ins Lazarett, die ebenfalls von ihr gepflegt wurde. Zudem musste sie zeitweise die Küche ganz allein übernehmen, weil der Koch „wegen beständiger Trunkenheit" entlassen worden war. Keine leichte Aufgabe, wenn täglich 50 bis 60 Personen zu versorgen waren.[205] Aus diesem Grund gab sie die Apotheke einige Monate später ab. Einer der sechs Lazarettgehilfen übernahm diese Aufgabe, während vier von ihnen mit der Pflege der europäischen und indigenen Patienten beschäftigt waren und einer das Lazarett-Depot verwaltete.[206] Die Schwester war den Weisungen des Gouverneurs unterstellt, und als kurz vor ihrem Urlaub Anfang Februar 1903 ein Telegramm vom stellvertretenden Gouverneur kam, der sie nach Karibib zu zwei Typhuskranken bestellte, machte sich Schwester Emmy gleich auf die Reise. Bei ihrer Ankunft waren beide Patienten aber bereits tot.[207] Ihren Urlaub verbrachte sie dann bei Schwester Selma in Windhuk.

4.1. Organisation der Einsätze der Krankenschwestern des Deutschen Frauenvereins

Die Einsätze der Krankenschwestern in den deutschen „Schutzgebieten" in Afrika wurden von Berlin aus organisiert. Die zuständigen Gouverneure in Afrika meldeten dem Reichskolonialamt in Berlin, wie viele Krankenschwestern benötigt wurden. Das Reichskolonialamt wiederum leitete die Anzahl der Schwestern, die in die Kolonien geschickt werden sollten, an die Vorsitzende des Deutschen Frauenvereins für Krankenpflege in den Kolonien weiter. Die Mitglieder des Vereinsvorstands wählten daraufhin die entsprechenden Krankenschwestern aus und meldeten sie an das Reichskolonialamt. Von hier erhielten die Gouvernements Nachricht, wann welche Schwester bei ihnen eintreffen würde. Wie kompliziert diese Vorgehensweise war, wird deutlich, wenn man bedenkt, dass Briefe etwa zwei Monate bis nach Berlin brauchten. Die Gouvernements kommunizierten jedoch fast ausschließlich über Briefe mit Berlin – bis auf gelegent-

205 Unter dem roten Kreuz 4 (1903), S. 42.

206 Unter dem roten Kreuz 4 (1903), S. 42.

207 Unter dem roten Kreuz 4 (1903), S. 43.

liche Telegramme.[208] So war es kaum möglich, auf Veränderungen schnell zu reagieren. Der Deutsche Frauenverein legte in der Regel fest, welche Schwester welche Aufgabe in den Kolonien übernehmen sollte, kannte er doch die Fähigkeiten der für diese Aufgaben zur Verfügung stehenden Frauen am besten. Immer wieder kam es jedoch auch vor, dass die Beamten der Gouvernements oder der Bezirksämter vor Ort die Einsatzorte der Krankenschwestern nach ihren eigenen Vorstellungen änderten.[209]

Kamen die Schwestern in Afrika an, war es die Aufgabe der dortigen Behörden, für ihre Weiterreise zu den Einsatzorten zu sorgen sowie die Versorgung und Unterbringung der Krankenschwestern zu organisieren. Dieser Verpflichtung kamen sie vor Ort nicht immer so nach, wie es vereinbart war. So kam es vor, dass eine Schwester ohne jede weitere Begleitung mit drei indigenen Helfern und einem Ochsenwagen auf eine mehrtägige Reise geschickt wurde, die Helfer mehrfach den Weg nicht fanden und die Schwester mit den Ochsen zurückließen, um mögliche einzuschlagende Richtungen auszukundschaften. Endlich an ihrem Einsatzort angekommen, fand die Schwester keine geeignete Unterkunft vor.[210] Die Vorsitzende des Deutschen Frauenvereins konnte in diesen Fällen nicht viel mehr tun, als sich bei den zuständigen Institutionen in Berlin zu beklagen. Andere Schwestern wurden im Hinblick auf die Lebensmittelpreise an manchen Orten in den Kolonien mit zu wenig Verpflegungsgeld für ihre Reisen ausgestattet und mussten auf eigene Rechnung Nahrungsmittel dazukaufen. Dieses Geld versuchten sie dann vom zuständigen Gouvernement zurückzubekommen, was häufig mehrere Schriftwechsel benötigte und nicht immer erfolgreich war.[211]

Schon die Reise in die Kolonien war für die Schwestern teilweise sehr beschwerlich. Einige litten an Seekrankheit.[212] Schwester Auguste Fenner, Schwester Olga Jakobi und Schwester Luise Grünberg mussten auf ihrer Reise nach

208 Pesek: Koloniale Herrschaft in Deutsch-Ostafrika (2005), S. 270.

209 BArch R151F/82612, Schreiben des Reichs-Kolonialamts Berlin an den Gouverneur in Windhuk vom 5.6.1909.

210 BArch R151F/82612, Schreiben des Deutschen Frauenvereins an die Kolonialabteilung im Auswärtigen Amt Berlin vom 25.6.1903.

211 BArch R151F/82612, Schreiben von Schwester Gertrud Wilbrich an das Kaiserliche Gouvernement Windhuk vom 7.10.1903.

212 Unter dem rothen Kreuz 8 (1898), S. 66.

Klein-Popo (Togo) sogar einen Schiffbruch überstehen. Sie kamen zwar mit dem Schrecken davon, verloren aber ihr gesamtes Gepäck.[213] Kaum an ihrem Bestimmungsort angelangt, erkrankten alle drei Schwestern an Fieber. Olga Jakobi traf es am schlimmsten, denn dem Fieber folgte noch eine Dysenterie. Nach ihrer Genesung konnte sie jedoch ihre Pflegetätigkeit aufnehmen.[214] Ein kurze Zeit später eintreffendes Telegramm aus Kamerun, das um sofortige Entsendung einer Ersatzschwester nachsuchte, ließ in Berlin die Befürchtung aufkommen, dass Schwester Olga doch noch nicht wieder vollständig genesen sei. Über seine Kameruner Vereinsvorsteherin erhielt der Deutsche Frauenverein jedoch schon bald darauf Entwarnung.[215]

Am 10. Mai 1899 reisten die Schwestern Elisabeth Paulsen und Clara Freitag von Hamburg nach Kamerun ab.[216] Am 4. Juni erreichten sie das Regierungskrankenhaus Kamerun und wurden von Stabsarzt Ziemann und Schwester Elise Francke in Empfang genommen. Während Schwester Elisabeth vorerst die Tätigkeit der Wirtschaftsschwester übernahm, hatte Schwester Clara den Posten der Pflegeschwester inne.[217] Im Juni 1901 verließen Clara Freitag und Elisabeth Paulsen Kamerun, obwohl die Schwestern, die sie ablösen sollten, noch nicht eingetroffen waren. Für die dritte Schwester, Hildegard, bedeutete dies, dass sie die Arbeiten, die sich sonst drei Schwestern teilten, allein bewältigen musste. Woran die Verspätung der Ersatzschwestern lag, wird nicht klar. Ob sie zu spät in Berlin angefordert worden waren, sich die Ausreise aus irgendwelchen Gründen verzögert hatte oder andere Gründe vorlagen, wird aus den Unterlagen nicht deutlich. Die beiden abreisenden Schwestern verließen Kamerun jedenfalls nicht „außerplanmäßig". Schwester Clara und Schwester Elisabeth waren die ersten Pflegerinnen, die Kamerun nicht vor Ablauf ihrer Dienstzeit aus gesundheitlichen Gründen verlassen mussten, und darauf waren sie sehr stolz. Der Vorstand des Deutschen Frauenvereins betrachtete dies allerdings ausschließlich als Verdienst des „neuerbauten luftigen Krankenhauses".[218] Wenig später trafen

213 Unter dem rothen Kreuz 7 (1898), S. 59.

214 Unter dem rothen Kreuz 10 (1898), S. 83.

215 Unter dem rothen Kreuz 11 (1898), S. 89.

216 Unter dem rothen Kreuz 5 (1899), S. 40.

217 Unter dem rothen Kreuz 8 (1899), S. 79.

218 Unter dem rothen Kreuz 7 (1901), S. 83.

Schwester Tony Königsdorf und Schwester Emilie Stumkat in Duala an und teilten sich mit der verbliebenen Schwester die Aufgaben im Hospital.[219]

Neben einer Verheiratung oder gesundheitlichen Indispositionen gab es auch andere Gründe für ein Ausscheiden aus dem Dienst. So bat Schwester Anna Bäßler aus Windhuk den Vorstand im Februar 1898 um ihre Entlassung. Da sie an starkem Rheumatismus leide, wolle sie im September 1898 die Reise in die Heimat antreten, noch bevor die Regenzeit beginne.[220] Sie verließ am 25. Oktober 1898 die Pflegestation; ihr Vertrag war wohl aufgehoben worden. Sie reiste aber nicht in die Heimat zurück, sondern hatte in der Kolonie eine andere Stelle angenommen. Anna Bäßler wurde „Ökonomin" im Kasino von Windhuk, was sehr ungewöhnlich war. In der Regel kehrten die Schwestern des Deutschen Frauenvereins nach ihrer Vertragszeit in die Heimat zurück, einige wenige heirateten in den Kolonien, aber auf eigene Faust blieb kaum eine vor Ort.[221] Warum diese Schwester gesundheitliche Gründe in ihrem Entlassungsgesuch angegeben hatte, dazu äußerte sie sich in ihren Briefen nicht. Wahrscheinlich war der § 11 des Dienstvertrages der Schwestern mit ausschlaggebend gewesen. Darin wurde festgehalten, dass eine Auflösung des Vertrages nur aus gesundheitlichen Gründen von Seiten der Schwestern möglich sei und sie dafür ein Attest vorlegen müssten.[222] Sollten andere Gründe für die Kündigung vorliegen, musste die Krankenschwester die Ausreisekosten, anteilig bemessen nach der eigentlich noch verbleibenden Dienstzeit, dem Deutschen Frauenverein erstatten; so sah es § 12 des Dienstvertrages vor.[223]

Während in den meisten Pflegestationen in den Kolonien ein regelmäßiger Tätigkeitswechsel unter den Schwestern stattfand, scheint dies in Windhuk nicht immer der Fall gewesen zu sein. Im August 1899 schrieb Schwester Helene, dass sie noch immer für das Kochen zuständig sei und außerdem die „Frauenpflege" in Klein- und Großwindhuk übernommen habe.[224]

219 Unter dem rothen Kreuz 8 (1901), S. 96.

220 Unter dem rothen Kreuz 4 (1898), S. 27.

221 Unter dem rothen Kreuz 1 (1899), S. 3.

222 BArch R151F/82612, Vertrag zwischen dem Deutschen Frauenverein für Krankenpflege und Schwester Ida Kaufholz vom 8.7.1898.

223 BArch R151F/82612, Vertrag zwischen dem Deutschen Frauenverein für Krankenpflege und Schwester Ida Kaufholz vom 8.7.1898.

224 Unter dem rothen Kreuz 9 (1899), S. 92.

An ihrem Bestimmungsort angekommen, fanden sich die Schwestern meist erstaunlich schnell in die gegebenen Umstände ein. Da in den Pflegestationen und Hospitälern viele Arbeiten von Einheimischen erledigt wurden, war es notwendig, ihre Sprachen wenigstens ansatzweise zu beherrschen. Hatten sie keinerlei Sprachkenntnisse, empfanden die Schwestern dies rasch als hinderlich im Alltag.[225]

Für die Vorsitzenden des Deutschen Frauenvereins war es oft schwierig, notwendige Entscheidungen über die große Distanz auch durchzusetzen. So geschah es hin und wieder, dass Schwestern, die aus gesundheitlichen oder anderen Gründen umgehend in die Heimat zurückreisen sollten, die Reiseerlaubnis nicht erhielten, weil ihr Ersatz noch nicht eingetroffen war oder es überhaupt an Pflegepersonal mangelte.[226] Auch kam es vor, dass Nachrichten über die Distanzen und Instanzen falsch weitergegeben wurden. Im Sommer 1909 beschwerte sich das Bezirksamt Lüderitzbucht (DSWA), der Militäroberarzt von Keetmanshoop habe eine für Gibeon bestimmte Schwester eigenmächtig dem Garnisonslazarett in Keetmanshoop zugeteilt. Das dortige Bezirksamt verwies jedoch darauf, dass die Schwester lediglich vom 5. bis 24. Mai vor Ort auf die Weiterreise hatte warten müssen, weil sie gemeinsam mit einem erwarteten Regierungslehrer die Reise auf dem Ochsenwagen nach Gibeon antreten sollte.[227]

Die jeweilig vor Ort eingesetzten Ärzte waren gleichzeitig die Vorgesetzten der Krankenschwestern. Darüber hinaus unterstanden die Schwestern direkt dem Gouverneur und hatten dessen Anweisungen Folge zu leisten. Zudem hatten die Schwestern besonders bei Unstimmigkeiten die Möglichkeit, sich an den Vorstand des Deutschen Frauenvereins in Berlin zu wenden. Dies kam vor allem dann vor, wenn die Schwestern den Eindruck hatten, sie würden nicht ihrer Ausbildung entsprechend eingesetzt und müssten Arbeiten verrichten, für die auch nicht ausgebildetes Hilfspersonal herangezogen werden könnte. Als die Gemeindeschwester von Karibib verdächtigt wurde, dem Frauenverein mitgeteilt zu haben, die Wirtschaftsschwester im Lazarett würde über Gebühr für den Pri-

---

225 Unter dem rothen Kreuz 7 (1898), S. 61.

226 BArch R151F/82612, Schreiben des Staatssekretärs des Reichs-Kolonialamts an die Vorsitzende v. Stephan des Deutschen Frauenvereins für Krankenpflege in den Kolonien vom 5.6.1909.

227 BArch R151F/82612, Schreiben des Kaiserlichen Bezirksamtmanns Keetmanshoop an das Kaiserliche Gouvernement Windhuk vom 14.6.1909.

vathaushalt des Lazarettarztes Dr. Dammermann verpflichtet, bestellte der Bezirksamtmann die Gemeindeschwester zur Befragung und wohl auch zur Ermahnung ein.[228]

Den Krankenschwestern stand regelmäßig ein Erholungsurlaub zu. Nachdem das Schwesternerholungsheim in Brakwater eingerichtet worden war, konnten die Schwestern ihren Urlaub auch dort verbringen. Das Erholungsheim wurde von einer Oberschwester geführt. War diese anderweitig eingesetzt, so musste eine andere Schwester ihre Aufgaben dort übernehmen. Dies wurde von den Ärzten, die eine Schwester dafür abgeben sollten, nicht gerne gesehen. So betonte der Arzt des Garnisonslazaretts Windhuk in einem Schreiben an das Kommando der Schutztruppen, dass er Schwester Augustine Domscheidt, die im Herbst 1910 die Aufgaben in Brakwater übernehmen sollte, nicht gerne vor dem Eintreffen der Ersatzschwester ziehen lassen wollte.[229] Ansonsten würden die zurückbleibenden Schwestern schnell überlastet sein, und die abgegebene Schwester „sitzt [...] tatenlos in Brakwater".[230] Den Erholungswert des Schwesternheimes in Brakwater veranschlagte der Arzt ohnehin als gering; außerdem seien für die folgende Woche ein Junge für eine Blinddarmoperation sowie eine Frau mit Hämorrhoiden angemeldet.[231] Er empfahl daher, das Erholungsheim während der Abwesenheit der Oberschwester einfach zu schließen.[232] Diesen Vorschlag hatte das Kommando der Schutztruppen dem Gouvernement in Windhuk einige Tage zuvor auch schon unterbreitet.[233]

Es konnte vorkommen, dass die Behörden die Leitung eines Lazaretts lieber einer Schwester übertrugen, wenn man die Ärzte für nicht ausreichend befähigt hielt. Im Herbst 1910 übernahm der Bezirksverband Lüderitzbucht das auf der

228 BArch R151F/82613, Schreiben des Kaiserlichen Bezirksamts Karibib an das Kaiserliche Gouvernement Windhuk vom 4.2.1911.

229 BArch R151F/82613, Schreiben von Dr. Summa, Garnisonslazarett Windhuk, an das Kommando der Schutztruppen vom 13.10.1910.

230 BArch R151F/82613, Schreiben von Dr. Summa, Garnisonslazarett Windhuk, an das Kommando der Schutztruppen vom 13.10.1910.

231 BArch R151F/82613, Schreiben von Dr. Summa, Garnisonslazarett Windhuk an das Kommando der Schutztruppen vom 13.10.1910.

232 BArch R151F/82613, Schreiben von Dr. Summa, Garnisonslazarett Windhuk an das Kommando der Schutztruppen vom 13.10.1910.

233 BArch R151F/82613, Schreiben vom Kommando der Schutztruppen an das Kaiserliche Gouvernement in Windhuk vom 8.10.1910.

Haifischinsel gelegene Zivillazarett. Man hoffte, dass diese Lösung nur eine vorübergehende sei und der Johanniterorden das Krankenhaus in absehbarer Zeit leiten würde. Bis zu diesem Zeitpunkt war das Lazarett von freiwilligen Beiträgen finanziert worden.[234] Nun erbat sich das Bezirksamt eine ältere, erfahrene Schwester, die die Verwaltung und Leitung des Lazaretts vollständig übernehmen sollte und der auch die anderen Schwestern unterstellt werden sollten.[235] Die beiden zuständigen Ärzte, Dr. Meltzer und Dr. Richter, eigneten sich nicht zur Führung einer Anstalt, so der Bezirksamtmann, und kämen außerdem nicht miteinander aus.[236] Besonders Dr. Meltzer sprach Bezirksamtmann Böhmer die Führungsbefähigung gänzlich ab, wobei ihn dies nicht hinderte, einige Monate später mit genau diesem Arzt die Ablösung und Heimsendung der Schwestern Mary Stock und Margarete Heldt in Gang zu setzen.[237] Der Deutsche Frauenverein erklärte sich bereit, Schwester Lehenkühler für diese Aufgabe auf die Haifischinsel zu senden.[238] Im Sommer 1911 stand endgültig fest, dass der Johanniterorden nicht an die Übernahme oder Einrichtung eines Krankenhauses auf der Haifischinsel dachte, und so blieb das Krankenhaus dort unter der Verwaltung des Bezirksamtes Lüderitzbucht.[239]

Die Zahl der Krankenschwestern, die vom Deutschen Frauenverein in die deutschen Kolonien in Afrika geschickt wurden, stieg kontinuierlich an, wie die nachfolgende Tabelle zeigt.

---

234 BArch R151F/82613, Geheimes Schreiben des Bezirksamtmanns Böhmer an das Kaiserliche Gouvernement Windhuk vom 14.9.1910.

235 BArch R151F/82613, Geheimes Schreiben des Bezirksamtmanns Böhmer an das Kaiserliche Gouvernement Windhuk vom 14.9.1910.

236 BArch R151F/82613, Geheimes Schreiben des Bezirksamtmanns Böhmer an das Kaiserliche Gouvernement Windhuk vom 14.9.1910.

237 BArch R151F/82613, Geheimes Schreiben des Bezirksamtmanns Böhmer an das Kaiserliche Gouvernement Windhuk vom 14.9.1910.

238 BArch R151F/82613, Schreiben des Deutschen Frauenvereins des Roten Kreuzes an das Kaiserliche Gouvernement Windhuk vom 6.9.1910.

239 BArch R1001/5692, Erlass des Kaiserlichen Gouverneurs von Deutsch-Südwestafrika, Seitz, vom 3.8.1911.

Tabelle 1: Anzahl der Krankenschwestern vom Deutschen Roten Kreuz und ihre Verteilung in den ehemaligen deutschen Kolonien Afrikas

Jahr	Insgesamt	Kamerun	Togo	Deutsch-Ostafrika	Deutsch-Südwestafrika
1888/89	3			3	
1889/90	3			3	
1891/92	4			4	
1892/93	6			4	2
1893/94	8	2	2	2	2
1894/95	8	2	2	2	2
1895/96	12	3	2	5	2
1896/97	12	3	2	5	2
1897/98	13	3	2	6	2
1898/99	13	3	2	6	2
1899/00	13	3	2	6	2
1900/01	17	3	2	6	6
1901/02	16	3	2	5	6
1902/03	15	3	2	4	6
1903/04	36	5	3	8	20
1904/05	34	3	3	8	20
1905/06	37	3	3	10	21
1906/07	37	3	3	11	20
1907/08	38	3	4	11	20
1908/09	38	3	4	11	20
1909/10	38	3	4	11	20
1913/14	43	3	4	16	20

Quelle: Naarmann: Koloniale Arbeit unter dem Roten Kreuz (1986), S. 25.

4.2. Krankenschwestern des Deutschen Frauenvereins in Militärlazaretten

Mit dem Einsatz von Krankenschwestern des Roten Kreuzes in den Militärlazaretten kam neben den Kaiserlichen Gouvernements und den Kaiserlichen Bezirksämtern noch eine dritte Institution hinzu, das Kommando der Schutztruppen, die bei der Organisation der Schwesterneinsätze berücksichtigt werden wollte. Die „zivilen" und die „militärischen" Medizinalangelegenheiten waren im Reichskolonialamt zwar unterschiedlichen Abteilungen zugeordnet, ihre Leitung lag jedoch in einer Hand,[240] sodass dort wohl über die Einsätze von Ärzten und Pflegepersonal in zivilen als auch militärischen Einrichtungen entschieden wurde.

Im Mai 1909 verfügte das Kommando der Schutztruppen, Schwester Helene Reh von Swakopmund (DSWA) in das Garnisonslazarett in Keetmanshoop (DSWA) zu versetzen.[241] Da in Swakopmund zu dieser Zeit aber sehr viele Malariafälle aufgetreten waren, wandte sich der zuständige Bezirksamtmann an das Gouvernement in Windhuk mit der Bitte, die Versetzung der Schwester für die nächsten zwei Monate zu verschieben.[242]

Das Kommando der Kaiserlichen Schutztruppen musste ebenso wie die Bezirksämter das jeweils zuständige Gouvernement über alle die Schwestern betreffenden Angelegenheiten in Kenntnis setzen. Wurde eine Krankenschwester vom zuständigen Militärarzt beispielsweise aus Gesundheitsgründen nach Hause gesandt, meldeten es die betreffenden Stellen an das Gouvernement, das wiederum das Reichskolonialamt in Berlin informierte.[243]

Die militärischen Einrichtungen in den Kolonien und die zuständigen Bezirksämter versuchten, sich, wenn möglich, untereinander mit Personal auszuhelfen. Zeitweise hohe Krankenstände in den Lazaretten rechtfertigten nicht immer, weitere Pflegerinnen aus der Heimat anzufordern. Diese wären bei einem akuten Bedarf ohnehin nicht rechtzeitig vor Ort gewesen. Im März 1905 fragte das Gouvernement in Windhuk bei dem zuständigen Offizier der Schutztruppen vor Ort nach einer Schwester zur Aushilfe im mit elf Kranken belegten Krankenhaus in Swakopmund an.[244] Dort war man jedoch nicht geneigt, dem

240 Diefenbacher: Psychiatrie und Kolonialismus (1985), S. 143.

241 BArch R151F/82612, Schreiben des Kaiserlichen Bezirksamtmanns Swakopmund an das Kaiserliche Gouvernement Windhuk vom 15.5.1909.

242 BArch R151F/82612, Schreiben des Kaiserlichen Bezirksamtmanns Swakopmund an das Kaiserliche Gouvernement Windhuk vom 15.5.1909.

243 BArch R151F/82612, Schreiben des Kommandos der Kaiserlichen Schutztruppen für Deutschsüdwestafrika an das Kaiserliche Gouvernement in Windhuk vom 18.12.1908; Bundesarchiv R151F/82612, Schreiben des Sanitätsamts in Windhuk an das Kaiserliche Gouvernement in Windhuk vom 17.12.1908.

244 BArch R151F/82612, Schreiben des Kaiserlichen Gouvernements für Südwestafrika an das Sanitätsamt Windhuk vom 23.3.1905.

Zivilkrankenhaus auszuhelfen.[245] Vielmehr zeigte sich der zuständige Militärarzt verärgert, dass der Deutsche Frauenverein die bisher im Dienst des Militärs stehende Krankenpflegerin Helene Broers wieder in den Verein aufgenommen und der zivilen Krankenpflege in Swakopmund zur Verfügung gestellt hatte.[246]

4.3. Gesundheitliche Gefährdungen der Krankenschwestern des Deutschen Frauenvereins

Die aus dem Deutschen Reich gesandten Schwestern wurden zwar alle in der Heimat auf ihre Tropentauglichkeit untersucht, trotzdem hatten zahlreiche von ihnen gerade in ihrer Anfangszeit in Afrika mit gesundheitlichen Beschwerden zu kämpfen. So litten sie fast alle immer mal wieder an „Fieber".[247] Meist erholten sie sich jedoch von solchen Anfällen. Die ungewohnten klimatischen Bedingungen in den Kolonien Afrikas führten unter anderem bei den Schwestern immer wieder zu Erkrankungen und teilweise auch zu ihrem Ableben. Die verstorbenen Schwestern wurden dann vor Ort beigesetzt. In der Vereinszeitung wurde mit dem Hinweis darauf berichtet, dass alle Schwestern Leiden erlegen seien, an denen sie auch in der Heimat hätten sterben können. Es war dem Verein wichtig, dass nicht das afrikanische Klima oder aber Krankheiten, die ausschließlich in Afrika vorkamen, Todesursache der Schwestern gewesen waren.[248] Dies traf allerdings nur teilweise zu, war doch Schwester Antonie Bäumler beispielsweise nur wenige Monate nach ihrer Ankunft in Bagamoyo am 24. September 1889 an schwerer Malaria tropica gestorben,[249] an der sie wohl kaum in Berlin oder Hamburg erkrankt wäre.

Am 28. Januar 1898 starb die erst wenige Wochen zuvor in Daressalam eingetroffene Schwester Martha Seelig. Gleich nach ihrer Ankunft litt sie unter Furunkeln im Gesicht, die sich verschlimmerten und zu einer Gesichtsrose wur-

245 BArch R151F/82612, Schreiben des Sanitätsamts Windhuk am das Kaiserl. Gouvernement Windhuk vom 26.3.1905.

246 BArch R151F/82612, Schreiben des Auswärtigen Amts, Kolonialabteilung, Berlin an das Kaiserl. Gouvernement Windhuk vom 12.3.1905.

247 Unter dem rothen Kreuz 3 (1898), S. 19.

248 Unter dem rothen Kreuz 4 (1899), S. 31.

249 Eckart: Medizin und Kolonialimperialismus (1997), S. 301.

den.[250] Im Frühjahr 1899 traf ihr Grabstein vor Ort ein.[251] Die in Bagamoyo (DOA) verstorbene Schwester Antonie Bäumler hatte nach ihrer dortigen Ankunft im März 1889 immer wieder mit heftigen Fieberanfällen zu kämpfen, und nach nur sechs Monaten erlag sie dem Fieber. Sowohl die Krankenschwestern vor Ort als auch die Vereinsvorsitzende in Berlin beklagten diesen traurigen Vorfall sehr. Für die Vorsitzende kam noch die Sorge um entsprechenden Ersatz hinzu, hatte sich doch eine weitere Schwester verlobt, die ihre Station deshalb bald verlassen würde.[252] Für die ebenfalls in Bagamoyo tätige Schwester Auguste Thielecke musste zudem Ersatz gefunden werden, weil sie die Ärzte vor Ort für herzkrank erklärt und die umgehende Heimreise angeordnet hatten.[253]

Im Frühjahr 1904 kam Schwester Margarete Wiffler in Tanga an. Es war ihre zweite Aussendung nach einer zweijährigen Tätigkeit in Daressalam. Sie lebte sich gut in Tanga ein, und noch im Juli deutete nichts auf eine Erkrankung hin. Sie besuchte mit der anderen Schwester Konzerte und lobte den dreimonatigen Aufgabenwechsel der Schwestern, den sie aus Daressalam offenbar nicht kannte. In ihrem letzten Brief kündigte sie an, dass ihr ab 1. September die „Küche blühen" würde.[254] Dazu kam es jedoch nicht mehr, denn sie verstarb im August 1904 unerwartet an einem Herzschlag.[255]

Die Dienstzeit in den verschiedenen deutschen Kolonien war je nach Klima und Umweltbedingungen unterschiedlich angesetzt. In Kamerun betrug sie eineinhalb Jahre. Teilweise war die Gesundheit der Schwestern so in Mitleidenschaft gezogen, dass sie spätestens nach Ablauf ihrer Dienstzeit in die Heimat abreisten.[256] Manche Schwestern mussten auch vorher aus gesundheitlichen Gründen zurückreisen. Andere Schwestern bagatellisierten ihre Gesundheitsbeschwerden, wie etwa Schwester Toni von Held, die in Tanga stationiert war. Ihre Fieberanfälle und eine Gelbsucht berichtete sie selbst nicht nach Berlin, wohl aber

250 Unter dem rothen Kreuz 3 (1898), S. 18.
251 Unter dem rothen Kreuz 4 (1899), S. 29.
252 Unter dem rothen Kreuz 3 (1898), S. 18.
253 Unter dem rothen Kreuz 12 (1889), S. 20.
254 Unter dem roten Kreuz 9 (1904), S. 97.
255 Unter dem roten Kreuz 9 (1904), S. 93.
256 Unter dem rothen Kreuz 4 (1898), S. 27.

ihre Kolleginnen.[257] Dass Schwester Tonis Erkrankung ernsthafter war, als sie zugab, zeigte sich, als der zuständige Regierungsarzt kurze Zeit später ihre Heimsendung ankündigte.[258] Die Gesundheit der Schwestern sollte in den Kolonien keinesfalls dem Risiko einer dauerhaften Schädigung ausgesetzt werden. Hinzu kam aber wohl auch, dass erkrankte Schwestern für die anderen Pflegerinnen eine zusätzliche Arbeitsbelastung waren. Die an Gelbsucht erkrankte Toni von Held schrieb im Frühjahr 1898, dass sie bereits vor sechs Wochen erkrankt sei, noch immer fest liegen müsse und ihre stark geschwollenen Füße jeden Abend gewickelt würden.[259] Häufig litten die Krankenschwestern in Afrika außerdem an Malariaanfällen, die ihre Gesundheit teilweise so belasteten, dass sie ebenfalls die Heimreise antreten mussten.[260]

Die Krankenschwestern versuchten, soweit es ihnen möglich war, sich insbesondere vor Malaria, aber auch anderen klimabedingten Erkrankungen zu schützen. Im Oktober 1898 berichtete Schwester Auguste Fenner aus Klein-Popo/Anecho (Togo). Wegen des ausgiebigen Regens – so Schwester Auguste – sei der erste Gang am Morgen zum Medizinschrank, um eine Dosis Chinin einzunehmen. Die neu angekommenen Schwestern Emile und Tony blieben in den ersten Monaten von Fieberanfällen verschont, was sie vor allem der Chinin-Prophylaxe zuschrieben.[261]

Waren Maßnahmen, wie die genannte Chinin-Prophylaxe, Verhaltensmuster, wie sie eher dem „kolonialen Habitus" zuzurechnen waren, so versuchten die Schwestern in anderen Bereichen, aus der Heimat Vertrautes in ihren afrikanischen Lebenskontext zu transferieren. Ein Jahr nach ihrer Ankunft im Nachtigal-Krankenhaus feierten beispielsweise die Krankenschwestern Luise Grünberg und Auguste Fenner ihren ersten Jahrestag auf afrikanischem Boden mit einem Festmahl aus „Sauerkohl und Schinken", „Huhn mit holländischer Sauce", „Kalbsbraten" und „Limburger Käse" bei bester Gesundheit. Wie schnell sich ein solcher Zustand ändern konnte, zeigt, dass schon kurze Zeit später die Kolonialverwaltung ein Telegramm an das Auswärtige Amt mit der Bitte senden

257 Unter dem rothen Kreuz 4 (1898), S. 25.

258 Unter dem rothen Kreuz 5 (1898), S. 35.

259 Unter dem rothen Kreuz 5 (1898), S. 35.

260 Unter dem rothen Kreuz 6 (1898), S. 42.

261 Unter dem rothen Kreuz 12 (1901), S. 140.

musste, einen Ersatz für die erkrankte Auguste Fenner zu schicken.[262] Schwester Auguste war an Schwarzwasserfieber erkrankt, während sie in ihrem letzten Brief, der den Vorstand erst nach ihrem Ableben erreichte, noch von einer heftigen Erkältung berichtete.[263] Niemand in Klein-Popo hatte offenbar mit diesem drastischen Verlauf der Erkrankung gerechnet. Alle Sachen der Schwester waren in ihrem Zimmer bereits für die Heimreise bereitgelegt, zum Packen kam sie jedoch nicht mehr.[264]

4.4. Urlaub und Erholung der Krankenschwestern des Deutschen Frauenvereins

Im Dienstvertrag der Schwestern war ein jährlicher bezahlter Urlaub von 14 Tagen festgelegt.[265] Der Dienst in dem ungewohnten Klima war, wie erwähnt, für die Krankenschwestern häufig sehr anstrengend. Hinzu kamen beschwerliche Arbeitsbedingungen, wie etwa das Kochen, auch wenn die gröbsten Arbeiten in der Regel von Einheimischen erledigt wurden. Benötigten die Krankenschwestern einen Erholungsurlaub und wollten oder konnten sie den weiten Weg in die Heimat nicht auf sich nehmen, wählten sie Ziele in Afrika. Besuchten sie gerade in den ersten Jahren häufig andere Weiße auf ihren Plantagen, standen später auch extra eingerichtete Erholungsheime zur Verfügung. Eine solche Erholungsstation war Lutindi in West-Usambara. Diese Station lag 1.300 m hoch in den Bergen, und neben dem für Europäer angenehmen Klima waren die Unterkunftsverhältnisse sehr gut, wie die Schwestern berichteten.[266] Dort war auch eine Missionarsstation, sodass die Schwestern während ihres Aufenthalts Gesellschaft hatten.[267]

Die später verstorbene Schwester Auguste Fenner beispielsweise reiste 1899

262 Unter dem rothen Kreuz 7 (1899), S. 68.

263 Unter dem rothen Kreuz 9 (1899), S. 92f.

264 Unter dem rothen Kreuz 9 (1899), S. 92.

265 BArch R151F/82612, Vertrag zwischen dem Deutschen Frauenverein für Krankenpflege und Schwester Ida Kaufholz vom 8.7.1898.

266 Unter dem rothen Kreuz 6 (1902), S. 53.

267 Unter dem rothen Kreuz 9 (1902), S. 91.

von Kpème (Togo) aus, wo sie ein erkranktes deutsches Ehepaar und ihre dort ebenfalls erkrankte Kollegin gepflegt hatte, weiter nach Lomé in das evangelische Missionshaus, um dort einen 14-tägigen Erholungsurlaub zu verbringen.[268] Auch Kpème selbst war bei den Schwestern als Ort zur Erholung beliebt. Anfang Januar 1899 wurde Schwester Luise Grünberg von einer dortigen Erholungsreise im Nachtigal-Krankenhaus zurückerwartet.[269]

Es kam jedoch auch vor, dass die Schwestern während ihrer Dienstzeit einen Urlaub im Deutschen Reich antraten. Dies hatte aber in der Regel gesundheitliche Gründe, und der Aufenthalt überstieg den Jahresurlaub dann um ein Vielfaches. Die Entscheidung, wo die Schwestern sich erholten – in den Kolonien oder in der Heimat –, fällte allein der zuständige Regierungs- oder Militärarzt. Schwester Elise Franke war im November 1898 von einer solchen Reise nach Kamerun zurückgekehrt. Im Frühjahr 1898 war sie nach Hause gereist, um ihre Gesundheit wiederherzustellen und zu stärken.[270] Trotz des Urlaubes war ihre gesundheitliche Verfassung so angeschlagen, dass der zuständige Arzt im Oktober 1899 die endgültige Heimkehr der Schwester anregte.[271] Eine weitere Schwester dieser Station war ebenfalls auf einer Erholungsreise gewesen und hatte sich nach eigenen Angaben gut erholt. Trotzdem hielt der Arzt einen Urlaub in der Heimat für diese Schwester für unumgänglich.[272] Die Ärzte selbst reisten häufig zur Erholung in die Heimat, da es Erholungsstätten innerhalb Afrikas Ende des 19. Jahrhunderts noch kaum gab. Chefarzt Dr. Plehn trat beispielsweise im Januar 1899 seinen Deutschlandurlaub an.[273]

Im Sommer 1904 richtete das Gouvernement von Deutsch-Ostafrika ein zusätzliches Erholungsheim in Wugiri, West-Usambara, ein. Das Sanatorium bestand aus einem Arzthaus, zwei Einzelhäusern mit je zwei Zimmern 1. Klasse, einem Kurhaus für Patienten 2. Klasse, einem Verwaltungsgebäude, einem Kasino sowie Nebengebäude für Küche, Lese-, Musik- und Billardzimmer sowie zwei

268 Unter dem rothen Kreuz 5 (1899), S. 41.

269 Unter dem rothen Kreuz 4 (1899), S. 32.

270 Unter dem rothen Kreuz 4 (1898), S. 27.

271 Unter dem rothen Kreuz 10 (1899), S. 103.

272 Unter dem rothen Kreuz 4 (1899), S. 31.

273 Unter dem rothen Kreuz 4 (1899), S. 32.

Sälen.[274] Die Gegend galt als malaria- und anophelesfrei, und der nahe Ort Korogwe, ein „großes Fiebernest", sollte mit Chinin versorgt und fieberfrei werden.[275]

4.5. Ende der Dienstzeit und vorzeitige Rückreisen der Schwestern in die Heimat

Mussten die Krankenschwestern des Deutschen Frauenvereins vor Ablauf ihrer Vertragszeit in die Heimat zurückkehren, hatte das oft gesundheitliche Gründe. Sie benötigten hierfür ein Attest eines Arztes, der die Art der Erkrankung feststellen musste und die Genesungsaussichten vor Ort zu beurteilen hatte.[276] Nicht selten attestierten die Regierungs- oder Militärärzte den Schwestern Krankheiten, die auf die besonderen klimatischen Bedingungen in Afrika zurückgeführt wurden. Wenn eine Schwester vorzeitig abreisen musste, war die Organisation der Ersatzschwester ein nicht unerhebliches Problem. Deshalb war es oft auch das dringlichste Anliegen der Verwaltungsbehörden, eine neue Schwester anzufordern, während der Ausreisegrund für die zu ersetzende Schwester nachrangig behandelt wurde. Am 5. Februar 1895 telegrafierte der Gouverneur von Kamerun nach Berlin „schwester marie muss heim ersatz = puttkamer".[277] Erst am nächsten Tag ließ er einen Brief folgen, in dem er erklärte, dass Schwester Marie Bauschlicher durch eine schwere Schwarzwasserfiebererkrankung in ihrer Gesundheit so geschädigt sei, dass sie umgehend heimreisen müsse.[278] Da Briefe aus Afrika nach Deutschland viele Wochen brauchten, musste die Vorsitzende des Deutschen Frauenvereins in solchen Fällen die Aussendung einer Ersatzschwester in die Wege leiten, ohne die genauen Gründe hierfür zu kennen.

274 Unter dem roten Kreuz 12 (1904), S. 125.

275 Unter dem roten Kreuz 12 (1904), S. 125.

276 BArch R151F/82612, Ärztliches Attest für Schwester Agnes Meyer in Windhuk vom 25.2.1908; R151F/82612, Ärztliches Attest von Schwester Hildegard Müller in Swakopmund vom 30.3.1908.

277 BArch R1001/5704, Telegramm des Gouverneurs von Kamerun an das Auswärtige Amt Berlin vom 5.2.1895.

278 BArch R1001/5704, Schreiben des Gouverneurs von Kamerun an das Auswärtige Amt Berlin vom 6.2.1895.

Erkrankungen oder die Eheschließung von Schwestern ließen die Wechsel teilweise sehr häufig vorkommen, wie etwa in den Jahren 1898/99 in Tanga. Anfang 1898 reiste Schwester Anna Diesener von Eppendorf nach Tanga.[279] Noch im November desselben Jahres gab der Verein bekannt, dass Schwester Anna sich verheiraten und somit aus dem Dienst ausscheiden würde.[280] Für sie wurde Schwester Luise von Bodecker nach Tanga geschickt.[281] Im Januar 1899 erkrankte eine Schwester an Malaria und fiel einige Zeit im Lazarett aus.[282] Im November 1898 war Schwester Dora Struckmeier in Tanga angekommen und ersetzte Schwester Georgia von Issendorf.[283] Für den Frauenverein in Berlin bedeutete dies einen erheblichen logistischen und finanziellen Aufwand. Die neuen Schwestern mussten ausgesucht und ausgerüstet, die Reiserouten geplant und bezahlt werden.

Erkrankten die Schwestern oder starben, unterrichtete der zuständige Gouverneur das Reichskolonialamt in Berlin. Dies gab die Nachricht an den Deutschen Frauenverein weiter, und der unterrichtete die Verwandten in der Heimat. Bei der im Januar 1894 in Kamerun verstorbenen Schwester Emma Uredat jedoch gelangte die Information über ihren Tod wohl nicht bis zu ihrer Familie. Am 8. Januar 1894 hatte das Gouvernement in Kamerun ein entsprechendes Telegramm nach Berlin gesandt.[284] Am 26. Februar fragte die Schwägerin von Schwester Emma beim Auswärtigen Amt, ob sie weitere Informationen zu deren Ableben erhalten könne. Von dem Todesfall hatte sie aus einer Zeitungsmeldung erfahren, außerdem lebe der Sohn von Emma Uredat bei ihr.[285] Ob der Tod der Schwester unmittelbar mit den Verhältnissen vor Ort zusammenhing, die vielleicht für eine ohnehin angegriffene Gesundheit zu aufreibend waren, ist nicht festzustellen. Am 18. Dezember 1893 hatte das Gouvernement in Kamerun ein verzweifeltes Telegramm mit folgendem Wortlaut nach Berlin geschickt:

279 Unter dem rothen Kreuz 3 (1898), S. 18.

280 Unter dem rothen Kreuz 11 (1898), S. 89.

281 Unter dem rothen Kreuz 11 (1898), S. 89.

282 Unter dem rothen Kreuz 3 (1899), S. 21.

283 Unter dem rothen Kreuz 11 (1898), S. 89.

284 BArch R1001/5702, Telegramm vom Gouvernement Kamerun an das Auswärtige Amt Berlin vom 8.1.1894.

285 BArch R1001/5702, Schreiben von Frau Uredat an das Auswärtige Amt Berlin vom 26.2.1894.

„schwestern streiten wer leitet de bitte drahtbescheid = leist".[286] Es gab wohl zwischen den Schwestern erhebliche Konflikte darüber, wer vom Deutschen Frauenverein für die Leitung der Pflegestation vorgesehen worden war, und das Gouvernement erhoffte sich durch ein Telegramm aus Berlin Aufklärung darüber. Nur wenige Wochen später starb Schwester Emma an einem Herzschlag. Ebenfalls nicht festzustellen ist, ob die verstorbene Schwester gegenüber dem Deutschen Frauenverein ihren Sohn verschwiegen hatte und deshalb die Familie nicht benachrichtigt wurde.

4.6. Konflikte der Schwestern und disziplinarische Maßnahmen des Deutschen Frauenvereins

Die Krankenschwestern, die der Deutsche Frauenverein für Krankenpflege in den Kolonien in die deutschen „Schutzgebiete" sandte, teilten sich die Versorgung der europäischen und einheimischen Patienten mit den Schwestern, die von den Missionen ausgesandt worden waren. Dabei waren die Barmherzigen Schwestern der katholischen Mission mit 223 in allen deutschen „Schutzgebieten" im Jahr 1910 die größte Gruppe von Krankenpflegerinnen.[287] Im selben Jahr waren 64 evangelische Missionsschwestern sowie 64 Rot-Kreuz-Schwestern in allen deutschen „Schutzgebieten" eingesetzt.[288] Auch wenn die großen Entfernungen es häufig sehr schwierig machten, bemühte sich der Deutsche Frauenverein in Berlin darum, die Entscheidungen, wie und wo die Schwestern in den deutschen „Schutzgebieten" eingesetzt wurden, sich stets vorzubehalten.

Die Vereinsvorsitzende ging gegen ihre Schwestern disziplinarisch vor, wenn sie dies für geboten hielt. So verfügte man von Berlin aus, dass im September 1912 Schwester Emmi Riedel sofort in die Heimat zurückgeschickt werden sollte, und zwar im Interesse der Disziplin der Schwestern, wie die Schriftführe-

286 BArch R1001/5702, Telegramm vom Gouvernement Kamerun an das Auswärtige Amt Berlin vom 18.12.1893.

287 Olpp, Gottlieb: Stand und Bedeutung der ärztlichen Mission in den deutschen Schutzgebieten, in: Koloniale Rundschau 4 (1912), S. 609.

288 Olpp: Stand und Bedeutung der ärztlichen Mission in den deutschen Schutzgebieten 4 (1912), S. 609.

rin des Vereins anmerkte.[289] Schwester Emmi war erst im März 1912 vom Deutschen Frauenverein von Lüderitzbucht, wo sie sich längere Zeit ohne Beschäftigung aufgehalten hatte, nach Tsumeb versetzt worden.[290] In Lüderitzbucht war sie bereits am 26. September 1911 angekommen, weil der dortige Bezirksamtmann Böhmer eine Hebammenschwester angefordert hatte.[291] Zwischenzeitlich hatte sich aber eine private Hebamme vor Ort niedergelassen, sodass keine weitere mehr benötigt wurde. Da Schwester Emmi aber auch im Mikroskopieren und der Bedienung eines Röntgenapparats ausgebildet war, wollte das Bezirksamt diese Schwester behalten und eine andere vor Ort tätige Schwester versetzen.[292] Warum man diesem Gesuch nicht nachgekommen war und Schwester Emmi Riedel im Frühjahr 1912 nach Tsumeb schickte, geht aus den Unterlagen nicht hervor. Schon einige Wochen nach ihrer Ankunft dort beschwerte sich die Otavi Minen- und Eisenbahn-Gesellschaft beim Gouvernement in Windhuk darüber, dass Schwester Emmi, alles besser wissend, den Dienstbetrieb störe und die anderen beiden Schwestern gegen die Gesellschaft und den Arzt aufhetze. Besonders empört war man bei der Gesellschaft, dass die Schwester ihre Bitte um Versetzung direkt an den Frauenverein gerichtet hatte, ohne mit dem Arzt oder Vertretern der Gesellschaft darüber zu sprechen.[293] Da keine freie Stelle verfügbar war, konnte der Verein Schwester Emmi erst einmal nicht versetzen. Die Vorsitzende des Vereins ließ die Schwester jedoch auch wissen, dass man in Berlin ihr Verhalten nicht billige.[294] Daraufhin meldete sie sich krank und reiste nach Windhuk ab.[295] Emmi Riedel war nicht die erste Schwester, die wegen er-

289 BArch R151F/82615, Schreiben des Deutschen Frauenvereins vom Roten Kreuz für die Kolonien an den Staatssekretär des Reichs-Kolonialamts vom 17.9.1912.

290 BArch R151F/82614 ,Brief des Deutschen Frauenvereins vom Roten Kreuz für die Kolonien an das Reichs-Kolonialamt vom 26.2.1912.

291 BArch R151F/82614, Schreiben des Kaiserlichen Bezirksamts Lüderitzbucht an das Kaiserliche Gouvernement Windhuk vom 2.10.1911.

292 BArch R151F/82614, Schreiben des Kaiserlichen Bezirksamts Lüderitzbucht an das Kaiserliche Gouvernement Windhuk vom 2.10.1911.

293 BArch R151F/82614, Schreiben der Otavi Minen- und Eisenbahn-Gesellschaft, Tsumeb an das Kaiserliche Gouvernement vom 24.8.1912.

294 BArch R151F/82614, Schreiben des Deutschen Frauenvereins, Berlin an Schwester Emmi Riedel, Tsumeb vom 27.7.1912.

295 BArch R151F/82614, Schreiben der Otavi Minen- und Eisenbahn-Gesellschaft, Tsumeb an das Kaiserliche Gouvernement vom 24.8.1912.

heblicher Differenzen mit der Bergwerksgesellschaft und dem Gesellschaftsarzt vorzeitig den Dienst in Tsumeb beendete. Bereits im Sommer 1910 hatte der zuständige Arzt Vorwürfe zurückgewiesen, ein zweimaliger Schwesternwechsel im Lazarett der Bergwerks- und Minengesellschaft Otavi sei wegen Auseinandersetzungen mit ihm notwendig geworden.[296] Unabhängig davon, wer hier im Recht war, machten sich Schwestern, die ohne die Genehmigung des leitenden Arztes abreisten, einer Vertragsverletzung schuldig. In ihren Dienstverträgen war ausdrücklich festgehalten, dass die Schwestern eine schriftliche Bescheinigung der leitenden Regierungsärzte benötigten, die ihnen die Ab- und Heimreise genehmigte.[297]

Die Schwestern Helene Voll und Erna von Hauke waren erst Ende 1909 in Tsumeb angekommen.[298] Sie kamen jedoch nicht miteinander aus. Schwester Helene weigerte sich, nach einer auswärtigen Krankenpflege wieder in das Lazarett zurückzugehen. Auch der zuständige Lazarettarzt konnte sie nicht umstimmen. Der ging jedoch davon aus, dass Schwester Helene von der früher in Tsumeb beschäftigten Schwester Else Müller beeinflusst worden war.[299] Die Vorgängerin der Schwestern Helene und Erna hätte sich nach Angaben des Lazarettarztes nicht nur eines schweren Fehlers in der Medikation eines Patienten schuldig gemacht, sondern auch fortwährend die anderen Schwestern gegen ihn aufgehetzt. Außerdem habe besagte Schwester auch außerhalb des Lazaretts und nachdem sie bereits aus dem Dienst ausgeschieden sei, nicht aufgehört, den Arzt und seine Arbeit zu diskreditieren.[300] Oberschwester Heldt hatte sich nach dem zweiten Schwesternwechsel in Tsumeb an das Kaiserliche Gourvernement gewandt und die Vorwürfe gegen den Arzt vorgetragen. Offenbar betrachtete man die Vorwürfe im Gouvernement nicht als völlig haltlos, weshalb man den Gesell-

296 BArch R151F/82613, Schreiben des Gesellschaftsarztes an das Kaiserliche Gouvernement Windhuk vom 12.7.1910.

297 BArch R151F/82613, Dienstvertrag zwischen dem Deutschen Frauenverein für Krankenpflege in den Kolonien und Elisabeth Petsch vom 11.3.1909.

298 BArch R151F/82613, Schreiben des Staatssekretärs des Reichs-Kolonialamts Berlin an den Gouverneur in Windhuk vom 15.11.1909.

299 BArch R151F/82613, Schreiben des Gesellschaftsarztes an das Kaiserliche Gouvernement Windhuk vom 12.7.1910.

300 BArch R151F/82613, Schreiben des Gesellschaftsarztes an das Kaiserliche Gouvernement Windhuk vom 12.7.1910.

schaftsarzt damit konfrontierte. Dieser sah jedoch die alleinige Schuld für die unangenehmen Zustände im Lazarett der Bergwerksgesellschaft bei den Schwestern.[301]

Die anhaltenden Differenzen zwischen den Krankenschwestern, dem Arzt und der Gesellschaft führte wohl letztlich dazu, dass in Tsumeb ab Mitte des Jahres 1912 keine Schwestern vom Roten Kreuz mehr eingesetzt wurden.[302]

Schwester Hertha Stapenhorst, die sich weigerte, ihren Dienst im Lazarett in Windhuk anzutreten, wurde unterrichtet, dass sie alle Folgen ihres Verhaltens selbst zu tragen habe und der Verein auch nicht für ihre Rückreise aufkomme.[303] Die Weigerung der Schwester hatte jedoch Gründe. Von Juli 1911 bis Juli 1912 war sie im Garnisonslazarett in Keetmanshoop (DSWA) eingesetzt. Dort wurde sie jedoch kaum für pflegerische Tätigkeiten herangezogen, sondern vor allem zum Waschen und Kochen eingeteilt. Die Krankenpflege übernahmen männliche Pfleger. Mit ihrer Versetzung in das Garnisonslazarett Windhuk befürchtete sie nun, dass sie wieder nur zum Kochen und Waschen verwendet würde, und war deshalb entschlossen, nach Hause zu reisen.[304] Ihr bisheriger Vorgesetzter, der Oberarzt des Garnisonslazaretts Keetmanshoop, hob hervor, dass die Schwester die Wasch- und Kocharbeiten stets zuverlässig und ordentlich erledigt habe und zudem ausgesprochen beliebt gewesen sei.[305] Kurz vor ihrer Abreise hatte sie außerdem in Lüderitzbucht bei der Pflege von Typhuskranken ausgeholfen.[306] Dies ist ebenfalls ein Hinweis darauf, dass die Schwester nichts an ihrer eigentlichen Arbeit auszusetzen hatte, sondern lediglich an der, für die sie wohl überqualifiziert war.[307]

301 BArch R151F/82613, Schreiben des Gesellschaftsarztes an das Kaiserliche Gouvernement Windhuk vom 12.7.1910.

302 BArch R1001/5647, Schreiben des Kaiserlichen Gouvernements von Deutsch-Südafrika an das Reichskolonialamt Berlin vom 11.8.1913.

303 BArch R151F/82615, Schreiben des Deutschen Frauenvereins vom Roten Kreuz für die Kolonien an den Staatssekretär des Reichs-Kolonialamts vom 17.9.1912.

304 BArch R151F/82614, Aussage des Oberarztes des Garnisonslazaretts Keetmanshoop vom 18.7.1912.

305 BArch R151F/82614, Aussage des Oberarztes des Garnisonslazaretts Keetmanshoop vom 18.7.1912.

306 BArch R151F/82614, Aussage des Oberarztes des Garnisonslazaretts Keetmanshoop vom 18.7.1912.

307 BArch R151F/82614, Aussage des Oberarztes des Garnisonslazaretts Keetmanshoop vom

Klagen über die Verwendung ihrer Krankenschwestern in Keetmanshoop waren dem Deutschen Frauenverein auch in früheren Jahren bereits zu Ohren gekommen. Im Februar 1910 wandte sich der Verein deshalb an das Reichskolonialamt mit dem Hinweis, dass eine ausgebildete Schwester dort wohl nicht benötigt werde, wenn diese ausschließlich in der Waschküche und der Küche eingesetzt werde.[308] Der zuständige Oberstabsarzt beharrte jedoch darauf, dass man eine ausgebildete Schwester vor Ort brauche, auch mit dem Hinweis auf eventuell zu pflegende Frauen oder Kinder aus der Zivilbevölkerung.[309] Der zuständige Major der Schutztruppen, zu dessen Befehlsbereich das Lazarett in Keetmanshoop gehörte, war lediglich daran interessiert, dass die Krankenpflege der weiblichen Bevölkerung vor Ort gesichert war.[310] Als die letzte in Keetmanshoop verbliebene Schwester nach Windhuk versetzt werden sollte, drohten die Militärvertreter an, in diesem Fall keine Frauen mehr im Lazarett aufzunehmen, da dann nur noch männliche Pflegekräfte zur Verfügung stünden.[311] Und da sich in der Bevölkerung von Keetmanshoop schon bei den geringsten Anlässen – so der Vertreter der Schutztruppen – erheblicher Protest rege, wäre in diesem Fall mit massivem Widerstand zu rechnen.[312] Der Militärarzt schreckte wohl auch vor handfestem Widerstand nicht zurück. Der Deutsche Frauenverein hatte bereits im Februar 1912 beim Reichskolonialamt in Berlin angefragt, ob es zutreffe, dass sich die in Keetmanshoop stationierte Schwester Emilie Adermann seit Wochen im Hausarrest befinde. Nicht zuletzt solche Klagen veranlassten den Deutschen Frauenverein, die Abberufung aller seiner Schwestern aus Keetmanshoop zu betreiben.[313]

18.7.1912.

308 BArch R151F/82613, Schreiben des Deutschen Frauenvereins vom Roten Kreuz an das Reichs-Kolonialamt vom 11.2.1910.

309 BArch R151F/82613, Schreiben des Reichs-Kolonialamts an das Kaiserliche Gouvernement vom 10.7.1910.

310 BArch R151F/82614, Schreiben des Kommandos der Schutztruppen an das Kaiserliche Gouvernement Windhuk vom 26.7.1912.

311 BArch R151F/82614,Schreiben des Kommandos der Schutztruppen an das Kaiserliche Gouvernement Windhuk vom 26.7.1912.

312 BArch R151F/82614,Schreiben des Kommandos der Schutztruppen an das Kaiserliche Gouvernement Windhuk vom 26.7.1912.

313 BArch R151F/82614, Brief des Deutschen Frauenvereins vom Roten Kreuz für die Kolonien an das Reichs-Kolonialamt vom 26.2.1912.

Auch wenn der Deutsche Frauenverein gegenüber den Vertretern der Bezirksämter und Gouvernements in den deutschen „Schutzgebieten" immer wieder darauf hinwies, unter welchen schwierigen Bedingungen seine Krankenschwestern ihren Dienst versahen und dass sie auch nur Menschen seien, beorderte er Schwestern, die sich seinen Anweisungen widersetzten oder dem Ansehen der Schwestern schaden könnten, umgehend in die Heimat zurück und entließ sie.[314] Die Mahnung an die Schwestern, Anstand und Sittlichkeit einzuhalten, wurde von den Schwesternschaften nicht zuletzt nach der Anfang des 20. Jahrhunderts aufkommenden Diskussion um die Pflege von Männern durch Frauen immer wieder beschworen.[315] Zwei Publikationen hatten auf die angeblich sittliche Gefährdung der Pflegerinnen sowie auf unsittliche Verhaltensweisen von Pflegerinnen in Hamburg hingewiesen und wollten damit den „weltlichen" Krankenschwestern, nicht jedoch den konfessionellen, die moralische Eignung für diese Tätigkeit absprechen.[316]

Liest man in der Vereinszeitschrift „Unter dem Roten Kreuz" die dort abgedruckten Ausschnitte der Schwesternbriefe, zeichnen diese das Bild eines aufopferungsvollen, entbehrungsreichen Lebens, das die Schwestern in der harmonischen Gemeinschaft mit ihren Kolleginnen teilten. Die Realität entsprach diesem Bild nicht immer.

Im Dezember 1900 erreichte Schwester Lisette Heintze wohlbehalten das Nachtigal-Krankenhaus, um die verstorbene Schwester Auguste Fenner zu ersetzen.[317] Mit den Schwestern Therese Wagner und Ida Kaufholz teilte sie sich nun den Dienst im Krankenhaus. Während sie anfangs für die Krankenpflege zuständig war, übernahm Schwester Therese den Gemüsegarten, die Küche und die Versorgung der von Dr. Schilling, dem zuständigen Arzt, angeschafften Ver-

314 BArch R151F/82615, Schreiben des Deutschen Frauenvereins vom Roten Kreuz für die Kolonien an den Staatssekretär des Reichs-Kolonialamts vom 17.9.1912.

315 Riesenberger: Das Deutsche Rote Kreuz (2002), S. 98.

316 Brandes, H. J.: „Mädchenopfer". Die Schwesternpflege an Männern. Eine Anklageschrift und ein Mahnwort an Eltern und Erzieher, Berlin 1902; Stangenberger, J.: Unter dem Deckmantel der Barmherzigkeit. Die Schwesternpflege in den Krankenhäusern. Ein Mahnwort an Eltern und Vormünder, Berlin 1902; zu Stangenberger siehe auch: Hähner-Rombach, Sylvelyn (Hg.): Quellen zur Geschichte der Krankenpflege. Mit Einführungen und Kommentaren, Frankfurt am Main 2008, S. 513-518.

317 Unter dem rothen Kreuz 1 (1901), S. 4.

suchstiere.[318] Die Schwestern teilten sich eine gemeinsame Wohnung, ja, sogar ein gemeinsames Schlafzimmer.[319] Die anfängliche Harmonie war jedoch nicht von Dauer. Obwohl Schwester Lisette mehrere Jahre im Dienst des Deutschen Frauenvereins in den Kolonien verblieb, gehörte sie sicherlich zu seinen „Sorgenkindern". Im August 1905 erklärten sich die Vorsitzende des Vereins, Frau von Stephan, und die Schriftführerin, Frau Lehr, nur unter Bedingungen dazu bereit, der Bitte der Kolonialgesellschaft und des Bezirksvereins Windhuk nachzukommen und Schwester Lisette nicht nach Hause zurückzubeordern.[320] Die beiden Vereinsvertreterinnen bescheinigten der Schwester einen „Charakterfehler", der sich vor allem in der „Unverträglichkeit" mit den anderen Schwestern des Vereins bemerkbar mache.[321]

Die Vereinsvorsitzende machte es zur Auflage, Schwester Lisette ausschließlich zur Privatpflege einzusetzen und unter allen Umständen von den anderen Schwestern vor Ort fernzuhalten. Außerdem bestand sie darauf, die Schwester umgehend ohne weitere Überprüfungen der Sachlage nach Hause zurückzuschicken, sollte es zu irgendwelchen Unstimmigkeiten zwischen den Pflegerinnen kommen, der Bedarf an Privatpflege enden oder aber die Oberschwester Margarete Heldt die Rückreise anordnen.[322] Diese außerordentlich drastischen Maßnahmen erklärte die Vereinsvorsitzende damit, dass sie auf den Ruf ihrer Schwestern in der kolonialen Gesellschaft besonders achten müssten. Offenbar war es zu Gerüchten über die Rot-Kreuz-Schwestern in Windhuk und Umgebung gekommen. Frau von Stephan erklärte sich dies mit dem unmittelbaren Vergleich, den die Gemeindemitglieder vor Ort mit den katholischen Schwestern hätten, die in völliger Abgeschiedenheit lebten und unter strengster Aufsicht ihres Geistlichen sowie ihrer Oberin stünden.[323] Sie verband damit die For-

318 Unter dem rothen Kreuz 7 (1901), S. 84.

319 Unter dem rothen Kreuz 9 (1901), S. 109.

320 BArch R151F/82612, Schreiben des Deutschen Frauenvereins Berlin an die Kolonialabteilung des Auswärtigen Amts Berlin vom 19.8.1905.

321 BArch R151F/82612, Schreiben des Deutschen Frauenvereins Berlin an die Kolonialabteilung des Auswärtigen Amts Berlin vom 19.8.1905.

322 BArch R151F/82612, Schreiben des Deutschen Frauenvereins Berlin an die Kolonialabteilung des Auswärtigen Amts Berlin vom 19.8.1905.

323 BArch R151F/82612, Schreiben des Deutschen Frauenvereins Berlin an die Kolonialabteilung des Auswärtigen Amts Berlin vom 19.8.1905.

derung an die Gemeinde Windhuk, üble Nachrede gegen die Vereinsschwestern zu unterlassen und sie zudem davor in Schutz zu nehmen.

Im September 1901 traf in Berlin ein Telegramm des Gouverneurs Graf Götzen aus Daressalam ein, in dem er die sofortige Ablösung der dortigen leitenden Schwester sowie einen entsprechenden Ersatz forderte. Obwohl der Vereinsvorstand die Gründe nicht kannte, sandte er umgehend Schwester Margarete Heldt nach Afrika, die bereits Erfahrung mit der Arbeit in den Kolonien hatte.[324] Dass die Heimsendung der leitenden Schwester etwas mit dem Verhältnis der Schwestern untereinander zu tun haben könnte, deuteten die Zeilen von Schwester Else Langenbeck vom 1. Januar 1902 an: „Seit Schwester Margarethes Hiersein lebt man wie im Himmel, es geht doch nichts über den Frieden in den eigenen vier Wänden."

Die erste Zeit überstand Schwester Margarete recht gesund, aber im Dezember berichtete sie von ihrem „erste[n] afrikanischen Fieber".[325] Auf dem Höhepunkt der Hitze hatte sie dann zwar unter dem „Roten Hund" zu leiden, von Husten oder Asthma – worunter sie wohl in der Heimat noch gelitten hatte – blieb sie allerdings verschont.[326] „Roter Hund" bezeichnete einen durch die Hitze hervorgerufenen Hautausschlag, der zwar unangenehm, aber ungefährlich war und mit kühleren Tagen verschwand.[327]

Den meisten Krankenschwestern war daran gelegen, mit den Kolleginnen gut auszukommen.[328] Musste eine Schwesternstelle neu besetzt werden, schrieben Schwestern, die bereits vor Ort waren, schon mal an die Vorsitzende des Frauenvereins nach Berlin und schlugen eine Kollegin vor, die sie bereits kannten.[329] Sprachen keine Gründe gegen eine solche Besetzung, kam der Verein den Wünschen der Schwestern und auch denen der Ärzte nach. So bat der zuständige Oberstabsarzt im Sommer 1900 das Kaiserliche Gouvernement, sich beim Frauenverein für den Einsatz von Schwester Bertha von Ulmenstein in Wind-

---

324 Unter dem rothen Kreuz 9 (1901), S. 108.

325 Unter dem rothen Kreuz 1 (1902), S. 4.

326 Unter dem rothen Kreuz 4 (1902), S. 38.

327 Schott (Hg.): Emma Küster, Gustav Küster, Briefe und Bericht aus Togo (2000), S. 60.

328 Wittum: Unterm Roten Kreuz in Kamerun und Togo (1899), S. 129.

329 BArch R151F/82612, Schreiben der Schwester Bertha von Ulmenstein an die Vorsitzende des Deutschen Frauenvereins für Krankenpflege vom 3.11.1900.

huk einzusetzen.[330] Das gelang offenbar, denn schon im November desselben Jahres bat Schwester Bertha darum, Schwester Anna Kaminsky, die sie schon aus ihrer Zeit im Eppendorfer Krankenhaus kannte, ebenfalls nach Windhuk auszusenden.[331]

Über das Verhältnis zwischen Krankenschwestern und Patienten berichteten die Schwestern selten. Johanna Wittum beschrieb es in ihren Erinnerungen folgendermaßen:

> „Auch erzieherisch muß die Schwester auf ihre Kranken einwirken; dazu gehört Autorität und vor allem der nötige Takt. Das Zeugnis muß ich meinen Patienten ausstellen: ihr Benehmen der Schwester gegenüber war stets zartfühlend und rücksichtvoll; sie waren mir aber auch ans Herz gewachsen, wie der Mutter ihre kranken Kinder; und besonders die Hilflosen, Schwerkranken, pflegte ich mit Vorliebe."[332]

330 BArch R151F/82612, Schreiben des Oberstabsarztes in Windhuk an das Kaiserliche Gouvernement in Windhuk vom 23.7.1900.

331 BArch R151F/82612, Schreiben der Schwester Bertha von Ulmenstein an die Vorsitzende des Deutschen Frauenvereins für Krankenpflege vom 3.11.1900.

332 Wittum: Unterm Roten Kreuz in Kamerun und Togo (1899), S. 135.

5. Die Krankenschwestern des Deutschen Frauenvereins: Gemeindeschwester, Hebamme, Kindergärtnerin

Mit der Zunahme der europäischen Bevölkerung in den deutschen „Schutzgebieten" stieg auch der Bedarf an einer kompetenten Geburts- und Wochenbettpflege. Schwester Anna Jakobus war 1896 die erste auch als Hebamme ausgebildete Schwester des Deutschen Frauenvereins für Krankenpflege, die in den Kolonien ihren Dienst antrat.[333]

Die in Geburtshilfe ausgebildeten Schwestern waren anfangs ebenfalls einzelnen Krankenstationen zugeteilt und sollten die Geburtshilfe lediglich bei Bedarf ausüben. Da sie aber immer wieder für eine Entbindung in die nächste Stadt oder auf eine Plantage reisen mussten, konnten sie für den eigentlichen Dienst im Krankenhaus nur schlecht eingeplant werden.[334] Gleichzeitig wurde ihre Hilfe bei der europäischen Bevölkerung von Anfang an stark nachgefragt. Schwester Margarethe Wüffler berichtete im August 1899 aus Daressalam, dass sie in einem Dreivierteljahr neun deutschen Kindern auf die Welt geholfen habe.[335]

Der Vorstand des Deutschen Frauenvereins für Krankenpflege bemühte sich, diesem Bedarf in den Kolonien nachzukommen, indem er für die entsprechende Ausbildung der Schwestern sorgte. Einige Schwestern ließ man an der Berliner Königlichen Charité und an den Frauenkliniken einiger Universitäten zu Hebammen ausbilden.[336] Schwester Margarethe Wüffler, die Schwester Anna Jakobus in Daressalam ersetzte, wurde vor ihrer Abreise nach Afrika an der Großherzoglichen Sächsischen Entbindungsanstalt in Jena in der Geburtshilfe ausgebildet.[337]

Stand keine ausgebildete Hebammenschwester zur Verfügung, schickte der Verein auch schon einmal eine nicht ausgebildete mit dem Hinweis, dass diese in der Lage sei, bei Entbindungen Beistand zu leisten und die Wochen- und Kin-

333 Naarmann: Koloniale Arbeit unter dem Roten Kreuz (1986), S. 34.

334 Unter dem rothen Kreuz 7 (1899), S. 68.

335 Unter dem rothen Kreuz 8 (1899), S. 79.

336 Lehr: Der Deutsche Frauenverein 5 (1910), S. 678.

337 Unter dem rothen Kreuz 4 (1898), S. 26.

derpflege zu übernehmen.[338] Die Vereinsvorsitzenden trugen aber Sorge, dass alle ausgesandten Schwestern über Erfahrung in der Wochenbettpflege verfügten.[339]

Beamten und allen Militärpersonen, die über ein geringeres Jahreseinkommen als 4.800 Mark verfügten, gewährten die Gouverneure von Ostafrika sowie Südwestafrika freie Lazarettverpflegung und Arzneimittel. Dies wurde auch den Familienangehörigen dieser Beamten und Militärpersonen eingeräumt. Und da auch eine Entbindung unter „Erkrankungen" fiel, erstreckte sich die entsprechende Vergünstigung auch auf diesen Bereich.[340]

Ende des Jahres 1905 gab es auf Seiten der Gemeinde erste Pläne, in Windhuk oder Umgebung ein Entbindungsheim zu gründen. Dies sollte den Ehefrauen von auswärtigen Farmern eine Geburt unter ärztlicher Aufsicht und der Pflege von geburtshilflich ausgebildeten Schwestern ermöglichen. Unklar war anfangs, ob ein eigener, eventuell auch privater Träger für ein solches Heim gefunden werden sollte oder dieses an das Lazarett sowohl räumlich als auch pflegerisch angegliedert werden würde.[341] Gouverneur Lindquist stellte lediglich schnell klar, dass sich das Gouvernement allenfalls durch die Überlassung eines Grundstücks an diesem Plan beteiligen würde, die finanziellen Mittel aber vom Deutschen Frauenverein oder der Deutschen Kolonialgesellschaft aufgebracht werden müssten.[342]

Ein weiterer Grund, eine solche Einrichtung ins Leben zu rufen, war sicherlich auch, die Reisen der Hebammenschwestern zu den umliegenden Farmen und Plantagen zu begrenzen. Die europäischen Frauen in Südwestafrika nahmen dieses Angebot gern in Anspruch. Das Elisabethhaus genannte Entbindungsheim in Windhuk konnte nach seiner Gründung jedenfalls auf stetig steigende Geburtenzahlen schauen. So waren im Berichtszeitraum von 1. Mai 1910 bis zum 30.

338 BArch R151F/82613, Schreiben des Reichs-Kolonialamts Berlin an den Gouverneur in Windhuk vom 8.6.1909.

339 BArch R151F/82613, Schreiben des Deutschen Frauenvereins für Krankenpflege in den Kolonien an das Kaiserliche Bezirksamt Windhuk vom 14.3.1908.

340 BArch R1001/6032/11, Brief des Auswärtigen Amts, Kolonialabteilung an das Kaiserliche Gouvernement in Buea, Kamerun vom 26.3.1907.

341 BArch R151F/82620, Brief des Auswärtigen Amts, Kolonialabteilung an den Gouverneur in Windhuk vom 27.1.1906.

342 BArch R151F/86260, Schreiben des kaiserlichen Gouverneurs Deutsch-Südwestafrika an die Kolonialabteilung des Auswärtigen Amts vom 20.4.1906.

April 1911 50 Frauen dorthin zur Entbindung gekommen. In diesem Jahr hatte man den Wöchnerinnen erstmals erlaubt, nach dem fünften oder sechsten Tag nach der Entbindung wieder aufzustehen. Man orientierte sich an den Ergebnissen, die jahrelange Versuche an deutschen Kliniken ergeben hatten, und konnte die Zahl der Verpflegungstage damit erheblich senken. Kam man im Vorjahr bei 49 Geburten auf 1.276 Verpflegungstage, entstanden von 1910 auf 1911 gerade einmal 877 Verpflegungstage bei 50 Geburten.[343] Kosteneffizienz im Gesundheitssystem war auch in den deutschen Kolonien in Afrika ein immer wiederkehrendes Thema.

Die Bedeutung der Hebammenschwestern nahm spätestens zu Beginn des 20. Jahrhunderts für die Krankenhäuser in den deutschen „Schutzgebieten" noch mehr zu. So entstand eine scharfe Konkurrenz um die in der Geburtshilfe ausgebildeten Frauen. Im Juni 1908 wandte sich der Arzt, der das Krankenhaus der Otavi Minen- und Eisenbahngesellschaft in Tsumeb (DSWA) leitete, an den für den Bezirk zuständigen Oberstabsarzt. Er habe gehört, so der Arzt aus Tsumeb, dass das Lazarett in Lüderitzbucht aufgelöst werden solle, und wolle nachfragen, ob die in Geburtshilfe ausgebildete Schwester von dort nach Tsumeb versetzt werden könne.[344]

Bereits im Frühjahr 1908 hatte das Gouvernement Windhuk beim Staatssekretär des Reichskolonialamts angefragt, ob nicht grundsätzlich alle ausgesandten Schwestern eine Hebammenausbildung absolviert haben könnten.[345] Die Vorsitzende des Deutschen Frauenvereins für Krankenpflege teilte dem Gouvernement in Windhuk jedoch mit, dass man dafür eine sehr viel längere Vorbereitungszeit benötige, dass aber alle Schwestern, die vom Verein für das Kaiserliche Gouvernement in Windhuk bereitgestellt werden, in der Wochenbettpflege sehr gut ausgebildet seien.[346]

1912 sollte die Hebammenschwester Lena Kaewel von Karibib (DSWA)

343 BArch R151/82620, Ärztlicher Bericht des Elisabeth-Hauses über das III. Geschäftsjahr vom 1.5.1910 bis 30.4.1911.

344 BArch R151F/82613, Schreiben des Krankenhausarztes, Tsumeb, an den Oberstabsarzt vom 4.6.1908.

345 BArch R151F/82613, Schreiben des Staatssekretärs des Reichs-Kolonialamts Berlin an den Gouverneur in Windhuk vom 23.3.1908.

346 BArch R151F/82613, Schreiben der Vorsitzenden des Deutschen Frauenvereins für Krankenpflege in den Kolonien an das Kaiserliche Gouvernement Windhuk vom 14.3.1908.

nach Maltahöhe (DSWA) als Ersatz für eine ausscheidende Schwester gesandt werden. Der zuständige Lazarettarzt in Karibib sandte daraufhin ein Telegramm an das Bezirksamt Maltahöhe und fragte an, wann dort die nächste Geburt erwartet würde, da Schwester Kaewel in Karibib unabkömmlich sei.[347] Die umgehende Rückantwort lautete, dass man um den 26. August 1912 mit der Ankunft der Schwester in Maltahöhe rechnete.[348] Wie aus einer Notiz des Kaiserlichen Bezirksamtes an das Kaiserliche Gouvernement Windhuk hervorgeht, hatte Dr. Dammermann Schwester Kaewel mit einer Klage gedroht, sollte sie Karibib verlassen.[349] Die Zusammenarbeit zwischen Dr. Dammermann und dem Deutschen Frauenverein war auch zuvor nicht ganz reibungslos verlaufen. Im April 1911 hatte der Frauenverein den Arzt aufgefordert, genügend Hilfspersonal einzustellen, das Schwester Emma Mangelsdorf entlasten könnte, oder aber die Schwester zur weiteren Verwendung dem Gouvernement zur Verfügung zu stellen.[350] Letztlich reiste die Schwester Lena Kaewel im August dennoch nach Maltahöhe ab. Von den tragischen Geschehnissen auf dieser Reise, die zur Kündigung der Schwester führten, wird weiter unten noch die Rede sein. Die Streitigkeiten zwischen den Beamten und den Ärzten zeigen, wie notwendig die Hebammen in den Lazaretten waren, und auch, wie weit die Weisungsbefugnis der Ärzte gegenüber den Schwestern reichte.

Die Distrikts- und Bezirksämter versuchten außerdem, Hebammenschwestern, die ihren Dienst zur Zufriedenheit aller ausgeführt hatten, auch über das Ende ihrer Dienstzeit hinaus zu behalten. So wandte sich das Bezirksamt in Gobabis (DSWA) im April 1912 an das Kaiserliche Gouvernement in Windhuk, um sich die Dienste der Hebammenschwester Elisabeth Kulow nach ihrem Heimaturlaub, den sie nach einer dreijährigen Dienstzeit antreten wollte, auch für die Zukunft zu sichern.[351]

---

347 BArch R151F/82614, Telegramm von Dr. Dammermann, Karibib, an das Distriktsamt Maltahöhe vom 31.7.1912.

348 BArch R151F/82614, Telegramm Distriktsamt Maltahöhe an Dr. Dammermann, Karibib, vom 1.8.1912.

349 BArch R151F/82614, Kaiserliches Distriktsamt Maltahöhe an das Kaiserliche Gouvernement Windhuk vom 4.8.1912.

350 BArch R151F/82614, Schreiben des Deutschen Frauenvereins vom Roten Kreuz an Dr. Dammermann vom 3.4.1911.

351 BArch R151F/82614, Brief des Distriktsamts in Gobabis an das Kaiserliche Gouverne-

Die Schwestern waren in den deutschen „Schutzgebieten“ hohen Belastungen ausgesetzt. Für die Hebammenschwestern kam noch hinzu, dass sie häufig über Land reisen mussten, um auch auf abgelegenen Farmen Geburtshilfe zu leisten. Da die Schwestern in der Regel von den Gemeinden oder Gouvernements angestellt wurden, waren diese besonders daran interessiert, widerstandskräftige junge Frauen auf diesen Posten zu beschäftigen. Als die für den Bezirk Omaruru (DSWA) zuständige Hebamme, Schwester Hanna Dreyer, wegen starken Rheumatismus heimreisen musste, drang das zuständige Bezirksamt darauf, eine sehr viel jüngere Hebammenschwester aus der Heimat zugeteilt zu bekommen. Schwester Dreyer war bereits über 40 Jahre alt und hatte sich, so das Bezirksamt, den Rheumatismus auf den häufigen Reisen zugezogen. Außerdem machte man von Seiten des Bezirksamtes zur Bedingung, dass die neue Schwester noch nicht in den tropischen Kolonien gearbeitet hatte, wo die Lebensumstände wohl sehr viel angenehmer waren als in Afrika.[352]

Ein Einsatz der Hebammenschwestern auf den Farmen hatte den Nachteil, dass immer nur eine Wöchnerin betreut werden konnte. Entbanden mehrere Farmerfrauen im gleichen Zeitraum, reiste die Hebamme zu der, die sich zuerst bei ihr angemeldet hatte. Um diesem unbefriedigenden Umstand abzuhelfen, richtete man auch in Outjo (DSWA) ein Entbindungsheim ein. Dort konnten die Frauen zu einem Tagessatz von zehn Mark betreut werden. Außerdem war es möglich, gegen ein Verpflegungsgeld von fünf Mark ältere Kinder mitzubringen.[353] Zudem hatte diese Lösung den Vorteil – so der zuständige Stabsarzt –, dass auch ein Arzt immer in erreichbarer Nähe war, falls der Verlauf einer Geburt seine Anwesenheit notwendig machen sollte.[354] Letztlich ging es wohl den Ärzten nicht zuletzt darum, sich in den Kolonien ihre „Hoheitsrechte“ über die Geburt zu sichern.

Im Dezember 1911 hatte der Kaiserliche Gouverneur von Deutsch-Südwestafrika, Theodor Seitz, eine Verfügung erlassen, die es nur den Hebammen

ment Windhuk vom 26.4.1912.

352 BArch R151F/82615, Brief des Kaiserlichen Bezirksamts Omaruru an das Kaiserliche Gouvernement Windhuk vom 26.5.1914.

353 BArch R151F/82615, Bericht des Stabsarztes Westphal über die Krankenversorgung im Bezirk Outjo vom 3.1.1914.

354 BArch R151F/82615, Bericht des Stabsarztes Westphal über die Krankenversorgung im Bezirk Outjo vom 3.1.1914.

in der Kolonie gestattete, Geburtshilfe zu leisten, die ihre Hebammenprüfung in einem deutschen Bundesstaat abgelegt hatten.[355] Seitz verpflichtete die Hebammen in dieser Verfügung auf die Dienstanweisung für die Hebammen im Königreich Preußen, die im Hebammenlehrbuch, Ausgabe 1905, enthalten war.[356] Seitz bezog sich hier wohl auf das „Hebammen-Lehrbuch. Hrsg. im Auftrag des Königl. Preußischen Ministers der geistlichen, Unterrichts- und Medicinal-Angelegenheiten. Mit zahlr. Abb. Ausg. 1905, Berlin Springer", das von Max Runge, Geburtshelfer und Gynäkologe, der unter anderem an der Hebammenschule der Berliner Charité unterrichtete, bearbeitet worden war.[357]

Der Gouverneur räumte ein, dass aufgrund der besonderen Situation in den Kolonien in Bezug auf die ärztliche Versorgung den Hebammen gestattet sein sollte, eine „innere Wendung bei Querlage" eines Kindes vornehmen zu dürfen. In Teilen Ostpreußens, Pommerns, Schlesiens sowie in Württemberg und Hamburg war den Hebammen dies ebenfalls gestattet,[358] in anderen Staaten des Deutschen Reichs nicht. Die Hebammen mussten ein Tagebuch führen und dies jeweils nach einem Jahr beim zuständigen Bezirksarzt einreichen.[359] Dies entsprach den Bestimmungen, wie sie im Deutschen Reich für die Hebammen galten. Auch hier mussten sie Tagebücher führen, in denen die Anzahl, das Datum und der Verlauf der verschiedenen Geburten festgehalten werden mussten sowie verabreichte Medikamente und eventuell vorgenommene geburtshilfliche Operationen einzutragen waren.[360] Der Deutsche Frauenverein stattete ab 1913 nur noch die Hebammen mit den entsprechenden Instrumenten zur Geburtshilfe aus, die vor ihrer Abreise in die Kolonien neben ihrer Hebammenausbildung den Nachweis einer deutschen Universitätsklinik vorlegen konnten, der ihnen

---

355 BArch R1001/5692, Verfügung des Kaiserlichen Gouverneurs von Deutsch-Südwestafrika vom 5.12.1911.

356 BArch R1001/5692, Verfügung des Kaiserlichen Gouverneurs von Deutsch-Südwestafrika vom 5.12.1911.

357 Ausstellungsführer „Die Hebamme im Spiegel der Hebammenlehrbücher", Berlin 1985, S. 54f.

358 Uebe, Annemarie: Die rechtliche Situation der Hebammen in der Geburtshilfe in Deutschland seit 1871, Hannover 2000, S. 14.

359 BArch R1001/5692, Verfügung des Kaiserlichen Gouverneurs von Deutsch-Südwestafrika vom 5.12.1911.

360 Uebe: Die rechtliche Situation der Hebammen in der Geburtshilfe in Deutschland (2000), S. 11.

bescheinigte, dass sie auch für die Bewältigung komplizierter Geburtsprobleme ausgebildet waren.[361]

Die Hebammenschwestern waren trotz der Bemühungen des Deutschen Frauenvereins immer rar, und so waren die Gemeinden und Bezirke bemüht, gute Hebammen vor Ort zu halten.[362] Die Bezirksämter setzten außerdem alles daran, zu verhindern, dass ein Ort ohne Hebammenbetreuung auskommen musste. Als die Hebamme Luise Loleit im Mai 1911 ihren Heimaturlaub antreten wollte, weigerte sich das Bezirksamt Lüderitzbucht, ihr das Fahrgeld auszuzahlen, bevor nicht vom Gouvernement in Windhuk eine Bestätigung eingetroffen war, die die Ankunft einer Ersatzschwester ankündigte. Schwester Luise, die befürchtete, deshalb ihren Heimaturlaub um Wochen verschieben zu müssen, wandte sich an die Oberschwester in Brakwater, die jedoch schon ihrer Ablösung entgegensah und nichts mehr für sie tun konnte.[363] Verheirateten sich die Hebammenschwestern, dann waren sie in der Regel für die Arbeit in der Geburtshilfe verloren. So zog die 1911 in Maltahöhe tätige Hebamme nach ihrer Verheiratung nach Haruchas, das 100 km entfernt lag, und stand auf Wunsch ihres Ehemannes dem Bezirk nur noch in Ausnahme- und Notfällen zur Verfügung.[364]

Manche Bezirke, wie etwa Maltahöhe, bemühten sich, Hebammenschwestern die Ansiedlung bei ihnen zu erleichtern, indem sie deren Wohnbedingungen möglichst komfortabel gestalteten. So baute man dort ein „Schwestern-Häuschen", für das das Bezirksamt die erforderlichen Mittel von einer Privatperson leihen musste. Zu diesem Schritt hatte man sich entschlossen, weil durch die zahlreichen Verheiratungen von Beamten des Distriktsamts eine Hebamme einerseits dringend notwendig, andererseits die Wohnungsfrage prekär war, da es keine Unterkunft mehr in „fiskalischen Gebäuden" gab, waren die doch alle von den Beamtenfamilien belegt.[365]

361 Lehr: Der Deutsche Frauenverein vom Roten Kreuz für die Kolonien (1913).

362 BArch R151F/82614, Schreiben des Bürgermeisters der Stadt Lüderitzbucht an das Kaiserliche Gouvernement vom 6.4.1911.

363 BArch R151F/82614, Schreiben von Luise Loleit an die Oberschwester Margarete Heldt in Brakwater vom 1.3.1911.

364 BArch R151F/82614 Schreiben des Kaiserlichen Distriktsamt Maltahöhe an das Kaiserliche Gouvernement Windhuk vom 2.4.1911.

365 BArch R151F/82614, Schreiben des Kaiserlichen Distriktsamts Maltahöhe an das Kaiser-

Die Kosten, die durch die Verpflegung, Unterkunft und auch das Gehalt der Schwestern entstanden, waren immer wieder Gegenstand der Verhandlungen zwischen dem Deutschen Frauenverein und dem Reichskolonialamt. Dabei war der Verein durchaus bereit, eine gewisse „Anfangsfinanzierung" auf sich zu nehmen. Im Frühjahr 1911 sandte man beispielsweise eine Hebamme nach Warmbad (DSWA) und verzichtete für ein Jahr auf die Forderung nach freier Unterkunft und Verpflegung, verlangte lediglich eine anteilige Kostenübernahme des Bezirks von 1.200 Mark.[366] Das Kaiserliche Bezirksamt in Warmbad stimmte der Kostenübernahme zu, verwies aber darauf, dass besonders die Verpflegung der Schwester erhebliche Kosten verursache, da die Lebenshaltungskosten in Warmbad sehr hoch seien.[367] Den Kostenanteil des Bezirks gedachte man durch einen jährlichen freiwilligen Beitrag der Bewohner und die Beträge, die bei einer Inanspruchnahme der Krankenpflege von den Familien zu bezahlen waren, wieder hereinzuholen.[368] Die europäischen Einwohner an den Kosten für die Krankenversorgung zu beteiligen, gestaltete sich jedoch immer schon schwierig. So plante das Bezirksamt zu Beginn des Jahres 1910, eine Reisehebamme für Keetmanshoop (DSWA) anzustellen. Allerdings waren die dort ansässigen Buren nicht bereit, sich an den anfallenden Kosten zu beteiligen. So musste man dort vorerst auf eine Reisehebamme verzichten. Da gleichzeitig der Posten der Gemeindehebamme ausgeschrieben war, gedachte das Bezirksamt diese auch auf Reisen zu schicken, wenn sie vor Ort nicht ausreichend zu tun hatte.[369] Der Gemeinderat von Keetmanshoop hatte sich diesmal weder an den Deutschen Frauenverein noch an das Kaiserliche Gouvernement in Windhuk gewandt, um eine Ersatzschwester für die ausreisende Hebamme zu erhalten. Vielmehr hatte er sich direkt an eine Stadtverwaltung im Deutschen Reich gewandt und die Stelle

liche Gouvernement Windhuk vom 2.4.1911.

366 BArch R151F/82614, Schreiben des Deutsche Frauenvereins für Krankenpflege an den Staatssekretär des Reichs-Kolonialamts vom 15.2.1911.

367 BArch R151F/82613, Schreiben des Kaiserlichen Bezirksamts an das Kaiserliche Gouvernement vom 28.1.1911.

368 BArch R151F/82613, Schreiben des Kaiserliches Distriktsamts Warmbad an das Kaiserliche Gouvernement Windhuk vom 10.10.1910.

369 BArch R151F/82613, Schreiben des Kaiserlichen Bezirksamtmanns Keetmanshoop an das Kaiserliche Gouvernement Windhuk vom 6.1.1910.

vor Ort ausschreiben lassen.[370] Sicher erhoffte man sich davon, die entstehenden Ausgaben für die Hebamme zu reduzieren.

Die Kosten, die durch die Anstellung einer Schwester oder die Unterhaltung eines Lazaretts entstanden, wurden mit den Jahren in allen deutschen Kolonien in Afrika zunehmend heftig diskutiert. Im Januar 1909 sollte in Lüderitzbucht das bisherige Militärlazarett als Krankenstation für den Ort übernommen werden. Das Gouvernement wollte jedoch keine Mittel für die Ausstattung bereitstellen, und auch die Gemeinde sah sich dazu nicht in der Lage.[371] Also blieb dem zuständigen Lazarettarzt und den beiden Schwestern nichts anderes übrig, als mit dem vom Militär überlassenen Inventar auszukommen. Der Bürgerverein Lüderitzbucht versuchte zwar, für das Hospital finanziell aufzukommen, verfügte aber nur über geringe Mittel.[372] Wurde anfangs die eine Schwester von der Militärbehörde und die andere vom Bezirksamt bezahlt, stoppten beide Stellen die Bezahlung, als keine Mittel mehr vorhanden waren. Die Schwestern blieben so über Monate ohne Einkommen.[373]

5.1. Gemeindeschwester – neue Aufgaben für die Krankenschwestern des Deutschen Frauenvereins

Anfang des 20. Jahrhunderts wurden vom Deutschen Frauenverein für Krankenpflege die ersten Gemeindeschwestern in Afrika bereitgestellt. Die Zunahme der europäischen Bevölkerung hatte eine Schwester notwendig gemacht, die die Krankenpflege zu Hause übernehmen konnte. Bisher wurde diese von den in den Lazaretten und Krankenstationen eingesetzten Schwestern ebenfalls übernommen. Aber je mehr der Bedarf für häusliche Pflege anstieg, umso schwieriger war es dann, die eigentliche Arbeit im Krankenhaus zu organisieren. Die Gemeindeschwester wurde von den Gemeinden angestellt und sollte von diesen auch bezahlt werden, was immer wieder zu Unstimmigkeiten zwischen den Ge-

370 BArch R151F/82613, Schreiben des Kaiserlichen Bezirksamtmanns Keetmanshoop an das Kaiserliche Gouvernement Windhuk vom 14.12.1909.

371 BArch R1001/5692, Artikel in der Lüderitz-Zeitung vom 28.8.1909.

372 BArch R1001/5692, Artikel in der Lüderitz-Zeitung vom 21.8.1909.

373 BArch R1001/5692, Artikel in der Lüderitz-Zeitung vom 21.8.1909.

meinden, den Bezirksämtern und den Gouvernementsämtern führte. 1906 beklagte sich die Gemeindeschwester von Swakopmund, dass sie eine den Krankenschwestern im Krankenhaus gewährte Zulage von 15 Mark nicht mehr vom Bezirksamt erhalten sollte, weil sie jetzt in der Gemeinde angestellt war. Die Schwester verwies darauf, dass sie damit finanziell erheblich schlechter gestellt sei als die Hospitalschwestern. Diese erhielten neben der Zulage noch freie Verpflegung und Getränke, während sie mit vier Mark Verpflegungsgeld auskommen musste, und dies nun auch noch ohne Zulage.[374]

Außerdem teilte die Stadt Lüderitzbucht dem Kaiserlichen Bezirksamt vor Ort im Juni 1910 mit, dass die im Lazarett beschäftigten Schwestern nur den vertragsmäßig festgesetzten Anteil an den Verpflegungsgeldern erhalten könnten und nicht einen Pauschalbetrag,[375] der wohl höher lag. Dieser Anteil werde 2.100 Mark betragen, und da bisher keine Einwohner von Lüderitzbucht im Lazarett gepflegt worden seien, habe man auch noch keine Pflegegelder eingenommen, die diesen Pauschalbetrag mitfinanzieren könnten.[376] Im August 1909 hatte das Bezirksamt folgende zu erhebende Pflegesätze festgelegt: Für jede von der Gemeindeschwester übernommene Geburtshilfe wurden 20 Mark fällig, eine Tages- oder Nachtpflege von bis zu zwölf Stunden kostete je drei Mark, während eine Tag- und Nachtpflege mit sechs Mark berechnet wurde.[377] Wie viel die Gemeinde an Pflegegeldern wirklich einnahm, ist nicht zu ersehen. Das Lazarett in Lüderitzbucht behandelte im Zeitraum vom 1. April 1909 bis 31. März 1910 133 Zivilpersonen an 2.459 Pflegetagen.[378] Da eine einzelne Gemeindeschwester eine solche Anzahl Pflegetage nicht leisten konnte, musste die Gemeinde neben den eingenommenen Pflegegeldern erhebliche zusätzliche Mittel aufwenden, um eine Schwesternstelle zu finanzieren. Man versuchte also, Kosten

374 BArch R151F/82612, Schreiben des Bezirksamtmanns Swakopmund an das Gouvernement Windhuk vom 15.10.1906.

375 BArch R151F/82613, Schreiben der Stadt Lüderitzbucht an das Bezirksamt Lüderitzbucht vom 5.7.1910.

376 BArch R151F/82613, Schreiben der Stadt Lüderitzbucht an das Bezirksamt Lüderitzbucht vom 5.7.1910.

377 BArch R151F/82613, Schreiben des Kaiserlichen Bezirksamts Lüderitzbucht an das Kaiserliche Gouvernement Windhuk vom 8.9.1909.

378 BArch R1001/5647, Schreiben des Kaiserlichen Bezirksamtmanns in Lüderitzbucht an das Kaiserliche Gouvernement in Windhuk vom 7.9.1910.

einzusparen, wo immer es möglich war, und gleichzeitig die Einnahmen zu erhöhen. Das Bezirksamt, das die Unterhaltskosten der Gemeindeschwestern sowie die Aufgabe, die Gebühren für deren Tätigkeit einzuziehen, zunehmend an die einzelnen Gemeinden übertragen hatte, verfügte außerdem die Streichung der unentgeltlichen Entbindung und Wochenpflege der Beamten- und Angestelltenfrauen durch die Hebamme.[379]

Die Schwestern konnte es in eine schwierige Situation bringen, wenn sich keine Stelle wirklich zuständig für ihre Bezahlung fühlte. Im August 1909 hatte sich Luise Loleit, die Gemeindeschwester in Lüderitzbucht war, an Oberschwester Margarete Heldt gewandt. Bevor Schwester Luise den Posten bei der Gemeinde Lüderitzbucht übernommen hatte, war sie in einem Militärlazarett beschäftigt gewesen und von der Militärverwaltung bezahlt worden. Diese hatte der Schwester mitgeteilt, dass ihr Gehalt und ihr Verpflegungsgeld nach dem Wechsel zur Gemeinde Lüderitzbucht vom Bezirksamt übernommen werden müssten.[380] Das Bezirksamt überwies aber weder Gehalt noch Verpflegungsgeld an die Schwester, weil es vom Gouvernement noch keine entsprechende Anweisung erhalten hatte. Die Gemeindeschwester musste währenddessen ihren Lebensunterhalt von ihren Ersparnissen bestreiten und hoffte, die Oberschwester könne das Problem umgehend lösen.[381] Diese wandte sich wohl direkt an das Bezirksamt Lüderitzbucht, das nur wenige Tage nach dem Schreiben von Schwester Luise um eine zügige Regelung der Gebührenfrage beim Bezirksamt nachsuchte.[382]

Auch in Keetmanshoop, wo im Sommer 1910 keine Hebamme stationiert war, diskutierte man die Übernahme der Kosten einer solchen Schwesternstelle. Während sich der Gemeinderat in Keetmanshoop bereit erklärte, 600 Mark in bar an die Schwester zu zahlen, sollte das Gouvernement die Kosten für die

379 BArch R151F/82613, Schreiben des Kaiserlichen Bezirksamts Swakopmund an das Kaiserliche Gouvernement Windhuk vom 10.9.1909.

380 BArch R151F/82613, Schreiben der Gemeindeschwester Luise Loleit an Oberschwester Margarete Heldt vom 26.8.1909.

381 BArch R151F/82613, Schreiben der Gemeindeschwester Luise Loleit an Oberschwester Margarete Heldt vom 26.8.1909.

382 BArch R151F/82613, Schreiben des Bezirksamts Lüderitzbucht an das Gouvernement Windhuk vom 28.8.1909.

Wohnung, den Unterhalt sowie die indigene Bedienung der Schwester tragen.[383] Im Sommer 1909 hatte das Bezirksamt aus drei Mitgliedern des Bezirksbeirats eine Kommission gebildet, die die Organisation der Krankenpflege in Keetmanshoop regeln sollte. Die Kommissionsmitglieder beschlossen, der Gemeindeschwester in Zukunft statt freier Unterkunft und Verpflegung ein Verpflegungsgeld von fünf Mark pro Tag, Wäschegeld von 20 Mark im Monat und das Gehalt für eine indigene Dienerin von 20 Mark im Monat zu zahlen. Außerdem sollten der Gemeindeschwester die Reise- und Gepäckbeförderungskosten, die bei Dienstantritt anfielen, erstattet werden.[384] Auch in Keetmanshoop (DSWA) hoffte man wie in Swakopmund (DSWA), wenigstens einen Teil der Kosten, die für die Beschäftigung einer Gemeinde- und Hebammenschwester entstanden, über die Pflegegelder, die von den Bewohnern zu zahlen waren, wieder einzunehmen.[385] Die zu bezahlenden Pflegegelder richteten sich hier allerdings nach dem Jahreseinkommen der jeweiligen Patienten und lagen zwischen drei und acht Mark am Tag. „Notorisch Ortsarme“ sollten jedoch unentgeltlich behandelt und gepflegt werden.[386]

Der zuständige Bezirksamtmann in Swakopmund versuchte im Juli 1909, die Gemeinde zu bewegen, die Kosten für die Gemeindeschwester zu übernehmen sowie die Gebühren für die Pflege einzuziehen.[387] Vor allem Letzteres scheint mit erheblichen Problemen verbunden gewesen zu sein. Nachdem führende Persönlichkeiten der Gemeinde Swakopmund diese Aufgaben abgelehnt hatten, wandte sich der Bezirksamtmann deshalb an den gerade gegründeten Swakopmunder Ortsverein des Deutschen Frauenvereins für Krankenpflege in den Kolonien. Auch der wollte die Verwaltung und Bezahlung der Gemeindeschwester nicht übernehmen, da ihm die monatlich aufzubringenden Gelder als ein hohes Risi-

383 BArch R151F/82613, Schreiben des Kaiserlichen Bezirksamts Keetmanshoop an das Kaiserliche Gouvernement Windhuk vom 24.8.1910.

384 BArch R151F/82613, Schreiben des Kaiserlichen Bezirksamts Keetmanshoop an das Kaiserliche Gouvernement Windhuk vom 24.7.1909.

385 BArch R151F/82613, Schreiben des Kaiserlichen Bezirksamts Keetmanshoop an das Kaiserliche Gouvernement Windhuk vom 24.7.1909.

386 BArch R151F/82613, Schreiben des Kaiserlichen Bezirksamts Keetmanshoop an das Kaiserliche Gouvernement Windhuk vom 24.7.1909.

387 BArch R151F/82613, Schreiben des Kaiserlichen Bezirksamtmanns von Swakopmund an das Kaiserliche Gouvernement Windhuk vom 29.7.1909.

ko erschienen.[388] Außerdem, so räumte der Bezirksamtmann ein, müsste der Verein wohl häufig klagen, um die anfallenden Pflegegelder von den Einwohnern zu erhalten.[389] Zuvor hatte der Gemeinderat bereits vergeblich versucht, den evangelischen Gemeindekirchenrat davon zu überzeugen, die Gemeindeschwester zu bezahlen.[390] Andere Gemeinden waren – nicht zuletzt durch die Unterstützung des Deutschen Frauenvereins – erfolgreicher bei der Finanzierung einer Gemeindeschwester.

Die Gemeinde- und Hebammenschwester Charlotte Lehfeldt, die am 31. Mai 1909 in Gibeon (DSWA) angekommen war, wurde in den ersten Wochen im Lazarett untergebracht und in der Beamtenmesse versorgt.[391] Sie erhielt neben ihrem Gehalt von 35 Mark ein monatliches Verpflegungsgeld von 100 Mark. Außerdem wurden der Schwester die notwendigen Einrichtungsgegenstände sowie die Kücheneinrichtung von der Gemeinde gestellt. Da sie europäische Patienten mit Mahlzeiten versorgen sollte, gestand ihr die Gemeinde drei Mark pro Tag und Kopf zu, während sie den Patienten sechs Mark in Rechnung stellte.[392]

Die Kündigung der Hebammenschwester in Maltahöhe, Hedwig Rauer, nahm der Bezirk zwar zum Anlass, für die Ersatzschwester eine neue Unterkunft zu bauen, gleichzeitig suchte man beim Kaiserlichen Gouvernement jedoch darum nach, das Gehalt der Hebamme zu kürzen.[393]

Im ersten Jahrzehnt des 20. Jahrhunderts ließen sich zunehmend auch private Hebammen in den deutschen „Schutzgebieten“ nieder. Im Oktober 1910 waren allein in Swakopmund drei private Hebammen in der Wöchnerinnenbetreuung tätig, sodass die Stadtgemeinde Swakopmund das Kaiserliche Bezirksamt ersuchte, die gerade eingetroffene Rot-Kreuz-Schwester an einem anderen Ort

388 BArch R151F/82613, Schreiben des Kaiserlichen Bezirksamtmanns von Swakopmund an das Kaiserliche Gouvernement Windhuk vom 29.7.1909.

389 BArch R151F/82613, Schreiben des Kaiserlichen Bezirksamtmanns von Swakopmund an das Kaiserliche Gouvernement Windhuk vom 29.7.1909.

390 BArch R151F/82612, Schreiben des Gemeindekirchenrats von Swakopmund an das Kaiserliche Bezirksamt Swakopmund vom 3.6.1909.

391 BArch R151F/82613, Schreiben des Kaiserlichen Bezirksamtmanns von Gibeon an das Kaiserliche Gouvernement Windhuk vom 3.6.1909.

392 BArch R151F/82613, Schreiben des Kaiserlichen Bezirksamtmanns von Gibeon an das Kaiserliche Gouvernement Windhuk vom 3.6.1909.

393 BArch R151F/82614, Schreiben des Kaiserlichen Bezirksamts Maltahöhe an das Kaiserliche Gouvernement Windhuk vom 31.1.1911.

einzusetzen.[394] Von den zu erwartenden Einnahmen für die Geburtshilfe wollte man im Bezirksamt zuerst die 600 Mark abdecken, die man selbst für den Unterhalt der Schwester aufbringen musste, und eventuelle Überschüsse an das Gouvernement abführen. Der zuständige Bezirksamtmann war durchaus zuversichtlich, dass die Einnahmen dazu ausreichen würden.[395] Hatte man doch allein für drei Geburten, die der vor Ort ansässige Arzt in Ermangelung einer Hebamme betreut hatte, 820 Mark eingenommen.[396] Dabei berücksichtigte das Bezirksamt bereits, dass eine Hebamme allenfalls 130 bis 150 Mark pro Geburt einbringen würde, was sich allerdings bei erwarteten 20 Geburten im Jahr durchaus rechnen würde.[397] Wurden die Krankenschwestern selbst krank, pflegten sie in der Regel die anderen Schwestern des Lazaretts. Bei den angestellten Gemeindeschwestern mussten jedoch die Kosten für eventuelle Krankenpflege von jemandem übernommen werden. Im Oktober 1909 erkrankte die Gemeindeschwester von Keetmanshoop, Elisabeth Petsch, an einem Darmkatarrh und musste drei Tage im Garnisonslazarett behandelt werden. Das Lazarett wollte daraufhin vom Bezirksamt die entstandenen Verpflegungskosten von 48 Mark erstattet haben.[398] Das Bezirksamt verwies auf die Gemeinde Keetmanshoop, die die Bezahlung ablehnte.[399] Das Bezirksamt wandte sich daraufhin an das Gouvernement zur Klärung der Kostenübernahme.[400] Mittlerweile war bereits fast ein Jahr seit der Behandlung der Gemeindeschwester vergangen, ohne dass das Garnisonslazarett die Kosten hätte eintreiben können.[401]

---

394 BArch R151F/82613, Schreiben der Stadtgemeinde Swakopmund an das Kaiserliche Bezirksamt Swakopmund vom 21.10.1910.

395 BArch R151F/82613, Geheimes Schreiben des Bezirksamtmanns Böhmer an das Kaiserliche Gouvernement Windhuk vom 14.9.1910.

396 BArch R151F/82613, Geheimes Schreiben des Bezirksamtmanns Böhmer an das Kaiserliche Gouvernement Windhuk vom 14.9.1910.

397 BArch R151F/82613, Geheimes Schreiben des Bezirksamtmanns Böhmer an das Kaiserliche Gouvernement Windhuk vom 14.9.1910.

398 BArch R151F/82613, Schreiben des Kaiserlichen Bezirksamts Keetmanshoop an das Kaiserliche Gouvernement Windhuk vom 10.8.1910.

399 BArch R151F/82613, Geheimes Schreiben des Bezirksamtmanns Böhmer an das Kaiserliche Gouvernement Windhuk vom 14.9.1910.

400 BArch R151F/82613, Geheimes Schreiben des Bezirksamtmanns Böhmer an das Kaiserliche Gouvernement Windhuk vom 14.9.1910.

401 BArch R151F/82613, Geheimes Schreiben des Bezirksamtmanns Böhmer an das Kaiser-

5.2. Die Krankenschwestern des Deutschen Frauenvereins als Kindergärtnerinnen

Da der Umgang der europäischen Kinder mit einheimischen nicht gern gesehen wurde, kamen zu Beginn des 20. Jahrhunderts, als die Zahl europäischer Kinder in den Kolonien anstieg, Überlegungen auf, wie dies zu unterbinden oder wenigstens einzuschränken wäre. In Windhuk trat im Herbst 1900 der evangelische Pfarrer aus diesem Grund mit der Frage an die Krankenschwestern vor Ort heran, ob sie nicht am Nachmittag die Betreuung der Kinder für einige Stunden übernehmen könnten. Die beiden Schwestern Selma Fehre und Bertha von Ulmenstein mussten die Bitte erst einmal ablehnen, weil eine zusätzliche Tätigkeit neben ihren Aufgaben im Hospital nicht zu bewältigen war.[402]

Im Frühjahr 1901 konkretisierten sich die Pläne jedoch, und auch an den Deutschen Frauenverein in Berlin war eine Anfrage aus Windhuk ergangen. Die Vereinsvorsitzende stellte daraufhin Schwester Selma Fehre als Kindergarten- und Gemeindeschwester frei und bewilligte eine weitere Schwester für die Krankenstation.[403] Noch im Juni nahm Schwester Selma die Kindergartentätigkeit auf. So verbrachten rund 25 deutsche Kinder den Vormittag mit Gebet, Spielen und biblischen Geschichten.[404] Ein halbes Jahr später war die Zahl der Kindergartenkinder bereits auf 39 angewachsen.[405] Nachdem nun also ein offensichtlicher Bedarf für eine solche Einrichtung festgestellt worden war, ging es im Weiteren darum, wer für die Kosten aufkam. Die Gemeinde Windhuk sollte die Verpflegung und das Gehalt der Schwester übernehmen und wurde dabei von der ansässigen Kirchengemeinde unterstützt. Der Gemeinderat wandte sich an das Gouvernement wegen einer finanziellen Beteiligung an den Unterhaltskosten von Schwester Selma.[406] Er argumentierte vor allem mit den sittlichen und körperlichen Gefahren, denen die Kinder beim „Herumlungern" auf der Straße

liche Gouvernement Windhuk vom 14.9.1910.

402 Unter dem rothen Kreuz 2 (1901), S. 15.

403 Unter dem rothen Kreuz 8 (1901), S. 97.

404 Unter dem rothen Kreuz 9 (1901), S. 109.

405 Unter dem rothen Kreuz 3 (1902), S. 26.

406 BArch R151F/82612, Schreiben des Gemeinderats von Windhuk an das Gouvernement Windhuk vom 4.7.1901.

ausgesetzt seien.[407] Außerdem komme der Kindergarten den Landarbeitern zugute, die nicht ausreichend Zeit fänden, ihre Kinder verantwortungsvoll zu erziehen. Somit sei die Arbeit des Kindergartens im Interesse des gesamten Gouvernements.[408]

Selma Fehre wohnte im Pfarrhaus. In einem Brief an den Vorstand des Deutschen Frauenvereins schilderte sie ihren Tagesablauf im Kindergarten:

> „Gestatten gnädige Frau, daß ich Ihnen nun einen kleinen Ueberblick über meine täglichen Thätigkeiten gebe. Meine Wohnung, bestehend aus Wohnzimmer (zugleich auch Schulzimmer), Schlafruhe und Küche, befindet sich im Pfarrhause und ist selbstständig und gänzlich abgeschlossen. Früh ½ 9 Uhr (im Sommer um 8 Uhr) kommen die kleinen Trabanten an mit Frühstück und der unvermeidlichen Milchflasche, oft auch von einer Eyo (Kindermädchen) begleitet. Nach kurzem Gebet wird paarweise in den Park marschiert, der dicht an das Pfarrhaus stößt. Mit allerlei Spielen und Turnen vergeht die Zeit, und nur zu bald schlägt es 10 Uhr. ‚Antreten zum Frühstück', heißt es nun, gar schnell stellen sich die Kinder zu Paaren und nun geht es zurück ins Zimmer. Nach dem Tischgebet wird gefrühstückt; dann gedankt und schnell das Zimmer von Brotkrumen und Milchflecken gesäubert. Nun erzähle ich ihnen eine biblische Geschichte, zur Zeit, wie Jesus die Kindlein segnet, und frage sie ab. Auch kleine Verschen und Gebete lasse ich lernen. Dann wird bald ein Liedchen gelernt und gesungen, bald Anschauungsunterricht an den Gegenständen des Schulzimmers und dergl. gehalten. Leider besitze ich noch keine speziellen Bilder für Anschauungsunterricht, ebenso fehlt es an Spielen, wie z. B. auch Croquet u. dergl. Nun, ich hoffe, daß sich mit der Zeit noch Manches findet, einstweilen behilft man sich eben so gut es geht, wie gern hören die Kleinen nette lehrreiche Geschichten und machen ihre Bemerkungen. Als ich heute z. B. die Geschichte von zwei Kindern erzählte, die nicht naschen sollten, wo der Knabe es doch that und dafür bestraft wurde, hingegen das Mädchen belohnt wurde, hörten

407 BArch R151F/82612, Schreiben des Gemeinderats von Windhuk an das Gouvernement Windhuk vom 4.7.1901.

408 BArch R151F/82612, Schreiben des Gemeinderats von Windhuk an das Gouvernement Windhuk vom 4.7.1901.

alle ganz ernsthaft zu und waren ganz still, denn alle waren sich bewusst, schon einmal genascht zu haben."[409]

Anfangs versammelten sich die Kinder in der Wohnung von Schwester Selma, aber im Frühjahr 1902 wurde der Bau einer eigenen Baracke durch eine Spende der Leipziger Abteilung des Deutschen Frauenvereins[410] sowie mit Hilfe der Veranstaltung eines Volksfestes durch die evangelische Gemeinde Windhuk zugunsten des Kindergartens möglich.[411] Außer der Betreuung der Kinder musste Schwester Selma in ihrer Funktion als Gemeindeschwester bei Bedarf noch Krankenbesuche am Morgen und am Abend übernehmen.[412] Im Oktober stand das neue Kindergartengebäude kurz vor der Fertigstellung, und Schwester Selma war mit ihrer Arbeit sehr zufrieden. Während sie den Mädchen vor allem Stricken, Nähen, Flicken und Stopfen beibrachte, legte sie für alle Kinder viel Wert auf den Gebrauch der deutschen Sprache. Gebrauchte eines der Kinder ein Wort der „Eingeborenensprache", wurde es mit Ofenruß geschwärzt.[413] Während andere Schwestern in ihren Briefen immer wieder darauf hinwiesen, wie wichtig Kenntnisse der Landessprache waren[414], mutet dieses systematische „Austreiben" der Kenntnisse bei den Kindern doch mindestens befremdlich an. Im Frühjahr 1903 war die Zahl der Kinder, die von Schwester Selma betreut wurden, auf über 50 gewachsen. Schwester Selma betreute diese große Kindergruppe nicht nur allein, sondern organisierte daneben auch Feste, wie etwa die Weihnachtsfeier, zu der neben den Eltern noch zahlreiche Gäste eingeladen wurden.[415] Im Juni 1903 lief die Dienstzeit von Schwester Selma aus, und sie reiste nach Deutschland zurück. Ihre Aufgaben übernahm Schwester Helen Hein.[416]

---

409 Unter dem rothen Kreuz 9 (1901), S. 109.

410 Lehr: Der Deutsche Frauenverein 5 (1910), S. 688.

411 Unter dem rothen Kreuz 5 (1902), S. 46.

412 Unter dem rothen Kreuz 5 (1902), S. 46.

413 Unter dem roten Kreuz 12 (1902), S. 125. Die Ausgabe der Vereinszeitschrift des Deutschen Frauenvereins vom Dezember 1902 führt zum ersten Mal die neue Schreibweise des Titels.

414 Unter dem roten Kreuz 12 (1902), S. 125.

415 Unter dem roten Kreuz 3 (1903), S. 29.

416 Unter dem roten Kreuz 9 (1903), S. 107.

6. Die Krankenschwestern des Deutschen Frauenvereins, die indigenen Pflegehelfer und die indigene Bevölkerung

Etwas über die indigenen Pflegehelfer und Lazarettgehilfen zu erfahren, ist anhand des Quellenmaterials sehr schwierig. Die Schwestern berichteten in der Regel nur dann von ihnen, wenn diese etwas besonders gut oder besonders schlecht gemacht hatten. Und auch in den Korrespondenzen der Behörden wurden sie selten erwähnt.

Die besonders groben und schweren Arbeiten in den Krankenstationen in Afrika wurden in der Regel von indigenen Bediensteten erledigt. Die Schwestern beschäftigten häufig zudem weibliche Dienerinnen, „Bambussen" genannt, die ihnen bei der Instandhaltung ihrer Kleidung, Reinigungsarbeiten und Ähnlichem zur Hand gingen bzw. diese Arbeiten erledigten. Ohne dass genaue Zahlen zur Verfügung stehen, gewinnt man aus den Schwesternbriefen den Eindruck, dass sowohl indigene Männer als auch Frauen in den Krankenstationen beschäftigt wurden. Im Frühsommer 1899 entließ man jedoch im Nachtigal-Krankenhaus alle weiblichen Hausangestellten und ersetzte sie durch „boys". Für die Schwestern war dies zwar weniger angenehm, aber unumgänglich, da das „schwarze weibliche Personal allerdings mancherlei Unzuträglichkeiten hervorruft".[417] Welcher Art diese Unzuträglichkeiten waren, dazu äußerte sich die darüber berichtende Schwester Auguste Fenner nicht. Es ist aber wohl davon auszugehen, dass (sexuelle) Kontakte zwischen europäischen Patienten und einheimischen Bediensteten zumindest ein Grund dafür gewesen sein könnten. Die Schwestern äußerten sich in ihren Briefen kaum zu solchen Beziehungen. Sie beschränkten sich in der Regel darauf, zu betonen, wie selten eine Hochzeit eines rein deutschen Brautpaares vorkam, wenn sie selbst oder eine andere Schwestern zu heiraten beabsichtigten.[418] Andere Deutsche in den Kolonien äußerten sich über solche Kontakte kritischer. So schrieb etwa Emma Küster, die mit ihrem Mann in Lomé (Togo) lebte, im September 1903 an ihre Eltern:

417 Unter dem rothen Kreuz 6 (1899), S. 50.

418 Unter dem roten Kreuz 12 (1902), S. 124.

> „Ach, es sieht traurig aus hier draußen unter den Weißen; es giebt wenige, die keine Frauen haben u. bald wird ein Mulattenvolk entstehen, da man schon eine Menge solcher Kinder sieht. Und sie schämen sich nicht u. lärmen viel mehr in ihrer Trunkenheit als die Schwarzen."[419]

Einige Zeit später beschäftigte auch das Nachtigal-Krankenhaus wieder weibliche Bedienstete. Die indigenen Dienerinnen, die dort arbeiteten und wohl auch in anderen Stationen, waren teilweise sehr jung. So brachte der leitende Arzt im Dezember 1903 ein etwa siebenjähriges Mädchen aus dem Busch mit, das im Krankenhaus angelernt werden sollte.[420]

Indigene Pflegehelfer wurden in seltenen Fällen auch im Deutschen Reich ausgebildet. Die Pflege in dem Lazarett für die indigene Bevölkerung in Duala beispielsweise wurde im Jahr 1896 von zwei im Deutschen Reich ausgebildeten indigenen Heilgehilfen übernommen.[421] Und in Swakopmund (DSWA) standen der Schwester immerhin sechs Lazarettgehilfen zur Seite, die sowohl in der Pflege der europäischen als auch der indigenen Bevölkerung eingesetzt wurden.[422] Wo diese Gehilfen ausgebildet wurden, ist jedoch unklar.

Schwestern, die erst kurze Zeit in Afrika waren, berichteten häufig in den ersten Briefen, wie sie die einheimische Bevölkerung oder auch das Zusammenleben von Indigenen und Europäern wahrnahmen. Nur wenige Wochen nach ihrer Ankunft berichtete eine Schwester aus Duala (Kamerun) nach Deutschland, wie die indigenen Einwohner zu behandeln seien:

> „Man darf nie vergessen, daß man es mit der Ausbildung von Negern zu thun hat, und muß infolgedessen stets eingedenk sein, daß eine große Ruhe und Geduld und eine gleichmäßige Strenge der einzige sichere Weg ist, das Ziel, Gehorsam zu erreichen."[423]

---

419 Schott (Hg.): Emma Küster, Gustav Küster, Briefe und Bericht aus Togo (2000), S. 15.

420 Unter dem roten Kreuz 1 (1904), S. 8.

421 Wittum: Unterm Roten Kreuz in Kamerun und Togo (1899), S. 41f.

422 Unter dem rothen Kreuz 11 (1902), S. 112.

423 Unter dem rothen Kreuz 9 (1901), S. 109.

Der Gouverneursgarten in Duala wurde in den Briefen der Schwestern nicht nur wegen der von Petroleumlampen erleuchteten Wege besonders attraktiv, sondern auch durch einen Gitterzaun, der ihn für die Einheimischen unzugänglich machte. Und dass die indigenen Arbeiter – trotz guter Bezahlung und moderater Arbeitszeiten, wie die Schwester meinte – nur wenig Arbeitseifer an den Tag legten und die Leistungen keinesfalls mit denen europäischer Arbeiter zu vergleichen seien, war ihr ganz unverständlich.[424]

Das einheimische Personal musste auch verköstigt werden, was, so schrieb Schwester Hermine Seiff 1902 aus Swakopmund, eine Mark am Tag kostete. Außerdem verdiente ein einheimischer Diener mindestens zehn Mark pro Monat, oder er erhielt volle Bekleidung.[425]

Aber es gab auch Schwestern, die die indigene Bevölkerung und ihre Beziehung zu den Europäern anders bewerteten. Selma Fehre wandte sich nach dem Ausbruch der Herero-Aufstände in Südwest-Afrika an den Vereinsvorstand. Sie machte sich große Sorgen um alle Bekannten in den Kolonien. Gleichzeitig jedoch unterstrich sie ihre Auffassung, dass die europäischen Händler vor Ort sehr wohl Schuld am Aufstand trugen. Hatten sie doch von den einheimischen Hereros hohe Preise für Kleidung und Möbel verlangt, ihnen immer umfangreichen Kredit eingeräumt und schlussendlich Land und Vieh abgenommen.[426]

Den Schwestern in Okahandja (DSWA) stand eine „schwarze Perle", wie sie schrieben, zur Seite. Der so bezeichnete Diener Jakob ging den Schwestern nicht nur in der Küche zuverlässig zur Hand, während seine Frau für die Wäsche zuständig war und seine Tochter half, wo sie konnte. Die Familie hatte sich ein „Pontak" in der Nähe des Lazaretts gebaut, und so war „Familie ‚Jakob' immer zur Hand".[427] Dieser Diener starb im Herbst 1904 durch starke Verbrennungen. Die hatte er sich zugezogen, als er beim Kochen Petroleum ins offene Feuer goss.[428] Es kam selten vor, dass Schwestern über die indigenen Helfer an den Vereinsvorstand nach Berlin berichteten. Schwester Elise Franke, die in Kamerun stationiert war, hielt es im Januar 1899 für erwähnenswert, dass der „langjährige

424 Unter dem rothen Kreuz 12 (1901), S. 140.

425 Unter dem rothen Kreuz 10 (1902), S. 103.

426 Unter dem roten Kreuz 2 (1904), S. 20.

427 Unter dem roten Kreuz 8 (1904), S. 85.

428 Unter dem roten Kreuz 11 (1904), S. 117.

schwarze Koch ‚Davis' auf einige Monate nach Hause geht".[429] In der Regel berichten die Schwestern eher über die Ungeschicklichkeit und Unzuverlässigkeit ihrer indigenen Helfer in Haushaltsangelegenheiten.

6.1. Pflege und Unterstützung der indigenen Bevölkerung – Polikliniken und „Eingeborenenlazarette"

Die ärztliche und pflegerische Versorgung der indigenen Bevölkerung wurde möglichst getrennt von der weißen Bevölkerung organisiert. Dafür führte man gesundheitliche Gründe an. Schon Grete Kühnhold berichtete in ihren Erinnerungen an ihre Dienstzeit in Kamerun davon, dass in Duala die indigene Bevölkerung enteignet worden war und „aus gesundheitlichen Gründen die Europäerstadt verlassen" musste.[430] Die Schwester missbilligte den Widerstand, den die Einheimischen gegen diese Maßnahme leisteten, ganz offensichtlich.

In der Regel gab es in den einzelnen Krankenstationen eine eigene Krankenbaracke, die in einiger Entfernung zur Krankenstation oder zum Krankenhaus für die europäische Bevölkerung gebaut wurde. Auf die Trennung von indigener und europäischer Bevölkerung wurde viel Wert gelegt. Als eine Schwester in Duala ein kleines indigenes Mädchen, das an einer eitrigen Bauchfellentzündung litt, im für die europäische Bevölkerung reservierten Hospital pflegte, warnte sie der Arzt vor „Unannehmlichkeiten", die dann aber nicht eintraten.[431] Die Krankenbaracken für die einheimische Bevölkerung hatten weniger Räume und waren auch sehr viel weniger komfortabel. Die Schwestern des Vereins übernahmen die Pflege in diesen Einrichtungen selten. In Duala wurde beispielsweise die Pflege in dem Lazarett für die indigene Bevölkerung im Jahr 1896 von zwei im Deutschen Reich ausgebildeten indigenen Heilgehilfen übernommen.[432]

Patienten mit ansteckenden Krankheiten konnten aufgrund des geringen Raums nur schwer oder gar nicht isoliert werden und steckten so auch andere

429 Unter dem rothen Kreuz 4 (1899), S. 32.

430 Kühnhold: In Friedens- und Kriegszeiten (1917), S. 7.

431 Wittum: Unterm Roten Kreuz in Kamerun und Togo (1899), S. 55.

432 Wittum: Unterm Roten Kreuz in Kamerun und Togo (1899), S. 41–42.

Lazarettinsassen oft an. Als sich 1910 in Keetmanshoop und Umgebung der Typhus nicht nur unter den Indigenen, sondern auch unter der weißen Bevölkerung immer mehr ausbreitete, forderte unter anderem das Sanitätsamt in Windhuk vom Gouverneur, mehr „Eingeborenenlazarette" zu bauen. Dort sollten die indigenen Patienten sachgemäß isoliert und behandelt werden.[433] Außerdem forderte das Sanitätsamt, die sehr großen Werften in Keetmanshoop und Windhuk in mehrere kleinere aufzuteilen, um die sanitäre Aufsicht und wohl auch die soziale Kontrolle zu erleichtern.[434]

Während des Bahnbaus richtete die Eisenbahngesellschaft Lazarette entlang der Strecke ein, die für die Versorgung ihrer Arbeiter zuständig waren. Schritt der Eisenbahnbau voran, so wurden manche Lazarette von den Gouverneursregierungen übernommen. Im April 1912 wurde das bisherige Bahnlazarett vom „Kaiserlichen Eingeborenen-Krankenhaus" Windhuk übernommen.[435] Im Bahnlazarett waren acht einheimische Männer, drei einheimische Frauen sowie zwei europäische Sanitätsgehilfen und zwei Ärzte beschäftigt. Außerdem war die Ehefrau eines Sanitätsgehilfen als Köchin angestellt. Während die elf indigenen Angestellten der Bahngesellschaft Lohnkosten von 391 Mark im Monat verursachten, betrugen die Löhne der neun indigenen Angestellten des „Kaiserlichen Eingeborenen-Krankenhaus" zusammen gerade einmal 133 Mark.[436] Die Verantwortlichen für das „Kaiserliche Eingeborenen-Krankenhaus" verwiesen jedoch darauf, dass die Übernahme des „teureren" Bahnpersonals unerlässlich sei, da der Betrieb ohne ausreichend geschultes Personal nicht aufrechtzuerhalten sei und die indigenen Gehilfen nicht für weniger Geld arbeiten würden.[437]

Im Oktober 1909 wurde in Ossidinge, Kamerun, damit begonnen, ein Lepraheim zu bauen. Diese von Stabsarzt Dr. Alfred Mansfeld initiierte Leprakolonie

---

433 BArch R151F/82619, Brief vom Sanitätsamt Windhuk an das Kaiserliche Gouvernement vom 28.2.1910.

434 BArch R151F/82619, Brief vom Sanitätsamt Windhuk an das Kaiserliche Gouvernement vom 28.2.1910.

435 BArch R151F/82618, Brief des Kaiserlichen Eingeborenen-Krankenhauses Windhuk an das Kaiserliche Gouvernement Windhuk vom 10.3.1912.

436 BArch R151F/82618, Brief des Kaiserlichen Eingeborenen-Krankenhauses Windhuk an das Kaiserliche Gouvernement Windhuk vom 10.3.1912.

437 BArch R151F/82618, Brief des Kaiserlichen Eingeborenen-Krankenhauses Windhuk an das Kaiserliche Gouvernement Windhuk vom 10.3.1912.

war eine Ausnahme unter den sonst eher wie Gefängnissen geführten Lagern in den afrikanischen Kolonien.[438] In Ossidinge wurden indigene Patienten isoliert und behandelt und nicht, wie andernorts, nur interniert.[439] Zum Lepraheim gehörten ausreichend Felder, damit die Versorgung der Patienten möglichst ohne Kontakt zur gesunden Bevölkerung gewährleistet war.[440] Die Verwaltung des ca. 600 Patienten fassenden Heims wurde von genau einem indigenen Lazarettgehilfen übernommen, der etwa 100 Meter von der Ansiedlung der Leprakranken entfernt auf einer kleinen Anhöhe untergebracht war.[441] Da die Firma Bayer ihr neues Mittel „Antileprol" nicht zu Versuchszwecken gratis zur Verfügung stellen wollte, beschränkte man sich in der Behandlung auf die „innere Darreichung von Ol. Gynocardiae, Salicylsäureverbänden und energischer Badekur in 40 – 50° heißen Bädern".[442] Die Kosten für das Lepraheim wurden durch eine vom Kaiserlichen Gouvernement im Jahr 1910 eingeführte Steuer gedeckt, die jeder indigene Bewohner zahlen musste.[443]

Die indigene Bevölkerung wurde von den Behörden vor allem als Konsument der eingeführten Waren sowie als Arbeitskraftreservoir betrachtet. Folglich versuchte man, dem geringen oder sogar negativen Bevölkerungszuwachs, der sich vor allem in den ersten Jahrzehnten des 20. Jahrhunderts deutlich abzeichnete, schon aus ökonomischen Gründen entgegenzusteuern. Die vermeintlichen Gründe waren schnell ausgemacht: Die geringen Geburtenraten, verbunden mit der hohen Säuglingssterblichkeit, trugen dazu, so der Regierungsarzt Ludwig Külz, ganz erheblich bei.[444] Für die hohe Säuglings- und Kindersterblichkeit machte man vor allem Krankheiten wie die Pocken, Malaria oder Wurmbefall verantwortlich,[445] während man für den Geburtenrückgang venerische Krank-

438 Eckart: Medizin und Kolonialimperialismus (1997), S. 213-215.

439 Mansfeld, Alfred: Das Lepraheim in Ossidinge-Kamerun. In: Koloniale Rundschau 4 (1912), S. 737.

440 Mansfeld: Das Lepraheim in Ossidinge-Kamerun 4 (1912), S. 736.

441 Mansfeld: Das Lepraheim in Ossidinge-Kamerun 4 (1912), S. 737.

442 Mansfeld: Das Lepraheim in Ossidinge-Kamerun 4 (1912), S. 737.

443 Mansfeld: Das Lepraheim in Ossidinge-Kamerun 4 (1912), S. 738.

444 Külz, Ludwig: Die seuchenhaften Krankheiten des Kindesalters der Eingeborenen und ihre Bedeutung für die koloniale Bevölkerungsfrage. In: Koloniale Rundschau 6 (1913), S. 321-330.

445 Eckart: Medizin und Kolonialimperialismus (1997), S. 57 und 61.

heiten und Überlastung der indigenen Frauen vermutete.[446] Nachdem die Säuglingssterblichkeit unter der indigenen Bevölkerung ein Ausmaß angenommen hatte, das die wirtschaftlichen Interessen der Kolonialregierung berührte, versuchte man, dieses Problem zu lösen. Der Verwaltung schien es vor allem notwendig, die Geburtshilfe zu verbessern. Eine Anfrage beim Deutschen Frauenverein, eine indigene Hebamme im Deutschen Reich auszubilden, lehnte die Vereinsvorsitzende im November 1909 jedoch ab, obwohl dieser Vorstoß von Regierungsarzt Hans Ziemann angeregt worden war.[447] Im Gegenzug bot der Deutsche Frauenverein an, eine Schwester zur Verfügung zu stellen, die in einer eigens für indigene Frauen einzurichtenden Entbindungsanstalt eine solche Ausbildung übernehmen könne.[448] Dies lehnte wiederum die Gouverneursregierung vor Ort ab. Zum einen, so teilte man dem Verein mit, stünden die Häuptlinge einem solchen Verfahren skeptisch gegenüber.[449] Zum anderen galt die Weigerung der Einheimischen, im Sewa-Hadji-Hospital in Daressalam zu entbinden, als Beleg dafür, dass die indigenen Frauen grundsätzlich nicht bereit waren, ihre vertraute Umgebung gerade für die Geburt eines Kindes zu verlassen.[450] Vielleicht wurde aber auch die Ausbildung durch eine Krankenschwester als Kompetenzbeschneidung der Ärzte betrachtet.

Die Hebammenschwester in Daressalam machte im Sommer 1909 auf die missliche Lage der armen Inderinnen und Mischlinge im Falle einer Krankheit oder einer Entbindung aufmerksam. Die Frauen entbehrten zu Hause nicht nur die erforderlichen sanitären Einrichtungen, sondern konnten sich häufig nicht einmal die notwendigen Wäschestücke für die Neugeborenen leisten.[451]

1903 beantragte das Kaiserliche Gouvernement für Deutsch-Südwestafri-

446 Külz: Die seuchenhaften Krankheiten des Kindesalters der Eingeborenen und ihre Bedeutung für die koloniale Bevölkerungsfrage 6 (1913), S. 327.

447 BArch R1001/6032/13, Brief von Prof. Ziemann an das Kaiserliche Gouvernement Buea vom 1. 5.1909.

448 BArch R1001/6032/14, Brief des Deutschen Frauenvereins für Krankenpflege an das Reichskolonialamt.

449 BArch R1001/6032/14, Brief des Kaiserlichen Gouverneurs von Kamerun an das Reichskolonialamt vom 25.4.1910.

450 BArch R1001/6032/14, Brief des Kaiserlichen Gouverneurs von Deutsch-Ostafrika an das Reichskolonialamt vom 11.10.1909.

451 BArch R1001/6032/13, Brief des Deutschen Frauenvereins für Krankenpflege an den Staatssekretär des Reichskolonialamtes vom 13.8.1909.

ka beim Auswärtigen Amt in Berlin, dass die Behandlung von indigenen Arbeitern, die von zahlungskräftigen Arbeitgebern in die Hospitäler eingewiesen wurden, anders geregelt werden müsste. Es sollte eine Versorgungspauschale von zwei Mark pro Tag berechnet und zusätzlich die ärztliche Versorgung sowie das Verbandmaterial in Rechnung gestellt werden.[452] Das ärztliche Honorar wurde auf zwei Mark festgelegt. Die Extraberechnung des Verbandmaterials begründete der Gouverneur damit, dass die „Eingeborenen" in der Regel mit schweren und zahlreichen Verletzungen in das Hospital geschickt würden.[453]

Waren indigene Arbeiter bei Privatleuten angestellt, mussten Letztere bis 1910 pro Tag drei Mark an die Polikliniken zahlen, wenn einer ihrer Beschäftigten dort behandelt wurde. Da die Arbeitgeber diese Ausgabe aber häufig scheuten, bestimmte der zuständige Gouverneur in einem Erlass vom August 1910, dass die Gemeinden und Bezirke nur noch 1,50 Mark für Erwachsene und 0,75 Mark für Kinder berechnen dürften.[454] Der Gouverneur begründete diese Kürzung damit, dass die ansonsten unbehandelt bleibende erkrankte indigene Bevölkerung ein erhebliches Gesundheitsrisiko für die europäische Bevölkerung darstellte.[455] In dem Erlass wurde außerdem noch einmal darauf hingewiesen, dass geschlechtskranke und mit ansteckenden Krankheiten infizierte Indigene weiterhin unentgeltlich in den „Eingeborenenlazaretten" zu behandeln seien.[456] Die Krankheiten, an denen die indigene Bevölkerung litt und die Grund waren, im Lazarett behandelt zu werden, waren zahlreich. Die Kranken kamen, weil sie an Malaria, Schwarzwasserfieber, Dysenterie, einer Lungen- oder Rippenfellentzündung, Leber- oder Augenleiden oder Hautkrankheiten litten. Wurden sie stationär aufgenommen, erhielten sie ihre Verpflegung aus der Hospitalküche.[457]

---

452 BArch R1001/5692, Schreiben des Kaiserlichen Gouvernements für Deutsch-Südwestafrika an die Kolonialabteilung des Auswärtigen Amts vom 20.2.1903.

453 BArch R1001/5692, Schreiben des Kaiserlichen Gouvernements für Deutsch-Südwestafrika an die Kolonialabteilung des Auswärtigen Amts vom 20.2.1903.

454 BArch R1001/5692, Erlass des Kaiserlichen Gouverneurs von Deutsch-Südwestafrika vom 24.8.1910.

455 BArch R1001/5692, Erlass des Kaiserlichen Gouverneurs von Deutsch-Südwestafrika vom 24.8.1910.

456 BArch R1001/5692, Erlass des Kaiserlichen Gouverneurs von Deutsch-Südwestafrika vom 24.8.1910.

457 Wittum: Unterm Roten Kreuz in Kamerun und Togo (1899), S. 130.

Es gab Überlegungen, in Karibib zusätzlich zu dem bereits bestehenden Lazarett ein weiteres für die indigene Bevölkerung einzurichten und dessen Leitung der katholischen Mission zu übertragen. Der für das Lazarett zuständige Regierungsarzt wandte sich jedoch entschieden gegen diese Überlegungen und argumentierte damit, dass seine Tätigkeit von der Mission überwacht werde, was er als vollkommen unannehmbar betrachtete. Er plädierte vielmehr dafür, die Poliklinik ausschließlich in Regierungshänden zu belassen. Die Mission sollte im gleichen Zuge verpflichtet werden, etwaige geleistete Krankenpflege anzuzeigen, und die Abgabe von Arzneimitteln sollte ihr gänzlich verboten werden. Diese Forderungen begründete der Regierungsarzt mit der Nutzlosigkeit dieser Leistungen, die sogar die Allgemeinhygiene schädigen würden. Sicher ging es aber nicht zuletzt auch um seine eigenen Einnahmen, die er durch die selbstlose Hilfe der Mission gefährdet sah.[458]

6.2. Geschlechtskrankheiten

Die Gesundheitsversorgung der indigenen Bevölkerung wurde von der Kolonialregierung immer dann besonders gefördert, wenn die Gesundheit der europäischen Bevölkerung gefährdet war.

Indigene, die an Geschlechtskrankheiten litten, mussten nach einer Verfügung durch den Gouverneur vom 24. August 1910 unentgeltlich in den Lazaretten Deutsch-Südwestafrikas aufgenommen und gepflegt werden. Die entstandenen Kosten wurden von der Bezirkskasse getragen.[459] Auch wenn sie besonders in offiziellen Schriftstücken oder auch in der Vereinszeitung des Deutschen Frauenvereins für Krankenpflege in den Kolonien aus verständlichen Gründen wenig oder gar nicht thematisiert wurden, stellten die Geschlechtskrankheiten ein erhebliches Problem in den deutschen „Schutzgebieten" in Afrika dar.[460] Da kaum europäische Geschlechtspartnerinnen zur Verfügung standen, kam es zu einer hohen Promiskuität zwischen europäischer männlicher und indigener

458 BArch R151F/82620 Brief des Regierungsarztes von Karibib an das Kaiserliche Gouvernement Windhuk vom 13.5.1913.

459 BArch R151F/82617, Brief vom Kaiserlichen Bezirksamt an das Kaiserliche Gouvernement in Windhuk vom 20.1.1911.

460 Eckart: Medizin und Kolonialimperialismus (1997), S. 265ff.

weiblicher Bevölkerung. Dieses Verhalten der männlichen Bevölkerung wurde nicht zuletzt dadurch gefördert, dass die Indigenen als minderwertige Rasse betrachtet wurden und vermeintlich leicht und folgenlos zur Verfügung standen.[461] Der Promiskuität war nicht beizukommen, sodass die Schutztruppen alle geschlechtskranken Soldaten heimsandten, deren Wiederherstellung länger als acht Wochen in Anspruch nehmen würde, um so die weitere Infektion der indigenen weiblichen Bevölkerung wenigstens einzudämmen.[462]

Unter den indigenen Arbeitern war die Rate so hoch, dass man sich von Seiten der Kolonialregierungen genötigt sah, diese unentgeltlich zu behandeln, um eine weitere Ausbreitung einzudämmen. Ein wirksames Mittel stand den Ärzten jedoch nicht zur Verfügung.[463] Auch unter der europäischen Bevölkerung, vor allem den unverheirateten Männern, wurde der Durchseuchungsgrad mit Geschlechtskrankheiten vom Medizinalreferenten von Deutsch-Südwestafrika mit mindestens 25 Prozent angenommen.[464] In den Lazaretten von Swakopmund und Karibib wurden für den Monat Oktober 1902 insgesamt 302 Krankentage gezählt. Ein Großteil davon war, neben vereinzelten Typhusfällen, durch Geschlechtskrankheiten verursacht worden.[465]

Auch für die Behandlungskosten geschlechtskranker Indigener, die bei anderen Trägern, etwa im Antoniushospital der Katholischen Mission, entstanden, kam das Gouvernement auf.[466] Den Bau dieses privaten Lazaretts hatte die Katholische Mission 1907 beim Bezirksamt Swakopmund beantragt. Sie beschäftigte dort zwei Ärzte: Dr. Brenner und den Stabsarzt a. D. Dr. Jacobs.[467] Im Oktober 1909 schloss das Gouvernement des deutsch-südwestafrikanischen

461 Vgl. hierzu Heim, Gustav: Die Syphilis in den deutschen Schutzgebieten. In: Archiv für Dermatologie und Syphilis 118 (1913), S. 165-198.

462 Krieger-Hinck: Über die medizinische Versorgung der ehemaligen Kolonie Deutsch-Südwest-Afrika (1973), S. 69f.

463 BArch R151F/82619, Brief des Kaiserlichen Bezirksamts an das Kaiserliche Gouvernement Windhuk vom 11.6.1913.

464 Eckart: Medizin und Kolonialimperialismus (1997), S. 269.

465 BArch R151F/82619, Schreiben des Kaiserlichen Eisenbahn-Kommandos in Swakopmund an die Kolonialabteilung des Auswärtigen Amts vom 12.10.1902.

466 BArch R151F/82619, Brief des Kaiserlichen Bezirksamts an das Kaiserliche Gouvernement Windhuk vom 11.6.1913.

467 BArch R151F/82619, Brief des Kaiserlichen Bezirksamts an das Kaiserliche Gouvernement Windhuk vom 7.3.1907.

„Schutzgebietes" einen Vertrag mit der Katholischen Mission der Patres Oblaten über die Behandlung von Kranken in ihrem Antoniushospital. Beamte und Truppenangehörige sollten gegen Übernahme der Kosten durch die Regierung ebenso behandelt werden wie die geschlechtskranke oder mittellose indigene Bevölkerung.[468] Außerdem hielt der Vertrag fest, dass auch evangelischen Geistlichen und Missionaren jederzeit Zugang zu Kranken gewährt werden müsse, um deren seelsorgerische Versorgung sicherzustellen. Des Weiteren wurde jedem Regierungs- und Truppenarzt in diesem Vertrag das Recht eingeräumt, seine europäischen oder indigenen Kranken im Antoniushospital zu behandeln.[469]

6.3. Impfen der indigenen Bevölkerung

Das Impfen der indigenen Bevölkerung wurde eine wichtige gesundheitssichernde Maßnahme. Nicht nur die Schwestern und Ärzte nahmen Impfungen vor, wann immer sie Impfstoff und Impfwillige zur Verfügung hatten, auch Privatpersonen taten dies. So berichtete Magdalena von Prince in ihrem Tagebuch davon, dass sie auf einer Reise mit ihrem Mann durch Deutsch-Ostafrika einen Arzt getroffen hatten, der sie mit reichlich Lymphe versah, und dass sie im Verlauf ihrer Reise zahlreiche Impfungen vornahmen.[470] Wie man sich dies genau vorzustellen hat, ging aus ihrem Bericht nicht hervor. Auch ist nicht zu erfahren, ob Magdalena von Prince selbst Impfungen durchgeführt hatte. Frauen, die sich in der Deutschen Kolonialschule Witzenhausen[471] im Deutschen Reich nicht nur in Geflügelzucht, Gärtnerei, Milchvieh- und Schweinehaltung, Mol-

468 BArch R151F/82619, Vertrag zwischen dem Fiskus des Deutsch-Südwestafrikanischen Schutzgebiets und der Katholischen Mission der Patres Oblaten vom 14.10.1909.

469 BArch R151F/82619, Vertrag zwischen dem Fiskus des Deutsch-Südwestafrikanischen Schutzgebiets und der Katholischen Mission der Patres Oblaten vom 14.10.1909.

470 Prince, Magdalena von: Eine deutsche Frau im Inneren Deutsch-Ostafrikas, Berlin 1908, S. 200.

471 Deutsche Kolonialschule Witzenhausen (Hg.): Festschrift zum 40jährigen Bestehen der Deutschen Kolonialschule Witzenhausen, 1898-1938, Duderstadt 1938, S. 37: Die Schule wurde 1899 gegründet, und obwohl vor allem Männer hier auf ein Leben in den Kolonien vorbereitet werden sollten, wurde eine Frauenkolonialschule angegliedert. Der Aufsichtsrat der Schule beschloss die Schließung aus pädagogischen und finanziellen Gründen zum 27.8.1910.

kerei, Schusterei und Tischlerei hatten ausbilden lassen, sondern noch einen „Seuchenimpfkurs" belegt hatten, waren berechtigt, auf Farmen in Afrika Impfungen selbst auszuführen.[472] In Deutsch-Ostafrika stellte man seit 1907 Impf-Lymphe selber her und war damit unabhängig von Lieferungen aus dem Deutschen Reich geworden. Zudem hatte man afrikanische Impfgehilfen ausgebildet und auf „Impfposten" verteilt, wo jeder Einheimische, der den Bezirk betrat oder verließ, geimpft wurde.[473]

Der Regierungsarzt in Klein-Popo (Togo) stellte 1903 fest, dass die Pocken die gefährlichste Seuche für die indigene Bevölkerung seien.[474] Der von der Kolonialregierung angeordnete Impfzwang und die von den Regierungsärzten durchgeführten Impfaktionen stießen jedoch auf großen Widerstand der indigenen Bevölkerung. Zwar besiegte man am Ende die Pockenepidemie, musste auf dem Weg dorthin aber erheblichen Zwang ausüben.[475] Auch in den französischen Kolonien in Afrika stieß man auf erhebliches Misstrauen der indigenen Bevölkerung gegenüber dieser Maßnahme.[476]

Über ihre pflegerischen Tätigkeiten hinaus versuchten die Schwestern, die einheimische Bevölkerung zu unterstützen, wenn es Not tat. Als im Frühjahr 1899 eine Dürre in Tanga eine schwere Hungersnot zur Folge hatte, kochten die Schwestern 200 Pfund Getreide täglich und gaben es an die hungernde Bevölkerung aus. Später verteilten sie nur noch das Getreide, da sie neben ihren sonstigen Tätigkeiten das Kochen nicht mehr schafften. Sie nutzten den Umstand, dass die einheimische Bevölkerung zur Pflegestation kam, um das Getreide abzuholen, und impften die Menschen.[477]

472 Smidt: „Germania führt die deutsche Frau nach Südwest" (1995), S. 77.

473 Eckart: Medizin und Kolonialimperialismus (1997), S. 307.

474 Eckart: Medizin und Kolonialimperialismus (1997), S. 145.

475 Eckart: Medizin und Kolonialimperialismus (1997), S. 146-152.

476 Echenberg: Black Death, White Medicine (2002), S. 32.

477 Unter dem rothen Kreuz 5 (1899), S. 41.

7. Militärlazarette und Kriegskrankenpflege

Mit Beginn der Aufstände der Herero in Deutsch-Südwestafrika im Januar 1904, die bis 1907 dauerten, schickte der Deutsche Frauenverein für Krankenpflege insgesamt 29 zusätzliche Schwestern unter der Leitung des Zentralkomitees vom Roten Kreuz zur Kriegskrankenpflege in diese Kolonie. Zwei von ihnen kehrten schwerkrank zu ihren Familien nach Hause zurück. Eine der ausgesandten Schwestern starb schon wenige Monate nach ihrer Ankunft an Typhus. Eine weitere kehrte nach einem halben Jahr blind und wahnsinnig in die Heimat zurück und verstarb wenig später.[478]

Die kriegerischen Auseinandersetzungen mit der einheimischen Bevölkerung in Deutsch-Südwestafrika hatten zur Folge, dass im Frühjahr 1902 vier weitere Schwestern nach Swakopmund gesandt wurden, um in den Kriegslazaretten Dienst zu tun. Am 16. März 1902 erreichte Schwester Hermine Seiff nach dreimonatiger Reise als erste Schwester das Etappenlazarett Keetmanshoop. Sie übernahm erst einmal die Küche und die Patientenverköstigung sowie die Aufsicht über die Wäsche.[479] Das Kochen war durch die ausschließliche Verwendung von Holz sehr beschwerlich. Dieses musste extra mit Ochsenwagen aus den Flussregionen herangeholt werden. Blieb die Lieferung aus, konnte nicht gekocht werden.[480]

Wasser musste der in der Küche beschäftigte „boy" herantragen, was er neben der eigentlichen Küchenarbeit sowie dem Zerkleinern des Holzes zu erledigen hatte.[481] In der Pflege wurde Schwester Hermine Seiff nicht eingesetzt, aber sie versuchte, mit ihren neuen Aufgaben zurechtzukommen:

> „Hoffentlich wird es mir gelingen, den Haushalt in der richtigen Weise einzurichten und zu führen, es ist mir natürlich etwas ungewohnt, gar nichts mit der Krankenpflege selber, der doch sonst mein ganzes Interesse gehört, zu thun zu haben, aber wenn ich sehen werde, daß mein Arbei-

478 Lehr: Der Deutsche Frauenverein 5 (1910), S. 693.

479 Unter dem roten Kreuz 8 (1902), S. 82.

480 Unter dem roten Kreuz 10 (1902), S. 103.

481 Unter dem roten Kreuz 12 (1902), S. 124.

ten zum Nutzen und Segen des Lazaretts ist, wird auch dieser Wirkungskreis mich befriedigen."[482]

Schwester Gertrud Willrich, die seit März 1903 in Keetmanshoop stationiert war, berichtete zunächst vor allem über den schlechten Zustand der Wäsche. Die bestellte Wäschemangel war zwar angekommen, aber ein Teil war abgebrochen, und nun musste sie erst vor Ort repariert werden. Für die Küche wünschte sich Gertrud Willrich eine zweite „Bambusse", wie die Dienerinnen genannt wurden, und für das Hospital eine zweite Schwester.[483] Die ebenfalls beantragten Hühner lehnte das zuständige Gouvernement zunächst ab, um dann kurz vor Weihnachten doch noch 50 Mark für deren Anschaffung zu bewilligen.[484] Noch vor den Hühnern bekam die Schwester eine Kuh mit Kalb, und somit war auch immer für frische Milch gesorgt.[485] Die Maßnahmen der Schwester, um die Herausforderungen des Alltags zu meistern, unterschieden sich also in zivilen und militärischen Pflegeeinrichtungen kaum. Von den Aufgaben im Bereich der Krankenpflege wurden die Schwestern des Deutschen Frauenvereins jedoch weitgehend ferngehalten. Mit der Zunahme des Militärs kamen auch mehr männliche Sanitätskolonnen nach Afrika, deren Angehörige in der Regel die Krankenpflege in den Etappenlazaretten übernahmen. Auch sie gehörten dem Roten Kreuz an. Aber anders als die Frauenvereine waren die Sanitätskolonnen auf den Kriegseinsatz ausgerichtet, und ihre Hauptaufgabe war der Krankentransport auf dem Kriegsschauplatz.[486] Die Schwestern waren verstimmt, dass die Sanitätskolonnen auch die Pflege der Soldaten fast gänzlich übernahmen.

Die für die Kriegspflege ausgesandten Schwestern teilten sich zunächst zwischen den Militärlazaretten Okahandja und Karibib auf. Während zwei von ihnen in Okahandja Dienst taten, pflegten die anderen beiden Malaria- und Typhuskranke in Karibib.[487]

482 Unter dem roten Kreuz 8 (1902), S. 82.

483 Unter dem roten Kreuz 7 (1903), S. 84.

484 Unter dem roten Kreuz 2 (1904), S. 19.

485 Unter dem roten Kreuz 3 (1904), S. 27.

486 Kluge, Katrin: Krankenpflege und Krankenpflegevereine in Leipzig vom 19. Jahrhundert bis zum Ende der Weimarer Republik, Leipzig 2001, S. 69.

487 Unter dem roten Kreuz 5 (1904), S. 46.

Schon vor den Herero-Aufständen in Deutsch-Südwestafrika waren Rot-Kreuz-Schwestern in Militärlazaretten im Einsatz. Ein besonderes gesundheitliches Problem war während der gesamten Kampfhandlungen in dem Krieg, den die Engländer von 1899 bis 1900 gegen die Buren führten, der Typhus. Daran erkrankten sowohl die Soldaten als auch die Bevölkerung und zum Teil das medizinische Personal.[488] Auch deutsches medizinisches Personal kam in diesem Konflikt im Rahmen einer internationalen Rot-Kreuz-Expedition zum Einsatz, und es infizierte sich mit den Krankheiten Dysenterie, Malaria oder eben Typhus.[489]

Während des Herero-Nama-Aufstands in Deutsch-Südwestafrika, der im Januar 1904 ausbrach, waren die Schwestern des Deutschen Frauenvereins in den Militärlazaretten der Kolonialtruppen des Deutschen Reichs eingesetzt. Auch in dieser militärischen Auseinandersetzung gab es eine hohe Zahl Typhuskranker, die in den Lazaretten gepflegt werden mussten.[490] Besonders die Typhuskranken erforderten häufige Nachtwachen von den Schwestern, was ihnen viel abverlangte. Waren sie allein in einer Pflegestation, mussten sie diese zusätzlich zu ihrer Tagesarbeit leisten. Die einzige im April 1904 in Swakopmund verbliebene Schwester, wohl Elsa Salomon, war jedenfalls recht froh, dass sie zeitweise die Ehefrau eines Oberleutnants zur Hilfe hatte.[491] Allerdings stand ihr diese Hilfe nur wenige Wochen zur Verfügung, und so musste sie im Mai 1904 65 Patienten allein versorgen. Neben der körperlichen Belastung der Schwestern waren auch die zur Verfügung stehenden Räume nicht für so viele Patienten eingerichtet. Die Katholische Mission hatte zwar ein Missionshaus als Hilfslazarett zur Verfügung gestellt, außerdem war eine Isolierbaracke für elf Typhuskranke eingerichtet, und trotzdem mussten immer wieder Kranke wegen Platzmangels abgewiesen werden.[492] Eine weitere Schwester des Deutschen Frauenvereins berichtete, sie habe in Karibib 35 Kranke allein zu versorgen. 24 davon waren Typhuspatienten, die anderen litten zumeist an Malaria.[493]

---

488 Küttner, H.: Unter dem Deutschen Roten Kreuz im Südafrikanischen Kriege, Leipzig 1900, S. 101, 122, 168 und 194.

489 Küttner: Unter dem Deutschen Roten Kreuz im Südafrikanischen Kriege (1900), S. 234.

490 Eckart: Medizin und Kolonialimperialismus (1997), S. 274.

491 Unter dem roten Kreuz 5 (1904), S. 47.

492 Unter dem roten Kreuz 6 (1904), S. 54.

493 Unter dem roten Kreuz 6 (1904), S. 54.

Neben der Versorgung der Kranken in den Militärlazaretten mussten die in der Geburtshilfe ausgebildeten Schwestern auch diese Aufgabe noch erledigen. Die in Karibib eingesetzte Schwester reiste beispielsweise im Juni 1904 von dort nach Swakopmund, um eine Geburt und anschließende Wochenbettpflege zu übernehmen, während eine Schwester ohne Hebammenausbildung derweil nach Karibib kam.[494] In Swakopmund angekommen, half die Hebammenschwester gleich mehreren Jungen auf die Welt und versorgte die Wöchnerinnen. Außerdem tat sie im Militärlazarett vor Ort Dienst, wo es – wie sie schrieb – immer einen Bestand von 45 und mehr europäischen Kranken gab.[495] Im Juni kamen jedoch zwei Krankenwärter und zwei Sanitätsgefreite aus der Heimat an, die die Schwestern unterstützen und entlasten sollten.[496]

Auch Grootfontein wurde Anfang 1904 von aufständischen Hereros belagert. Gleich zu Beginn der Auseinandersetzung meldete sich Helene Maniszewska, die bis dahin als Vorsteherin eines Erziehungspensionats tätig war, im Lazarett zur Krankenpflege. Da viele Ansiedler nach Grootfontein geflüchtet waren und zudem immer wieder Truppen durch die Stadt zogen, waren die Wohnverhältnisse äußerst beengt. Gefördert durch das schlechte Wetter, breiteten sich Malaria, Schwarzwasserfieber und Augenkrankheiten aus, wie Schwester Helene schrieb.[497] Zudem war die Postverbindung nach Deutschland ausgesprochen schwierig. Die „Weihnachtskiste" des Deutschen Frauenvereins erreichte Schwester Helene erst im Mai, und eine von ihr privat bestellte Sendung fiel den Hereros in die Hände.[498]

Außer den Typhus- und Malariakranken waren im Militärlazarett Okahandja zahlreiche Kriegsverletzungen zu behandeln. Mit Wäsche wurde man vom Roten Kreuz ausreichend versorgt. Bei der Verpflegung mussten die Schwestern jedoch erfinderisch sein. Vor allem Getränke wurden den Patienten ausgiebig verabreicht, und so versuchten die Schwestern, nicht zuletzt mit dem aus der Heimat gesandten „Flaschen-Eigelb", nahrhafte Flüssigkeiten zu mischen.[499]

494 Unter dem roten Kreuz 7 (1904), S. 74.
495 Unter dem roten Kreuz 9 (1904), S. 95.
496 Unter dem roten Kreuz 9 (1904), S. 95.
497 Unter dem roten Kreuz 8 (1904), S. 83.
498 Unter dem roten Kreuz 8 (1904), S. 83.
499 Unter dem roten Kreuz 8 (1904), S. 84.

Im Mai 1904 bewilligte der Vorstand des Deutschen Frauenvereins, allen Schwestern, die in Deutsch-Südwestafrika tätig waren, für die Dauer des Krieges eine Zulage von 20 Mark monatlich zu gewähren. Ausgenommen waren lediglich die neu ausgesandten Pflegerinnen, da bei diesen das Gehalt bereits dem Kriegsdienst angepasst war.[500]

Der Kindergarten- bzw. Schulbetrieb war nach den ersten Gefechten vor und um Windhuk erst einmal eingestellt worden, aber im März 1904 forderte der Pastor der evangelischen Gemeinde die dafür vorgesehene Schwester auf, den Kindergarten wieder zu öffnen. Die Schwester hatte sich bis dahin in Swakopmund aufgehalten, da wegen des Krieges keine Frauen nach Windhuk befördert wurden. Viele Familien und Witwen waren mit ihren Kindern nach Windhuk geflüchtet, so hatten Kindergarten und Schule reichlich Zulauf. Über 60 Kinder kamen täglich und wollten beschäftigt werden. Da aber alles Material zerstört worden war, musste die Schwester erfinderisch sein. Sie organisierte Werkzeug, ließ die älteren Schuljungen Spielzeug für die Kleinen tischlern und erbat sich auch vom Deutschen Frauenverein einiges Spielzeug.[501] Im August desselben Jahres war die Zahl der betreuten Kinder auf 33 gesunken. Einige Witwen waren mit ihren Kindern in die Heimat zurückgekehrt. Viele der verbliebenen Kinder litten erst an Masern, dann an Husten, Fieber und sogar an Lungenentzündung, sodass der Kindergarten immer wieder geschlossen werden musste.[502] Für den Herbst war die Rückkehr von Schwester Selma Fehre nach Windhuk als Gemeindeschwester angekündigt. Selma Fehre hatte den Kindergarten in Windhuk im Jahr 1901 gegründet und bis zu ihrer Heimreise im Juni 1903 geleitet. Nun kam sie zu einem zweiten Überseeeinsatz nach Windhuk zurück. Dies war eine sehr willkommene Nachricht, auch wenn in Windhuk die grassierende Typhusepidemie allmählich abklang.[503] Von den 100 Typhuskranken waren acht gestorben, zudem erschwerte die Rationierung der Nahrungsmittel die Arbeit der Schwestern zusätzlich.[504]

Ende November 1904 wurden noch einmal fünf weitere Schwestern nach

500 Unter dem roten Kreuz 5 (1904), S. 45.

501 Unter dem roten Kreuz 5 (1904), S. 46.

502 Unter dem roten Kreuz 10 (1904), S. 106.

503 Unter dem roten Kreuz 10 (1904), S. 106.

504 Unter dem roten Kreuz 10 (1904), S. 107.

Deutsch-Südwestafrika geschickt: Paula Gerlach, Berta Glamann, Elisabeth Hoffmann, Nanny Kuhn und Lisbeth Gierke.[505] Während der kriegerischen Auseinandersetzungen in der Kolonie war die Zahl der Schwestern des Deutschen Frauenvereins für Krankenpflege erheblich verstärkt worden. Die Niederschlagung des Herero-Nama-Aufstands hatte den Erlass zur Folge, die Etappenlazarette zum 1. Oktober 1907 aufzulösen. Nun stellte sich für den Deutschen Frauenverein die Frage, wie viele Schwestern in den „Schutzgebieten" verbleiben sollten, um sich der „zivilen" Pflege zu widmen, und wie viele in die Heimat zurückreisen sollten.[506] Schwestern, die bereits drei Jahre in den Kolonien waren, kehrten ohnehin in die Heimat zurück. Die Anfrage an den Gouverneur, wie viele Schwestern nun noch in der Kolonie benötigt wurden, verband der Verein mit dem dringenden Hinweis, dass alle Schwestern ihrer Ausbildung entsprechend eingesetzt werden sollten.[507] Gerade in den Etappenlazaretten war es immer wieder dazu gekommen, dass Schwestern ausschließlich in der Küche und Wäscherei eingesetzt wurden und die Krankenpflege männliche Sanitäter leisteten. Während in Berlin argumentiert wurde, Frauen sollten keine Männer pflegen,[508] plädierte beispielsweise der Militärarzt Dr. H. Küttner schon früh ganz entschieden für weibliche Pflegekräfte:

> „Kranken- und Verwundetenpflege, das ist ein Gebiet, auf dem die Frau infolge ihrer natürlichen Veranlagung Unerreichtes leistet und auf dem der Mann nicht mit ihr konkurrieren kann."[509]

Die in Deutsch-Südwestafrika verbleibenden Truppen beschäftigten auch weiterhin Krankenschwestern des Deutschen Frauenvereins. Die Vertreter des Militärs wandten sich an das Kaiserliche Gouvernement, wenn sie eine Schwester benötigten, das dann den „Dienstweg" an das Reichskolonialamt einhielt, und

505 Unter dem roten Kreuz 12 (1904), S. 125.

506 BArch R151F/82616, Brief vom Deutschen Frauenverein für Krankenpflege in den Kolonien an das Kaiserliche Gouvernement in Windhuk vom 20.5.1907.

507 BArch R151F/82616, Brief vom Deutschen Frauenverein für Krankenpflege in den Kolonien an den Gouverneur in Windhuk vom 11.7.1907.

508 Weber, Hermann: Männerpflege durch Verbandsschwestern in Krieg und Frieden. In: Unter dem roten Kreuz 1 (1903), S. 6-8, und Unter dem roten Kreuz 2 (1903), S. 18-20.

509 Küttner: Unter dem Deutschen Roten Kreuz im Südafrikanischen Kriege (1900), S. 75.

dieses wiederum formulierte die Anfrage an den Deutschen Frauenverein. Beim Verein forderten sie Ersatzschwestern an, wenn eine Schwester beispielsweise aus persönlichen oder gesundheitlichen Gründen vorzeitig die Heimreise antreten musste.[510] Nachdem es mehrfach zu Beschwerden von Seiten der Schwestern, aber auch des Frauenvereins darüber gekommen war, dass die Schwestern nicht in der Pflege eingesetzt wurden, sondern vor allem Küchen- und Wäschedienst leisteten, änderte das Militär nicht etwa diese Praxis. Vielmehr forderte das Kommando der Schutztruppen 1909 in Windhuk beim Kaiserlichen Gouvernement nun explizit auch Schwestern an, die die als Köche beschäftigten Soldaten ersetzen sollten.[511]

Zwischen dem Kommando der Schutztruppen und den Kaiserlichen Gouvernements gab es nicht nur Unstimmigkeiten über die Verwendung der Krankenschwestern, sondern auch über ihre Einsatzorte. So beklagte sich ein Major der Truppen beim Gouverneur in Windhuk, dass eine für das Militärlazarett Lüderitzbucht bestimmte Schwester, die man nur deshalb noch in Swakopmund belassen habe, weil das Lazarett dort sonst ohne Pflegekraft gewesen wäre, nun vom Gouvernement beansprucht werde.[512] Außerdem verwahrte sich der Major dagegen, dass ein Obermilitärarzt eine „zivile" Schwester für das Militär beansprucht habe, wie das Gouvernement behauptete. Vielmehr habe der Militärarzt das Bezirksamt Lüderitzbucht gebeten, Schwester Charlotte nach Keetmanshoop zu senden, um die dort an Typhus erkrankte Schwester Alice Timmermann zu pflegen. Die Gemeindeschwester aus Keetmanshoop durfte diese Pflege wohl wegen der Ansteckungsgefahr nicht übernehmen.[513]

510 BArch R151F/82615, Schreiben des Oberstabsarztes an das Kaiserliche Gouvernement über das Kommando der Schutztruppen vom 25.11.1912.

511 BArch R151F/82613, Schreiben des Kommandos der Schutztruppen in Windhuk an das Kaiserliche Gouvernement Windhuk vom 11.9.1909.

512 BArch R151F/82613, Schreiben vom Kommando der Schutztruppen in Windhuk an das Kaiserliche Gouvernement in Windhuk vom 15.7.1909.

513 BArch R151f/82613, Schreiben vom Kommando der Schutztruppen in Windhuk an das Kaiserliche Gouvernement in Windhuk vom 15.7.1909.

7.1. Der Deutsche Frauenverein vom Roten Kreuz für Krankenpflege und seine Schwestern im Ersten Weltkrieg

Der Deutsche Frauenverein für Krankenpflege in den Kolonien hatte sich im Februar 1909 dem Dachverband des Deutschen Roten Kreuzes angeschlossen. Damit war die Umbenennung des Vereins in „Deutscher Frauenverein vom Roten Kreuz für Krankenpflege" einhergegangen.[514]

Am 3. August 1914 fand in der Wohnung der Vorsitzenden des Deutschen Frauenvereins, Frau von Stephan, eine Ausschusssitzung statt, deren einziger Tagespunkt „Stellungnahme zum Ausbruch des Krieges" lautete.[515] Es wird deutlich, dass den Vorstandsmitgliedern noch nicht klar war, welche Aufgaben nun auf den Verein zukommen würden und was man überhaupt zu leisten imstande war. Es gab jedoch erste Überlegungen, ein Verwundetenlazarett einzurichten.[516]

Die Schwestern in den Kolonien wurden teilweise vom Ausbruch des Krieges überrascht. Grete Kühnhold schrieb etwa:

> „So war uns von dem Kriegsvorspiel nichts bekannt, und die durch berittene Eilboten in unglaublich kurzer Zeit überbrachten Flaggenposten fanden uns völlig unvorbereitet. Daß ein europäischer Krieg auf die Kolonien übergreifen könne, erschien uns damals nicht glaubhaft. So sehr würden selbst die Engländer das Ansehen der weißen Rasse bei den Farbigen nicht aufs Spiel stellen wollen – dachten wir zu jener Zeit."[517]

Im Jahr 1916 waren alle Kolonien bis auf Ostafrika für das Deutsche Reich verloren. Viele Schwestern waren in die Heimat zurückgekehrt und taten dort Kriegsdienst. Einige waren jedoch auch in Gefangenschaft geraten.[518] In Deutsch-Südwestafrika war das Prinzessin-Rupprecht-Heim noch in Betrieb

514 Lehr: Der Deutsche Frauenverein 5 (1910), S. 673.

515 BArch R8023/168 Protokoll der Ausschusssitzung vom 3.8.1914.

516 BArch R8023/168 Protokoll der Ausschusssitzung vom 3.8.1914.

517 Kühnhold: In Friedens- und Kriegszeiten in Kamerun (1917), S. 15-16.

518 BArch R8023/168, Jahresbericht des Deutschen Frauenvereins von 1916.

und wurde überwiegend von Frauen und Kindern genutzt.[519] Auch der Kindergarten in Swakopmund hielt seinen Betrieb mit Hilfe von Schwester Irene Pischbach aufrecht.[520]

Aus Kamerun kehrten 1916 fünf Schwestern zurück. Eine von ihnen, Grete Kühnhold, hatte bis zuletzt in dem Lager für Schlafkranke in Kumbe ausgehalten.[521] Schwester Hertha Stapenhorst, die in Deutsch-Südwestafrika stationiert gewesen war, starb nach einem anstrengenden Rückzug 1917 in Aleppo an Paratyphus.[522]

Bevor der Gouverneur von Ostafrika gefangen genommen wurde, organisierte seine Frau dort noch ein so genanntes Liebesgaben-Komitee, das für die Frontsoldaten in den „Schutzgebieten“ Strümpfe strickte, Schokolade aus den Pflanzungen vor Ort herstellte, tonnenweise Mangofrüchte trocknete und dies alles ins Feld schickte.[523]

Den einzelnen Landesverbänden des Deutschen Frauenvereins gelang es nur zum Teil, die Mitgliederzahl während der Kriegsjahre stabil zu halten. Die südlichen Landesverbände wie beispielsweise Baden, Württemberg und Bayern waren darin erfolgreicher, während die nördlichen unter den schwierigen Kriegsbedingungen zu leiden hatten und dort viele Mitglieder austraten.[524] Lediglich in Rostock gründete sich im Jahr 1917 noch eine neue Abteilung des Vereins.[525]

Das für die Schwestern des Vereins 1903 eingerichtete Erholungsheim „Georgshof“ wurde ab 1917 ganzjährig geöffnet und nicht nur während der Sommermonate. Damit war ein erheblicher finanzieller Mehraufwand für den Verein verbunden, aber der Bedarf der Schwestern war entsprechend hoch.[526]

---

519 BArch R8023/168, Jahresbericht des Deutschen Frauenvereins von 1916.

520 BArch R8023/168, Jahresbericht des Deutschen Frauenvereins von 1916.

521 BArch R8023/168, Jahresbericht des Deutschen Frauenvereins von 1916.

522 BArch R8023/168, Sitzungsprotokoll der Hauptversammlung des Deutschen Frauenvereins vom 27.10.1917.

523 BArch R8023/168, Sitzungsprotokoll der Hauptversammlung des Deutschen Frauenvereins vom 27.10.1917.

524 BArch R8023/168, Jahresbericht des Deutschen Frauenvereins von 1916.

525 BArch R8023/168, Sitzungsprotokoll der Hauptversammlung des Deutschen Frauenvereins vom 27.10.1917.

526 BArch R8023/168, Sitzungsprotokoll der Vorstandssitzung des Deutschen Frauenvereins vom 27.10.1917.

Schwestern, die bereits in den Kolonien in Afrika für den Deutschen Frauenverein gearbeitet hatten, leisteten nun in den Kriegs- und Etappenlazaretten in Europa ihren Dienst. Schwester Margarete Gräfin Gersdorff war in den Jahren von 1893 bis 1899 im Lazarett von Tanga zur Zufriedenheit aller tätig gewesen.[527] Von September 1914 bis April 1915 war sie in der Kriegskrankenpflege unter anderem an der Ostfront eingesetzt. Eine Verletzung am Arm heilte sie in Berlin aus; Mitte 1915 wollte sie für die Deutsche Sanitätsmission in die Türkei übersiedeln.[528] Der hierfür notwendige Reisepass wurde ihr jedoch vom Auswärtigen Amt verweigert, nachdem dort zwei Eingaben eingegangen waren, die die Qualifikation der Schwester in Frage gestellt hatten.[529] Schwester Margarete konnte daraufhin die Stelle in der Türkei nicht antreten und bemühte sich noch im Oktober 1916 darum, ihren guten Ruf als Krankenpflegerin wiederherzustellen.[530]

527 BArch R1001/5645, Bescheinigung des Reichskolonialamts vom 13.9.1914.

528 BArch R1001/5645, Schreiben von Gräfin Margarete Gersdorff an den Vorstand des Vaterländischen Frauenvereins Berlin vom 5.10.1916.

529 BArch R1001/5645, Schreiben Willy von Dulong vom 6.6.1915 und Fürst Hatzfeldt vom 15.7.1915 an das Auswärtige Amt.

530 BArch R1001/5645, Schreiben von Gräfin Margarete Gersdorff an den Vorstand des Vaterländischen Frauenvereins Berlin vom 5.10.1916.

8. Die Schwestern des Deutschen Frauenvereins für Krankenpflege in den Kolonien und die koloniale Gesellschaft

Die Schwestern des Deutschen Frauenvereins wurden als ein Teil der kolonialen deutschen Gesellschaft betrachtet. Sie übten dort ihren Beruf aus wie die männliche europäische Bevölkerung. In den Erinnerungen des ehemaligen Gouverneurs von Kamerun und später von Deutsch-Südwestafrika zeigt sich, dass sie vor allem als Krankenschwestern und weniger als Frauen, die einen Einfluss auf die Gesellschaft ausüben würden, wahrgenommen wurden:

> „Die größte Veränderung in den sozialen Verhältnissen Dualas aber brachte die Tatsache mit sich, daß jetzt neben den Schwestern der katholischen Mission, den Schwestern vom Roten Kreuz im Regierungskrankenhaus und den Ehefrauen der evangelischen Missionare eine ganze Anzahl verheirateter Frauen, Anfang 1910 nicht weniger als 39, in Duala das Tropenleben mit ihren Männern teilte.“[531]

Die Krankenschwestern wurden anders als deutsche Ehefrauen, die ihren Ehemännern in die Kolonien gefolgt waren, anscheinend kaum als Bereicherung des gesellschaftlichen Lebens betrachtet. Ähnlich ging es britischen Krankenschwestern in den britischen Kolonien. Auch sie waren oft einsam und isoliert in der kolonialen Gesellschaft, die nicht selten ausschließlich aus Männern bestand.[532]

Die Schwestern standen in den Kolonien als ledige, berufstätige Frauen unter besonderer Beobachtung der weißen Bevölkerung. So kam es immer wieder zu Klatsch und Tratsch innerhalb der Gemeinden. Und selbst wenn sich die Vorwürfe gegen die Schwestern nicht belegen ließen, blieb ihnen häufig nur, ihre Versetzung zu beantragen. So war 1914 in Grootfontein die Ehefrau des Bezirksarztes Dr. Zachlehner maßgeblich daran beteiligt, gemeinsam mit weiteren

531 Seitz, Vom Aufstieg und Niederbruch deutscher Kolonialmacht (1929), S. 91.

532 Rafferty, Anna Marie/Solano, Diana: The Rise and Demise of the Colonial Nursing Service: British Nurses in the Colonies, 1896-1966. In: Nursing History Review 15 (2007), S. 147-154, hier S. 148.

Frauen aus der Gemeinde die Hebammenschwester Minna Weiss zu bezichtigen, sie sei indiskret und klatsche über die zu betreuenden Familien.[533] Obwohl sich alle Beschuldigungen bis auf eine, bei der die Aussage von Schwester Minna gegen die von Frau Zachlehner stand, als unwahr erwiesen, musste sich die Schwester versetzen lassen.[534]

Schon zehn Jahre zuvor hatte sich Dr. Zachlehner – zu dieser Zeit offenbar noch als Privatarzt in Swakopmund tätig – in die Besetzung der dortigen Hebammenstelle eingeschaltet. Eine in Breslau ausgebildete Hebamme, Maria Hoffmann, hatte bei der Gemeinde um die Genehmigung nachgesucht, in der Geburtshilfe vor Ort tätig zu werden.[535] Der zuständige Regierungsarzt verlangte jedoch zuvor, dass Maria Hoffmann eine „Nachprüfung" bei ihm ablegen sollte.[536] Da sie sich weigerte, wurde ihr keine Arbeitsgenehmigung erteilt und auch das Inserieren in der Tageszeitung mit der Bezeichnung „Geprüfte Hebamme" untersagt. Im Mai 1904 sah sie deshalb nur die Möglichkeit, die Kolonie mit ihrer Familie zu verlassen, wandte sich aber zuvor noch an den Direktor der Hebammen-Lehranstalt in Breslau, wo sie ausgebildet worden war.[537] Der zuständige Regierungsarzt war mit seiner Forderung durchaus im Recht. Auch im Deutschen Reich hätte Maria Hoffmann sich einer solchen Prüfung durch den Amtsarzt unterziehen müssen. In Preußen wurden Hebammen alle drei Jahre, in Bayern, Baden und einigen anderen Staaten sogar jährlich überprüft.[538]

Das Verhältnis zwischen dem medizinischen Personal war also nicht immer einfach. Zum einen kam es zu Spannungen zwischen den Ärzten und den Schwestern, wenn Letztere die Regierungsärzte nicht als Vorgesetzte anerkennen wollten. Zum anderen war auch das Zusammenleben und -arbeiten der

533 BArch R151F/82615, Brief des Kaiserlichen Bezirksamts Grootfontein an den Gouverneur in Windhuk vom 18.5.1914.

534 BArch R151F/82615, Brief des Kaiserlichen Bezirksamts Grootfontein an den Gouverneur in Windhuk vom 18.5.1914.

535 BArch R1001/5692, Schreiben des Kaiserlichen Gouvernements für Deutsch-Südwestafrika an die Kolonialabteilung des Auswärtigen Amts vom 7.12.1904.

536 BArch R1001/5692, Schreiben des Kaiserlichen Gouvernements für Deutsch-Südwestafrika an die Kolonialabteilung des Auswärtigen Amts vom 7.12.1904.

537 BArch R1001/5692, Abschrift des Schreibens von Maria Hoffmann an Direktor Baum, Breslau, vom 28.5.1904.

538 Uebe: Die rechtliche Situation der Hebammen in der Geburtshilfe in Deutschland (2000), S. 11.

Schwestern nicht immer so harmonisch, wie es die in der Vereinszeitschrift abgedruckten Auszüge der Schwesternbriefe glauben machen sollten. So bat der Regierungsarzt des Bezirkskrankenhauses Lüderitzbucht, Dr. Heyn, um die Versetzung einer Hebammenschwester, die sich weder seinen Anweisungen fügen wollte noch mit der zweiten Schwester im Lazarett auskam. Der Streit zwischen den Schwestern sowie zwischen der Hebammenschwester und Dr. Heyn eskalierte derart, dass nicht nur die Patienten im Lazarett die schlechte Stimmung bemerkten, sondern selbst Gemeindemitglieder den Arzt darauf ansprachen.[539] Auch die Anweisung des Arztes, dass die Hebamme keine Patienten mit ansteckenden Krankheiten pflegen sollte, um keine Neugeborenen zu gefährden, missachtete sie laut seinen Angaben, sodass Dr. Heyn die sofortige Entfernung der Schwester aus Lüderitzbucht anstrebte.[540] Das Kaiserliche Bezirksamt musste diese Bitte wiederum an das Kaiserliche Gouvernement weiterleiten, das folgenden Kompromiss vorschlug: Eine neu aus der Heimat eintreffende Hebammenschwester, die eigentlich für Outjo bestimmt war, sollte stattdessen nach Lüderitzbucht gesandt werden, während Schwester Lily nach einem Erholungsurlaub in Outjo eingesetzt werden könnte. Trotz „der groben Disziplinlosigkeit" der Schwester, so ein handschriftlicher Vermerk auf dem Schreiben, wurde ihre grundsätzliche Befähigung für den Einsatz in den Kolonien nicht in Frage gestellt.[541] Ob das daran lag, dass in der Geburtshilfe ausgebildete Schwestern in den „Schutzgebieten" dringend benötigt wurden und die Angaben von Dr. Heyn nicht ganz zutreffend waren, ist nicht festzustellen. Die Autorität der Ärzte durfte jedenfalls von den Schwestern nicht in Frage gestellt werden. Selbst bei Meinungsverschiedenheiten in den klassischen Tätigkeitsbereichen der Krankenschwestern konnten diese sich nicht gegen die Ärzte behaupten. Die Otavi Minen- und Eisenbahngesellschaft beispielsweise beantragte im Mai 1913 die Versetzung der bei ihnen beschäftigten Schwester vom Deutschen Frauenverein für Krankenpflege, weil diese sich den Anordnungen des Arztes in Wäsche- und

539 BArch R151F/82615, Brief von Dr. Heyn an den Bezirksverband Lüderitzbucht vom 3.4.1914.

540 BArch R151F/82615, Brief von Dr. Heyn an den Bezirksverband Lüderitzbucht vom 3.4.1914.

541 BArch R151F/82615, Brief vom Kaiserlichen Bezirksamt Lüderitzbucht an das Kaiserliche Gouvernement in Windhuk vom 3.4.1914.

Wirtschaftsangelegenheiten nicht fügen wollte.[542] Im Oktober desselben Jahres musste die Schwester abreisen.[543]

8.1. Der Fall Lena Kaewel

Der Fall des Polizeisergeanten Georg Rachuth und der Schwester Lena Kaewel zeigt, wie sehr die ledigen Frauen um ihre moralische und körperliche Integrität besorgt sein mussten. Auf einer Reise im August 1912 von Gibeon nach Maltahöhe trafen die Schwester und der Sergeant zufällig aufeinander und beschlossen, gemeinsam weiterzureisen. Während einer Übernachtung und auch auf der weiteren Reise war es laut Schwester Lena immer wieder zu Übergriffen von Seiten des Sergeanten gekommen.[544] Diese gipfelten, so Lena Kaewel, in einer Vergewaltigung. Die hierzu befragten Zeugen bestätigten, dass die von Schwester Lena Kaewel geschilderten Belästigungen – ausgenommen die Vergewaltigung – so vorgefallen waren.[545] Nicht bestätigen wollten sie hingegen, dass die Schwester erheblichen Widerstand geleistet habe, wohl aber, dass sie verärgert gewesen sei. Letztlich wurde der Polizeisergeant freigesprochen, weil das Gericht davon ausging, dass Rachuth den Beischlaf zwar erzwungen habe, der Widerstand der Schwester aber eher symbolischen Charakter gehabt habe. Der Angeklagte habe also durchaus davon ausgehen können, dass die Schwester mit seinen „Annäherungsversuchen“ einverstanden gewesen sei. Der Richter begründete sein Urteil zugunsten des Militärangehörigen damit, dass der Schwester bei der Ankunft in Maltahöhe das Prekäre ihrer Lage wohl bewusst geworden sei und sie deshalb einer Bekannten vor Ort vorbeugend von der angeblichen Vergewaltigung Rachuths berichtet hatte, um ihren Ruf nicht zu gefährden.[546]

542 BArch R151F/82615, Schreiben der Otavi Minen- und Eisenbahn-Gesellschaft an das Kaiserliche Gouvernement vom 27.5.1913.

543 BArch R151F/82615, Schreiben der Otavi Minen- und Eisenbahn-Gesellschaft an das Kaiserliche Bezirksamt vom 1.9.1913.

544 BArch R151F/82615, Urteilsausfertigung in der Strafsache gegen den Polizeisergeanten Georg Rachuth in Warmbad vom 12.12.1913.

545 BArch R151F/82615, Urteilsausfertigung in der Strafsache gegen den Polizeisergeanten Georg Rachuth in Warmbad vom 12.12.1913.

546 BArch R151F/82615, Urteilsausfertigung in der Strafsache gegen den Polizeisergeanten

Einige Monate nach dem Vorfall, am 7. Januar 1913, bat Schwester Lena Kaewel um einen mehrwöchigen Urlaub sowie anschließende Entlassung aus dem Kolonialdienst.[547] Begründet hatte sie ihre Bitte mit einer eigenen Erkrankung sowie mit dem schlechten Gesundheitszustand ihrer Mutter.[548] Der zuständige Arzt in Maltahöhe attestierte ihr nicht nur Appetit- und Schlaflosigkeit, sondern diverse nervöse Erscheinungen, und berichtete, dass die Schwester bereits mehrmals Selbstmordgedanken geäußert habe.[549]

Bereits im Oktober 1912 hatte Lena Kaewel Strafanzeige gegen Rachuth gestellt und wurde darin vom Deutschen Frauenverein ausdrücklich unterstützt.[550] Am 21. November 1912 bat sie das Bezirksamt um ihre Versetzung von Maltahöhe unmittelbar nach dem Ende der Verhandlungen.[551] Diese zogen sich jedoch über die nächsten Monate hin, sodass sie dieser Umstand bewogen haben mag, um ihre Entlassung zu bitten. Ihren Dienst vor Ort weiter auszuüben, war sicherlich außerordentlich schwierig.

8.2. Die europäische Bevölkerung in Afrika und die Krankenschwestern

Die koloniale europäische Bevölkerung vor Ort reagierte auf die jungen, ledigen Frauen, die als Krankenschwestern in die deutschen „Schutzgebiete" kamen, indem sie deren Lebenswandel genau beobachtete. Gleichzeitig wurden diese Frauen als geeignete Heiratskandidatinnen betrachtet. Mischehen zwischen der indigenen und europäischen Bevölkerung waren 1905/06 von Gouverneur

Georg Rachuth in Warmbad vom 12.12.1913.

547 BArch R151F/82615, Schreiben des Kaiserlichen Distriktsamts Maltahöhe an das Kaiserliche Gouvernement vom 15.2.1913.

548 BArch R151F/82615, Brief von Schwester Lena Kaewel an das Kaiserliche Gouvernement vom 7.1.1913.

549 BArch R151F/82615, Attest von Dr. Künzel, Maltahöhe, über den Gesundheitszustand von Lena Kaewel vom 8.1.1913.

550 BArch R151F/82615, Schreiben des Deutschen Frauenvereins vom Roten Kreuz für die Kolonien an das Reichs-Kolonialamt vom 27.10.1912.

551 BArch R151F/82615, Schreiben von Schwester Lena Kaewel an das Kaiserliche Bezirksamt Maltahöhe vom 21.11.1912.

Lindequist in Deutsch-Südwestafrika verboten worden,[552] auch wenn es zahlreiche Befürworter solcher Verbindungen gab und diese Frage heftig und kontrovers diskutiert wurde.[553] Europäische Frauen waren zahlenmäßig im Gegensatz zu den europäischen Männern stark unterrepräsentiert, und so heirateten die Schwestern oft schon kurze Zeit nach ihrer Ankunft in den „Schutzgebieten". Für das jeweilige Bezirksamt bedeutete das, möglichst rasch Ersatzschwestern aus der Heimat anzufordern. Dies musste über das Gouvernement geschehen und konnte einige Zeit dauern. So kam es durchaus vor, dass die Bezirksämter den Deutschen Frauenverein in Berlin schon im Voraus wissen ließen, welcher Bedarf zu erwarten war. Traf dann die Anfrage des Gouvernements in Berlin ein, waren die entsprechenden Schwestern nicht selten schon ausgesucht und reisefertig.[554]

Die Schwestern äußerten sich in ihren Briefen nur selten zu ihrer Stellung in der kolonialen Gesellschaft. Dass sie unter besonderer Beobachtung standen, wird jedoch an Passagen wie der folgenden deutlich:

> „Ein Leben in den Tropen ist schwer, aber ein Leben in den Tropen als Schwester ist sehr schwer. Immer das Richtige thun und stets das vermeiden, was Anstoß erregen kann, ist kein leichtes Stück Arbeit."[555]

Hatte eine Schwester an ihrem Einsatzort Schwierigkeiten mit Patienten, anderen Schwestern oder Ärzten, so versuchte der Deutsche Frauenverein das Problem durch eine Versetzung zu lösen. Diese Maßnahme zog er sicher nicht zuletzt deshalb vor, weil eine vorzeitige Rückreise der Schwestern und die Aussendung einer Ersatzschwester eine kostspielige und zeitaufwendige Angelegenheit war. So wurde eine Schwester 1908 von Windhuk nach Lüderitzbucht

552 Eckart: Medizin und Kolonialimperialismus (1997), S. 67.

553 Siehe hierzu u. a. Gentz: Die Mischlinge in Deutsch-Südwestafrika. In: Globus 84 (1903), S. 336f.; Friedrich, Julius: Die rechtliche Beurteilung der Mischehen nach deutschem Kolonialrecht. In: Koloniale Rundschau 1(1909), S. 360-368; Acker, Amandus: Zur Frage der Rassenmischehe. In: Koloniale Rundschau 4 (1912), S. 462-468.

554 BArch R151F/82615 Schreiben des Kaiserlichen Bezirksamts Lüderitzbucht an das Gouvernement Windhuk vom 30.10.1912.

555 Unter dem rothen Kreuz 2 (1901), S. 15.

versetzt, weil ihr „Verbleiben in Windhuk unerwünscht war".[556] Das Klima in Lüderitzbucht war aber für Europäer offenbar so unzuträglich, dass im Juli 1909 dringend nach einer zweiten Schwester verlangt wurde, da eine Schwester allein die Arbeit nicht leisten konnte. Außerdem sei die Gesundheit der aus Windhuk versetzten Schwester bereits so angegriffen, dass man auch für sie eine Ersatzschwester benötige. Der Bezirksamtmann betonte, dass er am liebsten die Schwester Marga Bielitzer, die seinerzeit für die Windhuker Schwester Platz machen musste, wiederhätte.[557]

8.3. Die konfessionellen Schwestern und die Rot-Kreuz-Schwestern

Im September 1899 flüchteten drei katholische Missionsschwestern aus Kribi (Kamerun) nach Duala (Kamerun) zu den Schwestern des Deutschen Frauenvereins, nachdem der Ort von Kriegern des Stammes Bulis überfallen worden war. Die Mission wurde vollständig zerstört, und die Krieger – so berichtete Schwester Elisabeth Paulsen – tanzten in den Gewändern der Priester und Nonnen.[558]

Die Beziehungen der Krankenschwestern des Deutschen Frauenvereins zu den Schwestern der ebenfalls in Duala angesiedelten Basler Mission waren sehr gut, ebenso die zur Katholischen Mission. Die Basler Mission unterhielt in Duala ein Geschäft, wohl eine Art Kolonialwarenladen, der ein für Afrika reichhaltiges Angebot bereithielt.[559] Die Schwestern vom Roten Kreuz gingen gern dort einkaufen.[560] Sie unterhielten durchaus gute Beziehungen zu den Schwestern der jeweiligen Orden, grenzten sich jedoch gleichzeitig besonders von den katholischen Schwestern deutlich ab. Die französischen katholischen Schwestern in Ague (Togo) bedauerten sie, weil diese „Negerkinder unterrichten und gar oft ist Undankbarkeit, Frechheit und Bosheit der Dank für ihre selbstlose Aufopfe-

556 BArch R151F/82613, Schreiben des Kaiserlichen Bezirksamts Lüderitzbucht an das Gouvernement Windhuk vom 30.7.1909.

557 BArch R151F/82613, Schreiben des Kaiserlichen Bezirksamts Lüderitzbucht an das Gouvernement Windhuk vom 30.7.1909.

558 Unter dem rothen Kreuz 11 (1899), S. 116.

559 Unter dem roten Kreuz 12 (1904), S. 127.

560 Wittum: Unterm Roten Kreuz in Kamerun und Togo (1899), S. 32.

rung."[561] Die Schwestern besuchten sich gegenseitig, war doch die Möglichkeit eines unverfänglichen gesellschaftlichen Verkehrs für sie sehr begrenzt.[562]

8.4. Der Fall Schwester Margarete Heldt

Im Februar 1911 gelangte eine Beschwerde an das Kaiserliche Bezirksamt Lüderitzbucht, eine Schwester des Hospitals hätte sich geweigert, Nachtwachen bei der Frau eines Zollinspektors zu übernehmen.[563] Die Schwester Mary Stock wurde daraufhin vorgeladen und zu dem Vorwurf befragt. Sie wies diese Beschuldigungen zurück und räumte lediglich ein, nach neun bis zehn Nächten, in denen sie bei der Frau Zollinspektor die Nachtwachen übernommen habe, darum gebeten zu haben, eine Nacht aussetzen zu dürfen.[564] Die Patientin habe – so gab Schwester Mary zu Protokoll – ihrem Vorschlag zugestimmt, die Nachtwache für eine Nacht an den Ehemann zu delegieren. Zur Verstimmung sei es erst gekommen, nachdem die Oberschwester Margarete Heldt sich bei dem Ehemann darüber beschwert habe, was seine Frau dem Pflegepersonal im Lazarett abverlange.[565]

Der Vorwurf, sie habe sich der Pflegeaufgabe verweigert, war laut Schwester Mary nur dadurch entstanden, dass sich die Oberschwester falsch ausgedrückt habe, und die Verstimmung zwischen ihr und der Patientin sei erst durch die Äußerungen der Oberschwester gegenüber dem Ehemann hervorgerufen worden.[566] Weiter wurde Schwester Mary vom Bezirksamt zu Morphiuminjektionen befragt, die sie zwei Patienten ohne ärztliche Anweisung verabreicht haben soll. Auch in diesem Fall war sie sich keiner Schuld bewusst und verwies

561 Wittum: Unterm Roten Kreuz in Kamerun und Togo (1899), S. 89.

562 Wittum: Unterm Roten Kreuz in Kamerun und Togo (1899), S. 97.

563 BArch R151F/82615, handschriftliches Protokoll über die Befragung von Schwester Mary Stock vom 21.2.1911.

564 BArch R151F/82615, handschriftliches Protokoll über die Befragung von Schwester Mary Stock vom 21.2.1911.

565 BArch R151F/82615, handschriftliches Protokoll über die Befragung von Schwester Mary Stock vom 21.2.1911.

566 BArch R151F/82615, handschriftliches Protokoll über die Befragung von Schwester Mary Stock vom 21.2.1911.

darauf, dass der behandelnde Arzt angeordnet hatte, den Patienten bei Unruhe mit Morphium zu behandeln.[567] Außerdem sollte eine Frau aus dem Ort, die die Nachtwache einer französischen Patientin übernommen hatte, diese ins Gesicht geschlagen haben. Schwester Mary sagte aus, sie habe dies nicht gesehen, sondern nur eine Drohung der Pflegehelferin und ein Geräusch gehört, das ein Schlag hätte sein können. Diese Patientin – so Schwester Mary – habe die leitende Schwester nicht nach den Vorgaben des behandelnden Arztes pflegen, sondern sie ausschließlich mit Kartoffelbrei verköstigen lassen.[568] Das Bezirksamt befragte die Patientin selbst dazu, und diese bestätigte, dass sie ausgesprochen schlecht behandelt worden war. Sie sagte aus, von der für die Nachtwache zuständigen Person, die außerdem nachts in ihrem Zimmer geraucht habe, geschlagen worden zu sein.[569] Die detaillierten Aussagen hatten sicher zum Ziel, dem Bezirksamt vor Augen zu führen, wie mangelhaft und eigenmächtig das Lazarett von der Oberschwester geführt wurde. Das Bezirksamt und der Deutsche Frauenverein in Berlin hatten wenig Interesse daran, dass diese Anschuldigungen – und besonders die des unsachgemäßen Morphiumgebrauchs – öffentlich wurden. Eine maschinenschriftliche Abschrift des Protokolls enthält den Abschnitt mit Schwester Marys Aussage zu den Morphiuminjektionen und der Vernachlässigung und Misshandlung der Patientin nicht mehr.[570] Trotzdem kam im zuständigen Bezirksamt Lüderitzbucht die Frage auf, ob die leitende Oberschwester ihren Aufgaben noch gerecht wird.

Einige Tage nach Schwester Mary wurde die Oberschwester Margarete Heldt zu den Vorwürfen gegen die Krankenschwester gehört. Sie nahm Schwester Mary erstaunlicherweise gegen alle Vorwürfe in Schutz und relativierte ihre frühere Aussage zugunsten der Schwester. Abschließend bescheinigte Oberschwester Margarete Mary Stock Fleiß und Tüchtigkeit, was von dem zustän-

567 BArch R151F/82615, handschriftliches Protokoll über die Befragung von Schwester Mary Stock vom 21.2.1911.

568 BArch R151F/82615, handschriftliches Protokoll über die Befragung von Schwester Mary Stock vom 21.2.1911.

569 BArch R151F/82615, handschriftliches Protokoll über die Befragung der Patientin Louise Cardet vom 22.2.1911.

570 BArch R151F/82615, maschinenschriftliche Abschrift des handschriftlichen Protokolls über die Befragung von Schwester Mary Stock am 21.2.1911.

digen Beamten im Bezirksamt jedoch angezweifelt wurde.[571] Eine ebenfalls im Lazarett Lüderitzbucht beschäftigte Schwester, Luise Loleit, wurde auch zu den Vorwürfen gegen Schwester Mary Stock befragt. Schwester Luise berichtete, dass ihr von der Oberschwester befohlen worden sei, die Pflege von Frau Zollinspektor Schleiffer zu übernehmen, weil sowohl zwischen Schwester Mary und der Patientin als auch mit dem Ehemann Zwistigkeiten aufgekommen seien. Erst nachdem die Patientin hohes Fieber bekommen hatte und der leitende Arzt eine Ansteckungsgefahr für die Hebammenschwester Luise befürchtete, übernahm Schwester Mary die Pflege der Patientin wieder.[572] Im Gegensatz zu Schwester Mary und Schwester Margarete beschrieb Schwester Luise die Patientin Schleiffer nicht als besonders anstrengend oder anspruchsvoll.[573] Allerdings räumte der Bezirksamtmann Böhmer in einem Schreiben vom 11. Oktober 1911 selbst ein, dass die Patientin zeitweise „geisteskrank" gewesen sei und deshalb die Schwestern immer wieder beleidigt habe.[574]

Schon vor der Befragung der Schwestern Stock, Heldt und Loleit war im Bezirksamt ein Hinweis eingegangen, dass es im Bezirkskrankenhaus Lüderitzbucht zu Unregelmäßigkeiten gekommen sei. Bei einer Überprüfung durch das Bezirksamt war das Fehlen von zwei Kisten Wein offenbar geworden, die laut der Oberschwester noch nicht geliefert worden waren. Der Obersekretär des Bezirksamtes fragte deshalb bei dem zuständigen Lieferanten nach und erhielt die Auskunft, dass der Wein sehr wohl angeliefert und die Lieferung von der Oberschwester quittiert worden sei. Einige Wochen nach dieser Anfrage des Bezirksamtes bei der Lieferfirma wurde erneut die entsprechende Menge Wein an das Bezirkskrankenhaus geliefert und von der Oberschwester bar bezahlt, sodass die Lieferung auf keiner Rechnung mehr erschien.[575]

571 BArch R151F/82615, maschinenschriftliche Abschrift des handschriftlichen Protokolls über die Befragung von Oberschwester Margarete Heldt vom 23.2.1911.

572 BArch R151F/82615, maschinenschriftliche Abschrift des handschriftlichen Protokolls über die Befragung von Hebammenschwester Luise Loleit vom 23.2.1911.

573 BArch R151F/82615, maschinenschriftliche Abschrift des handschriftlichen Protokolls über die Befragung von Hebammenschwester Luise Loleit vom 23.2.1911.

574 BArch R151F/82615, Schreiben von Bezirksamtmann Böhmer, Lüderitzbucht, an Schwester Margarete Heldt vom 11. Oktober 1911.

575 BArch R151F/82615, Schreiben der Lüderitz-Gesellschaft L. Scholz & Co. GmbH Lüderitzbucht an das Kaiserliche Bezirksamt Lüderitzbucht vom 15.6.1911.

Außerdem bestätigte der Apotheker H. Maschner aus Lüderitzbucht in einer späteren Stellungnahme, einige Male Morphium ohne Rezept an die Oberschwester abgegeben zu haben. Einmal – so der Apotheker – habe der zuständige Arzt Dr. Meltzer ihn gebeten, Schwester Margarete Morphium zu verabreichen, weil er die Verantwortung für die Folgen eines vollständigen Entzugs nicht übernehmen könne.[576]

Ein Hinweis aus der europäischen Bevölkerung an das Bezirksamt, dass die Oberschwester im Bezirkskrankenhaus häufig stark angetrunken sei, hatte die Untersuchungen Anfang 1911 in Gang gesetzt und überschnitt sich offenbar mit den unabhängig davon geführten Befragungen zum Arbeitsverhalten der Schwester Mary Stock.[577] Der zuständige Bezirksarzt Dr. Meltzer hatte bis dahin anscheinend nichts von dem Alkoholmissbrauch der Oberschwester bemerkt, wohl aber andere Beschäftigte des Lazaretts. Nachdem Dr. Meltzer jedoch einige Ermittlungen angestellt hatte, teilte er dem Bezirksamt mit, die Oberschwester greife nur dann zum Alkohol, wenn kein Morphium verfügbar sei.[578] Während das Bezirksamt Schwester Mary auf jeden Fall sofort nach Hause senden wollte, sollte die Oberschwester zuerst nach Brakwater abberufen werden, um von dort in die Heimat geschickt zu werden. Damit wollte das Bezirksamt der Schwester einerseits einen würdigen Abschied aus den Kolonien ermöglichen, aber sicher auch ein Gerede über die Qualität der Pflege im Krankenhaus vermeiden.[579]

Schwester Mary Stock reiste noch im März 1911 zurück nach Hause, offiziell wegen ihres schlechten Gesundheitszustands. Sie hatte nur ein Jahr und drei Monate in den Kolonien Dienst getan.[580] In Berlin angekommen, bestritt sie gegenüber dem Deutschen Frauenverein alle Anschuldigungen, die der Bezirksamtmann gegen sie erhoben hatte. Die Oberschwester hatte Schwester

---

576 BArch R151F/82615, Schreiben des Reichs-Apothekers H. Marschner, Lüderitzbucht an das Kaiserliche Bezirksamt Lüderitzbucht vom 15. Juni 1911.

577 BArch R151/82615, Schreiben des Kaiserlichen Bezirksamtmanns Böhmer an das Kaiserliche Gouvernement Windhuk vom 20.2.1911.

578 BArch R151F/82615, Schreiben des Kaiserlichen Bezirksamtmanns Böhmer an das Kaiserliche Gouvernement Windhuk vom 20.2.1911.

579 BArch R151F/82615, Schreiben des Kaiserlichen Bezirksamtmanns Böhmer an das Kaiserliche Gouvernement Windhuk vom 20.2.1911.

580 BArch R151F/82613, Schreiben des Staatssekretärs des Reichs-Kolonialamts, Berlin, an den Gouverneur in Windhuk vom 15.11.1909.

Mary zudem ein sehr gutes Zeugnis sowie ein Empfehlungsschreiben für die Vorsitzende des Deutschen Frauenvereins mitgegeben.[581] Bezirksamtmann Böhmer beharrte jedoch darauf, dass sowohl die Heimsendung der Schwester Mary Stock als auch die Ablösung der Oberschwester richtig und notwendig gewesen sei.[582] Der Deutsche Frauenverein befragte Schwester Mary Stock unmittelbar nach ihrer Rückkehr eingehend. Die Vorsitzende des Vereins war dabei offenbar zu dem Schluss gekommen, dass die Schwester zu Unrecht nach Deutschland zurückgeschickt worden war. Man wandte sich daraufhin an den Staatssekretär des Reichskolonialamts in Berlin und widerlegte die von Bezirksamtmann Böhmer und Dr. Meltzer erhobenen Vorwürfe ausführlich.[583] Der Verein schrieb auch an Dr. Meltzer und kündigte an, dass man sich wegen der für die Heimkehr der Schwester entstandenen Kosten an ihn halten werde. Eine Untersuchung der Schwester in Deutschland habe ergeben, dass die von Dr. Meltzer attestierten Leiden nicht zuträfen, und sollte der Arzt keine ausreichende Erklärung dafür haben, müsse er den Schaden ersetzen.[584] Der Deutsche Frauenverein fügte seinem Schreiben an das Reichskolonialamt außerdem eine Abschrift eines Briefes von Bezirksamtmann Böhmer an Schwester Mary bei, in dem dieser ihr ankündigte, er müsse ihre Versetzung oder Heimsendung nach Hause beim Gouvernement beantragen, weil sie ihre Arbeit im Lazarett nicht zufriedenstellend leisten könne oder wolle.[585] Die einzige Möglichkeit, dies zu umgehen, sei ein Attest von Dr. Meltzer, dass die Heimsendung aus gesundheitlichen Gründen notwendig sei.[586] Darauf war Schwester Mary Stock offensichtlich eingegangen, sie beschwerte sich anschließend in Berlin aber über diese Vorgehensweise. Die Frage ist, ob der Deutsche Frauenverein ansonsten die Erstattung der entstandenen

581 BArch R151F/82615, Schreiben des Kaiserlichen Bezirksamtmanns Böhmer an das Kaiserliche Gouvernement Windhuk vom 27.11.1911.

582 BArch R151F/82615, Schreiben des Kaiserlichen Bezirksamtmanns Böhmer an das Kaiserliche Gouvernement Windhuk vom 20.2.1911.

583 BArch R151F/82614, Schreiben des Deutschen Frauenvereins an den Staatssekretär des Reichs-Kolonialamts Berlin vom 3.4.1911.

584 BArch R151F/82614, Schreiben des Deutschen Frauenvereins vom Roten Kreuz für die Kolonien an Dr. Meltzer, Lüderitzbucht, vom 3.4.1911.

585 BArch R151F/82614, Schreiben des Deutschen Frauenvereins vom Roten Kreuz für die Kolonien an den Staatssekretär des Reichs-Kolonialamts Berlin vom 3.4.1911.

586 BArch R151F/82614, Schreiben des Deutschen Frauenvereins vom Roten Kreuz für die Kolonien an den Staatssekretär des Reichs-Kolonialamts Berlin vom 3.4.1911.

Kosten von der Schwester selbst eingefordert hätte. Bezirksamtmann Böhmer rechnete bereits unmittelbar nach der Abreise von Schwester Mary Stock damit, dass Forderungen des Vereins folgen werden. Am 6. März 1911 übersandte er die Akten zu dieser Untersuchung an das Kaiserliche Gouvernement in Windhuk und merkte an, dass Oberschwester Heldt der abreisenden Krankenschwester ein Schreiben an die Vorsitzende des Deutschen Frauenvereins mitgegeben habe, in dem sie ihre Sicht der Vorfälle im Lazarett in Lüderitzbucht geschildert habe.[587] Außerdem forderte Böhmer beim Gouvernement eine neue Wirtschaftsschwester an, die erstklassig sein sollte, da eine „strenge Aufsicht durch einen Arzt" in Lüderitzbucht nicht ständig möglich sei.[588]

Andere Schwestern vor Ort, die sich als kompetent und zuverlässig erwiesen hatten, versuchten die Vertreter der Stadt Lüderitzbucht und auch das Bezirksamt zu halten. Die Hebammenschwester Luise Loleit sollte nach einem Heimaturlaub unbedingt in die Stadt zurückkehren.[589]

Schwester Margarete Heldt wurde im Herbst 1899 das erste Mal vom Deutschen Frauenverein nach Übersee gesandt. Ihr erster Einsatzort war Transvaal.[590] Gemeinsam mit ihren mitreisenden Kolleginnen Margarete Lieberknecht, Christine Petra und Johanna Wittum sowie den anderen Mitgliedern der Rot-Kreuz-Expedition war sie vor ihrer Abreise vom Kaiser empfangen worden.[591] Vor Ort leistete sie in den Kriegslazaretten Pflegedienst. Sie kümmerte sich aufopferungsvoll um die verwundeten Soldaten, wie der Militärarzt Dr. H. Küttner in seinem Buch festhielt, in dem er über seine Zeit in Südafrika berichtete.[592] Zwei Jahre später – sie war mittlerweile zurück im Deutschen Reich – schickte der Verein sie nach Daressalam, wo die leitende Schwester überraschend abgelöst werden musste.[593] Schwester Margarete war sowohl bei den anderen Schwestern als auch

587 BArch R151F/82614, Schreiben des Kaiserlichen Bezirksamtmanns Böhmer an das Kaiserliche Gouvernement Windhuk vom 6.3.1911.

588 BArch R151F/82614, Schreiben des Kaiserlichen Bezirksamtmanns Böhmer an das Kaiserliche Gouvernement Windhuk vom 6.3.1911.

589 BArch R151F/82614, Schreiben des Bürgermeisters der Stadt Lüderitzbucht an das Kaiserliche Gouvernement Windhuk vom 6.4.1911.

590 Unter dem rothen Kreuz 11 (1899), S. 114.

591 Lehr: Der Deutsche Frauenverein 5 (1910), S. 687.

592 Küttner: Unter dem Deutschen Roten Kreuz im Südafrikanischen Kriege (1900), S. 74.

593 Unter dem rothen Kreuz 9 (1901), S. 108.

bei den Damen des Deutschen Frauenvereins beliebt und geschätzt. Mit kurzen Unterbrechungen blieb sie sehr lange Zeit in den „Schutzgebieten". Die Vorsitzende des Deutschen Frauenvereins ernannte Margarete Heldt im November 1905 zur Oberschwester in Deutsch-Südwestafrika.[594] Zunächst waren ihr die zu diesem Zeitpunkt in Zivillazaretten vor Ort beschäftigten fünf Schwestern unterstellt.[595] 1907, als die kriegerischen Auseinandersetzungen in Südwestafrika zu Ende gingen, war sie für alle 14 Krankenschwestern zuständig, die dort stationiert waren.[596] Aufgabe einer Oberschwester in den Kolonien war es vor allem, Bindeglied zwischen dem Vorstand des Deutschen Frauenvereins, den Schwestern und den Behörden vor Ort zu sein. So wurden Kündigungsschreiben aus Berlin der Oberschwester zugestellt, die diese dann an die betreffende Schwester weiterleitete.[597] Außerdem regelte sie mit den Behörden, wenn eine Ersatzschwester benötigt wurde, wann diese eintreffen könnte und die abreisende Schwester ablösen würde.[598] Von der Krankenpflege selbst war sie entbunden.[599]

Margarete Heldt hatte sich also als kompetente Schwester bewiesen, als sie 1911 nach langen Jahren in die Heimat zurückreiste. Der Staatssekretär des Reichskolonialamts in Berlin war dann auch bemüht, die gegen die Oberschwester erhobenen Vorwürfe abzuschwächen. So betonte man gegenüber der Vorsitzenden des Deutschen Frauenvereins, dass weder der Vorwurf der Morphium- noch der der Trunksucht nachgewiesen worden sei.[600] Lediglich die Vernachlässigung der Buchführung sowie Unregelmäßigkeiten bei den Alkoholbeständen seien belegt und von der Schwester auch eingeräumt worden. Diese begründete die Nachlässigkeiten jedoch mit ihrer allgemeinen Arbeitsüber-

594 BArch R151/82611, Schreiben des Deutschen Frauenvereins Berlin an Margarete Heldt in Swakopmund vom 25.11.1905.

595 BArch R151/82611, Schreiben von Margarete Heldt, Swakopmund, an das Kaiserliche Gouvernement Windhuk vom 8.1.1906.

596 BArch R151F/82616, Schreiben des Deutschen Frauenvereins für die Krankenpflege in den Kolonien an den Gouverneur von Südwestafrika vom 11.7.1907.

597 BArch R151F/82613, Schreiben der Oberschwester Margarete Heldt, Brakwater, an das Kaiserliche Gouvernement Windhuk vom 16.12.1909.

598 BArch R151F/82613, Schreiben der Oberschwester Margarete Heldt, Brakwater an das Kaiserliche Gouvernement Windhuk vom 16.12.1909.

599 Lehr: Der Deutsche Frauenverein vom Roten Kreuz für die Kolonien 5 (1910), S. 698.

600 BArch R151F/82614, Schreiben des Staatssekretärs des Reichs-Kolonialamts an die Vorsitzende des Deutschen Frauenvereins vom Roten Kreuz für die Kolonien vom 28.7.1912.

lastung.[601] Das zuständige Bezirksamt ließ derweil keine Gelegenheit aus, auf das Suchtproblem der Schwester hinzuweisen. Am 3. März 1911 teilte der Bezirksamtmann Böhmer Schwester Margarete Heldt mit, das Kaiserliche Gouvernement in Windhuk habe ihre Rückversetzung nach Brakwater angeordnet. Da dies telegrafisch geschehen sei, gehe man davon aus, dass die Rückkehr der Oberschwester dorthin eilig sei und sie bereits am 7. März abreisen solle.[602] Nachdem die Schwester abgereist war, schrieb Bezirksamtmann Böhmer an das Kaiserliche Gouvernement, sie habe zugebilligt, dass die Verhältnisse im Krankenhaus wegen der Arbeitsüberlastung nicht den Vorgaben entsprochen hätten. Böhmer merkte in seinem Schreiben dazu an, dass es nicht die Arbeitsüberlastung gewesen sei, sondern dass die Leistungsfähigkeit der Schwester durch deren Morphium- und Alkoholsucht gelitten habe.[603]

601 BArch R151F/82614, Schreiben des Staatssekretärs des Reichs-Kolonialamts an die Vorsitzende des Deutschen Frauenvereins vom Roten Kreuz für die Kolonien vom 28.7.1912.

602 BArch R151F/82614, Abschrift des Schreibens des Bezirksamtmanns Böhmer an die Oberschwester Heldt vom 3.3.1911.

603 BArch R151F/82614, Schreiben des Bezirksamtmanns Böhmer an das Kaiserliche Gouvernement Windhuk vom 9.3.1911.

9. Fotografien zur Krankenpflege und Gesundheitsversorgung in den ehemaligen deutschen Kolonien in Afrika

Fotografien und Abbildungen überhaupt wurden in der Geschichtswissenschaft lange Zeit vor allem als „Unterfutter" für den wissenschaftlichen Text geschätzt. Die Abbildungen hatten dann die Funktion, einen Sachverhalt zu illustrieren, und wurden weder als notwendig noch als zwingend betrachtet.[604] Abbildungen aller Art waren als Forschungsgegenstand der Kunstgeschichte zugeordnet, die von den Historikern als eine Hilfswissenschaft betrachtet wurde. Zwar werden Abbildungen mittlerweile als Quellen in den Geschichtswissenschaften für unterschiedliche Fragestellungen genutzt,[605] nichtsdestotrotz haben sie in historischen Publikationen häufig vor allem eine Ergänzungsfunktion und werden nicht als zu interpretierende Quelle betrachtet.[606]

Ebenso wie etwa Gemälde ermöglicht das gedruckte Wort eine Interpretation einer Sache oder eines Ereignisses, während die Fotografie zwar nur Fragmente der Welt abbildet, jedoch das Wissen über das Erscheinungsbild der Vergangenheit entscheidend geprägt hat.[607] Auch wenn die Fotografie sich als Abbild der Realität darstellt, ist sie nicht zuletzt durch ihre Darstellung von „Bruchstücken" auch eine Interpretation.[608] Für Walter Benjamin bleibt die Fotografie ohne Beschriftung – ohne Index – jedoch unweigerlich im Ungefähren.[609] Die

604 Jäger, Jens: Zwischen Bildkunde und historischer Bildforschung. Historiker und visuelle Quellen 1880-1930. In: Jäger, Jens/Knauer, Martin (Hg.): Bilder als historische Quellen? Dimension der Debatte um historische Bildforschung, München 2009, S. 45-70, hier S. 53.

605 Paul, Gerhard: Die aktuelle historische Bildforschung in Deutschland. Themen-Methoden-Probleme-Perspektiven. In: Jäger, Jens/Knauer, Martin (Hg.): Bilder als historische Quellen? Dimension der Debatte um historische Bildforschung, München 2009, S. 125-147, S. 127.

606 Paul: Die aktuelle historische Bildforschung in Deutschland (2009), S. 130.

607 Sontag, Susan: Über Fotografie, Frankfurt am Main 2010, S. 10.

608 Stiegler, Bernd: Montage des Realen. Photographie als Reflexionsmedium und Kulturtechnik, München 2009, S. 72.

609 Benjamin, Walter: Kleine Geschichte der Photographie. In: Benjamin, Walter: Das Kunstwerk in seiner technischen Reproduzierbarkeit, Frankfurt am Main 2003, S. 45-64, hier

Beschriftungen werden für den Betrachter zum Wegweiser, wie eine Fotografie wahrgenommen werden soll.[610] Fotografien bedürfen also wie gedruckte Texte einer Interpretation, die dem Betrachter mitteilt, was er sehen soll. Diese Interpretation ist dann ebenso zu diskutieren wie die von Texten.

Erwin Panofsky hat mit seiner Darstellung der Ikonographie ein Handwerkszeug dargelegt, das nicht nur einen Zugang zu Kunstwerken der Renaissance geben, sondern auch zur Interpretation von Fotografien herangezogen werden kann. Die Annäherung an das Sujet (den Bildgegenstand) bzw. an die Bedeutung einer Abbildung oder eines Kunstwerks erfolgt nach Panofsky in drei Schritten: An erster Stelle steht die „vorikonographische Beschreibung", die die reine Form erfasst (primäres oder natürliches Sujet). In einem zweiten Schritt wird die erfasste Form mit einem bestimmten Wissen verknüpft. Im Falle der hier zu interpretierenden Fotografien könnte es beispielsweise eine Frau sein, die ein weißes Kleid sowie eine weiße Haube und eine Armbinde mit einem roten Kreuz trägt, die der Betrachter aufgrund seines Wissens als Krankenschwester identifiziert (sekundäres oder konventionelles Sujet). In einem dritten Schritt geht es um die Ermittlung der zugrundeliegenden Prinzipien,

> „die die Grundeinstellung einer Nation, einer Epoche, einer Klasse, einer religiösen oder philosophischen Überzeugung enthüllen, unbewußt modifiziert durch eine Persönlichkeit und verdichtet in einem einzigen Werk."[611]

Im Ersten Weltkrieg haben Soldaten eine große Zahl an Fotografien angefertigt. Der im Feld fotografierende Soldat hat offensichtlich erheblich dazu beigetragen, eine handlichere Technik, wie sie etwa Kodak geprägt hat, aus praktischen Gründen durchzusetzen.[612] Die fotografierten Motive lehnten sich dabei an eine schon in der Vorkriegszeit ausformulierte „Beliebtheitsskala" an:

S. 64.

610 Benjamin, Walter: Das Kunstwerk in seiner technischen Reproduzierbarkeit, Frankfurt am Main 2003, S. 21.

611 Panofsky, Erwin: Studien zur Ikonologie der Renaissance, Köln 1997, S. 30-35, hier S. 33.

612 Dewitz, Bodo von: „So wird bei uns der Krieg geführt!" Amateurfotografie im Ersten Weltkrieg, München 1989, S. 24.

> „Personen, zu denen eine persönliche Bindung besteht (Familie, Freunde, Arbeitskollegen), Objekte, an denen der Knipser speziell interessiert ist (Gegenstände der Freizeitbeschäftigung). Situationen, die als nicht-alltäglich erlebt werden (Höhepunkte der Freizeitbeschäftigung, Urlaub, besondere Momente des Familienalltags, Landschaftsstimmungen, idyllische Ausschnitte, Krieg)."[613]

Walter Benjamin verglich den „Knipser", der mit einer Unzahl von Aufnahmen heimkehrte, mit einem Jäger, der mit solchen Massen von Wild von der Jagd heimkehrt, dass sie nur für einen Händler interessant seien.[614] Die „Fotobeute" verliere durch die Masse an Exklusivität und Bedeutung.

Die scheinbare Abbildung der Realität mag auch die Pioniere in den ehemaligen deutschen Kolonien in Afrika bewogen haben, Fotosammlungen anzulegen, die allein durch die Masse noch heute beeindrucken. Eine der wohl umfangreichsten Sammlungen dürfte die der Deutschen Kolonialgesellschaft sein. Die mehr als 50.000 Fotoplatten, Papierabzüge, Dias und Filme werden in der Universitätsbibliothek in Frankfurt am Main beherbergt.

Außerdem ist die Fotosammlung der Norddeutschen Missionsgesellschaft zu nennen, die ihren Bestand von 5.316 Fotos im Jahr 2005 an das Staatsarchiv Bremen übergeben hat.

Auch andere Archive besitzen entsprechendes – wenn auch quantitativ geringeres – Material. So stammen einige der hier abgedruckten Fotografien aus dem Archiv des Roten Kreuzes in Berlin.

Die Krankenpflege und die Arbeit der weltlichen Krankenschwestern waren von untergeordnetem Interesse. Das zeigt nicht zuletzt die Recherche im Online-Bildarchiv der Deutschen Kolonialgesellschaft. Gibt man in die Suchmaske den Begriff „Krankenschwester" ein, so erzielt man gerade einmal 20 Treffer. Von diesen 20 Fotografien stammen wiederum nur drei sicher aus dem hier untersuchten Zeitraum. Die Suche nach dem Begriff „Krankenpflege" bleibt mit null Treffern erfolglos, und unter dem Begriff „Krankenhaus" finden sich 101 archivierte Abbildungen. Erfolgreicher gestaltet sich die Recherche nach Ab-

613 Starl, Timm: Das Bildmedium der privaten Welt. Zur Entstehung und Funktion der Knipserfotografie. In: Verein zur Erarbeitung der Geschichte der Fotografie in Österreich (Hg.): Geschichte der Fotografie in Österreich 1(1983), S. 295-310, hier S. 303.

614 Benjamin: Kleine Geschichte der Photographie (2003), S. 60.

bildungen zum „Gesundheitswesen“ mit 367 Fotografien; bei einem Bestand von mehr als 50.000 Abbildungen ist dies jedoch immer noch eine sehr geringe Menge. Von diesen Abbildungen wiederum scheiden viele aus, weil sie nicht in den Untersuchungszeitraum passen oder zeitlich nicht einzuordnen sind. Oder sie kommen nicht in Frage, weil sie keinerlei Erkenntnisgewinn für die Krankenpflege enthalten. Eine Vielzahl der Fotografien dokumentiert die verschiedenen Krankheiten und ihre sichtbaren Symptome, auch hier ist der Nutzen für unsere Fragestellung gering. Die meisten Fotografien wurden jedoch hier nicht berücksichtigt, weil sie weder örtlich noch zeitlich eingeordnet werden konnten und ihr Wert als Quelle somit sehr vage ist. Zudem sind viele Abbildungen mehrfach vorhanden, sodass sich die eigentliche Zahl noch weiter reduziert.

Visuelle Quellen können einerseits genutzt werden, um gegenüber der Analyse einer Textquelle zu differenten Ergebnissen zu kommen.[615] Andererseits können diese Quellen die Ergebnisse von Textquellen auch bestätigen und ergänzen.

Fotografien waren ein wichtiges Medium in der Vermittlung zwischen der „kolonialen Lebenswelt“ und der Heimat. In erster Linie sollten das „Wilde“, das „Rohe“, das „Exotische“ der fremden Völker und deren Kultur dargestellt werden. Hagenbecks Tierpark in Hamburg organisierte Shows, in denen Angehörige fremder Ethnien und ihre Gebräuche in scheinbar realistischer Umgebung ausgestellt wurden. Dieses „afrikanische Dorf“, die „Nubier-Schauen“ sowie Beduinen und Massai schickte Hagenbeck quer durch das Land; er wurde damit weit über die Grenzen des Deutschen Reiches hinaus berühmt.[616]

Entscheidend für die Vorstellungen der Deutschen von den Kolonien war die „Erste Deutsche Kolonialausstellung“, die 1896 im Rahmen der Berliner Gewerbeausstellung stattfand.[617] Ganze Dorfkulissen wurden nachgebaut und soll-

615 Haas, Stefan: Vom Schreiben mit Bildern. Visualität, Narrativität und digitale Medien in den historischen Wissenschaften. In: zeitenblicke 3(2006), online unter www.zeitenblicke.de/2006/3/Haas, letzter Zugriff 29.6.2011.

616 Vgl. hierzu Thoda-Arora, Hilke: Für fünfzig Pfennig um die Welt. Die Hagenbeckschen Völkerschauen, Frankfurt am Main 1989; Dreesbach, Anne: Gezähmte Wilde: Zurschaustellung „exotischer“ Menschen in Deutschland 1870-1940, Frankfurt am Main 2005.

617 Bopp, Petra: „Rasse und Schönheit des Orients.“ Lehnert & Landrocks Fotografien als Widerschein kolonialer Blicke in Postkarten und Bildbänden der zwanziger Jahre. In: Halske, Sven (Hg.): Worte, Blicke, Träume. Beiträge zum deutschen Kolonialismus in Literatur, Fotografie und Ausbildung, Kopenhagen/München 2007, S. 93-164, hier S. 131f.

ten nicht durch „Flachware und Gegenstände aus toten Sammlungen" das Publikum über das Leben in den deutschen Kolonien belehren, sondern durch „sorgsam gewählte Exemplare der in den deutschen Colonien vertretenen schwarzen Völkerschaften".[618] Das so genannte „Negerdorf" entstand nach den Entwürfen des Panoramamalers Rudolf Hellgrewe, der seine Skizzen auf einer Reise durch Deutsch-Ostafrika angefertigt hatte. Die Absicht dieser Bauten war nicht, Authentizität herzustellen, sondern dem Bedürfnis des Publikums nach einer „malerischen" Ansicht Genüge zu tun. Und so lebten Afrikaner und Afrikanerinnen sowie acht Indigene aus Neu-Guinea für ein halbes Jahr gegen eine geringe Entlohnung in diesem „Dorf".[619] Ergänzt wurde die Ausstellung durch die Sonderschau „Kairo", die von einer nachgebauten Cheopspyramide einen vergleichenden Blick sowohl auf die eigene „Kultur" (beispielsweise das Viertel „Alt-Berlin") als auch auf die „Natur" der indigenen Völker warf.[620] Das Ziel dieser Ausstellung war nicht, die „Realität" des indigenen Alltags und der indigenen Kultur abzubilden, sondern eine „Realität" zu schaffen, die sich am ästhetischen Geschmack der Kolonisierenden ausrichtete.

Diese Intention, „Realität zu schaffen", muss auch bei den Fotografien, die die Kolonisierenden angefertigt und gesammelt haben, bedacht werden.

Sanitätsrat Dr. Schultze hielt seine Eindrücke, die er in Deutsch-Südwestafrika in den Jahren von 1904 bis 1907 gesammelt hatte, in Fotografien fest. Er bereiste nach seiner Rückkehr nach Deutschland zahlreiche Städte und hielt dort Vorträge über die Arbeit des Deutschen Roten Kreuzes in Deutsch-Südwestafrika, die er durch die Fotografien visuell ergänzte.[621] Seine Fotosammlung konzentrierte sich einerseits auf die Ablichtungen, die europäisches Personal im Rahmen ihrer Wirkungsstätten zeigten. Andererseits wurde immer wieder die von Europäern geschaffene Architektur gezeigt. Diese beiden Aspekte sind

618 Arbeitsausschuss der Deutschen Kolonial-Ausstellung (Hg.): Deutschland und seine Kolonien im Jahr 1896. Amtlicher Bericht über die erste Deutsche Kolonial-Ausstellung, Berlin 1897, S. 7.

619 Bopp: Rasse und Schönheit des Orients (2007), S. 132.

620 Badenberg, Nana: „Zwischen Kairo und Alt-Berlin. Sommer 1896: die Deutschen Kolonien als Ware und Werbung auf der Gewerbe-Ausstellung in Treptow". In: Honold, Alexander/Scherpe, Klaus R. (Hg.): Mit Deutschland um die Welt. Eine Kulturgeschichte des Fremden in der Kolonialzeit, Stuttgart 2004, S. 191-192.

621 Fotoalbum im Archiv des Deutschen Roten Kreuzes in Berlin: „Das Rote Kreuz in Deutsch-Südwest-Afrika 1904-1907 in Wort und Bild" von Sanitätsrat Dr. Schultze.

auch in der Bildsammlung der Deutschen Kolonialgesellschaft sehr präsent. Hier kommen jedoch noch die Abbildungen der indigenen Bevölkerung, ihrer Lebensweise und ihrer Gebräuche hinzu. Zudem gibt es zahlreiche Abbildungen von erkrankten indigenen Personen, die vor allem dokumentierenden Charakter haben sollten. Solche „dokumentierenden Aufnahmen“ wurden beispielsweise zahlreich von dem Anthropologen und Arzt Dr. Felix Luschan, der von 1904 bis 1911 Direktor der Afrika- und Ozeanien-Abteilung des Königlichen Museums für Völkerkunde in Berlin war, angefertigt.[622]

Das Fotoalbum des Sanitätsrats Dr. Schultze enthält zahlreiche Fotografien von Krankenschwestern.

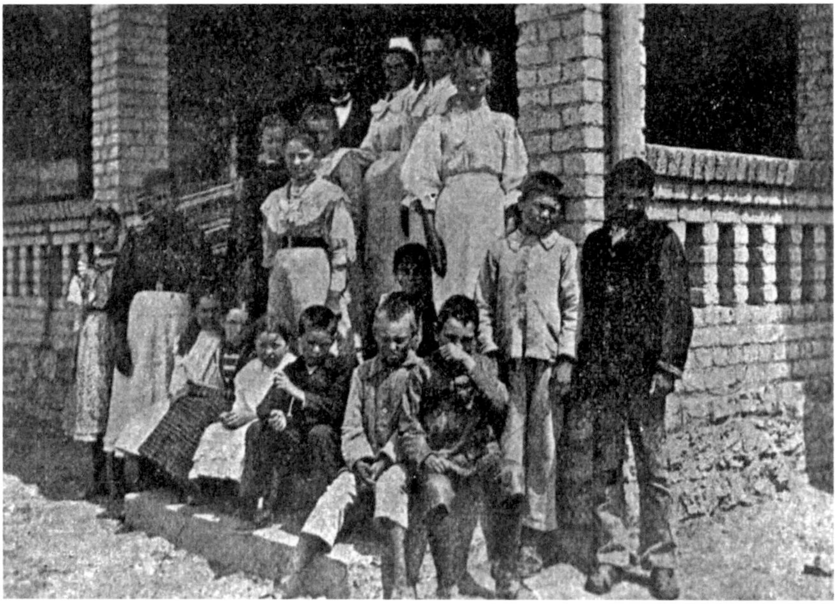

Abb. 1: Pensionäre in der Obhut der Schwestern vom Roten Kreuz, Grootfontein (DSWA), 1904/07 (Archiv des Deutschen Roten Kreuzes, Berlin)

622 Bopp: Rasse und Schönheit des Orients (2007), S. 134.

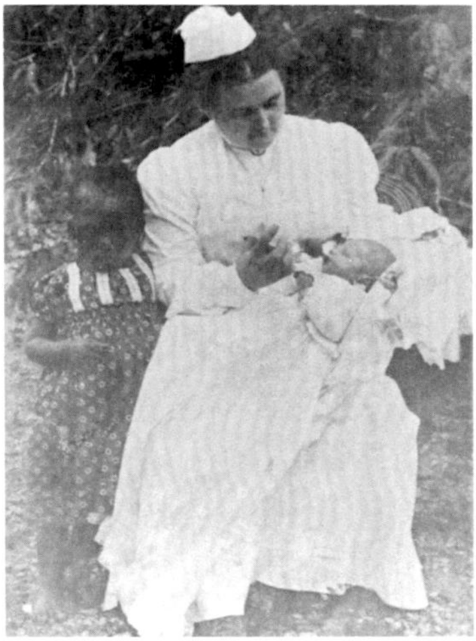

Abb. 2: Säuglings-Fürsorge in Grootfontein (DSWA), 1904/07 (Archiv des Deutschen Roten Kreuzes, Berlin)

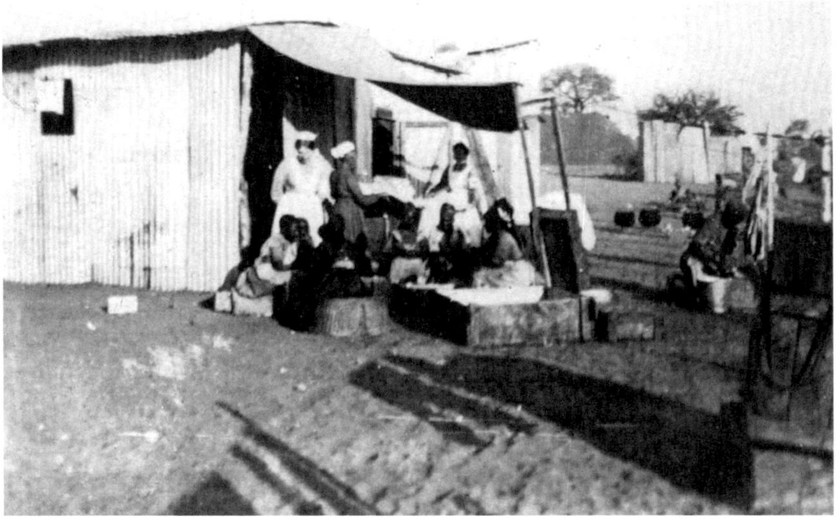

Abb. 3: Lazarettwaschküche, Okahandja (DSWA), 1904/07 (Archiv des Deutschen Roten Kreuzes, Berlin)

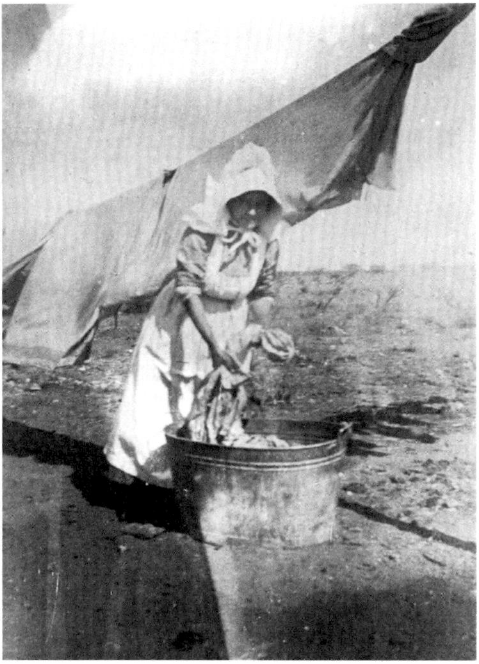

Abb. 4: Eine Schwester bei der Arbeit, Okahandja (DSWA), 1904/07 (Archiv des Deutschen Roten Kreuzes, Berlin)

Die Abbildungen 1 bis 4 zeigen die Schwestern bei Aufgaben, die jenseits der Krankenpflege angesiedelt waren. Bedenkt man, dass im Jahr 1903 in Berlin ausführlich darüber diskutiert wurde, ob Frauen in der Pflege männlicher Kranker und Verletzter eingesetzt werden sollen,[623] und wie häufig sich Schwestern des Roten Kreuzes beschwert hatten, nicht ihrer Ausbildung entsprechend in den Etappenlazaretten eingesetzt zu werden,[624] tragen diese Abbildungen zu dem Eindruck bei, dass die Schwestern sehr häufig Aufgaben jenseits der Krankenpflege übernommen haben.

623 Weber: Männerpflege durch Verbandsschwestern in Krieg und Frieden (1903).

624 BArch R151F/82616, Brief vom Deutschen Frauenverein für Krankenpflege in den Kolonien an den Gouverneur in Windhuk vom 11.7.1907.

Die von Dr. Schultze mit dem Index „Lazarettwaschküche" versehene Abbildung 3 betont im Gegensatz zu Abbildung 4 die „leitende Funktion" der Krankenschwestern. Die Schwester hat die Arme hinter dem Rücken verschränkt und blickt wohlwollend auf eine Gruppe indigener Helfer, die derweil die „handfeste" Arbeit des Wäschewaschens verrichtet. Auch Abbildung 5, die eine Krankenschwester bei ihrer eigentlichen Arbeit, der Krankenpflege, zeigt, unterstreicht die Wahrnehmung, die Pflegearbeit wäre vor allem eine erfüllende und weniger eine körperliche und psychisch anstrengende Arbeit. Schwester Mary Jones, übrigens eine der wenigen Abbildungen, die die zu sehenden Personen namentlich benennt, verabreicht einem im Freien liegenden Patienten wohl ein Medikament.

Die entspannte Atmosphäre eines Genesungsheims herrscht auf Abbildung 6 vor. Im Zentrum ist ein männlicher Sanitäter in Uniform zu sehen. Vor ihm auf dem Stuhl sitzt ein kleiner Hund, während ein indigenes Mädchen zu seinen

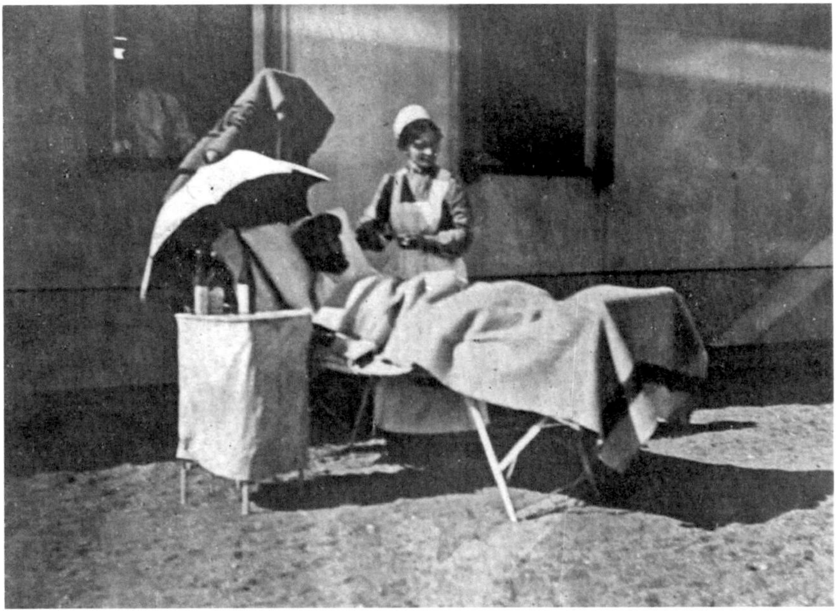

Abb. 5: Schwester Mary Jones, Okahandja (DSWA), 1904/07 (Archiv des Deutschen Roten Kreuzes, Berlin)

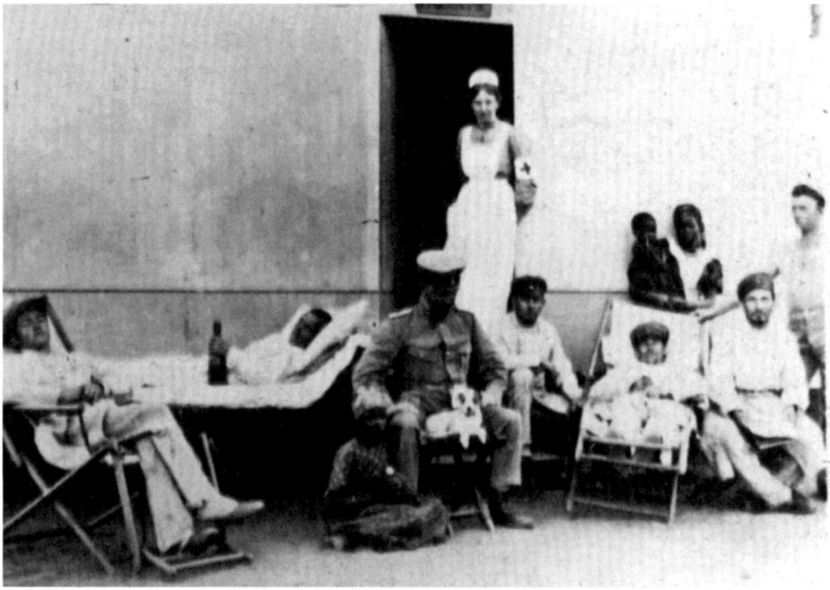

Abb. 6: Rot-Kreuz-Baracke, mit Sonnensegel und allem Komfort ausgestattet, Okahandja (DSWA), 1904/07 (Archiv des Deutschen Roten Kreuzes, Berlin)

Füßen sitzt. Umrahmt wird diese Figurenkomposition von sich entspannenden weiteren Sanitätern und einem Kranken auf einer Liege. Die Schwester steht erhöht im Hintergrund, als wäre sie eine Betrachterin der Szene. Diese im Etappenlazarett Okahandja aufgenommene Fotografie visualisiert die Positionierung der sozialen Gruppen in den Lazaretten der Kolonien zueinander. Während die Krankenschwester zwar erhöht, aber im Hintergrund und außerhalb der Gruppe der männlichen Sanitäter steht, verdeutlicht das auf dem Boden sitzende indigene Mädchen, dass die indigenen Hilfskräfte auf der untersten Stufe der Lazarett-Hierarchie stehen. Über den indigenen Helfern sind selbst die Haustiere der Europäer angesiedelt.

Die indigene Bevölkerung kauerte sehr häufig auf dem Boden, wenn sie überhaupt mit abgelichtet wurde. Abbildung 7, die eine „Gesamtansicht des Empfangslazaretts Swakopmund" zeigt, macht die Positionierung noch einmal deutlich. Auch wenn zahlreiche Gebäude im Hintergrund zu sehen sind, scheint das „Personal" die eigentliche Botschaft der Fotografie zu sein. Alle Lazarettangehörigen – Pflegepersonal, indigene Helfer und Patienten – scheinen sich vor den Gebäuden zur Ablichtung versammelt zu haben. Die den Vordergrund dominierende Gruppe ist vom Betrachter aus in die linke Hälfte der Fotografie gerückt, wie es der Goldene Schnitt vorsehen würde. Diese Gruppe besteht aus drei sitzenden Schwestern des Roten Kreuzes, die von den stehenden Sanitätern eingerahmt wird. Versammelt hat sich die Gruppe wohl um den Fahnenmast des Lazaretts. Das übrige Personal hat der Fotograf weitläufig im Hintergrund arrangiert. Während die indigenen Helfer auf dem Boden hocken oder gerade stehen, sind die meisten europäischen Männer in der klassischen Standbein-Spielbein-Haltung positioniert.

Auf Abbildung 7 ist vom Betrachter aus rechts im Hintergrund ein Gebäude zu sehen, das vom Fotografen noch einmal aus dem Kontext der anderen Lazarettgebäude herausgelöst aufgenommen worden ist (Abbildung 8). Es zeigt

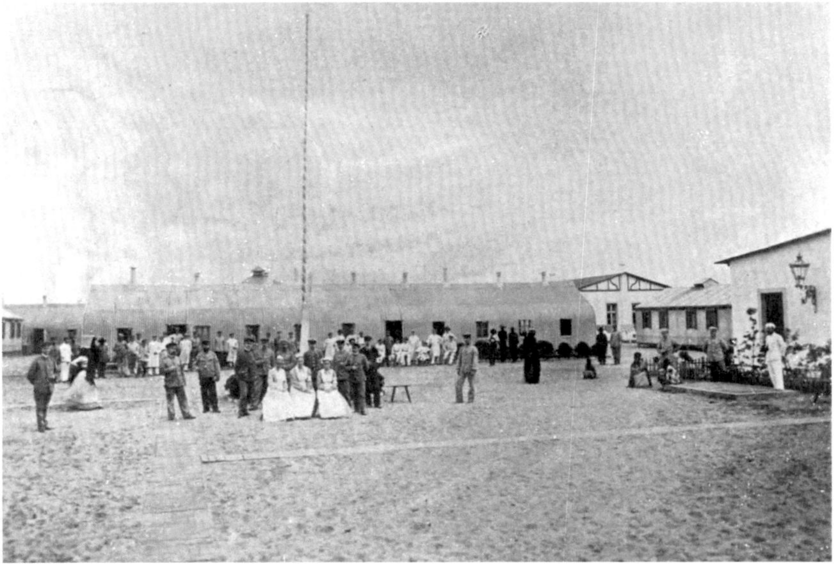

Abb. 7: Empfangslazarett Swakopmund (DSWA), 1904/07 (Archiv des Deutschen Roten Kreuzes, Berlin)

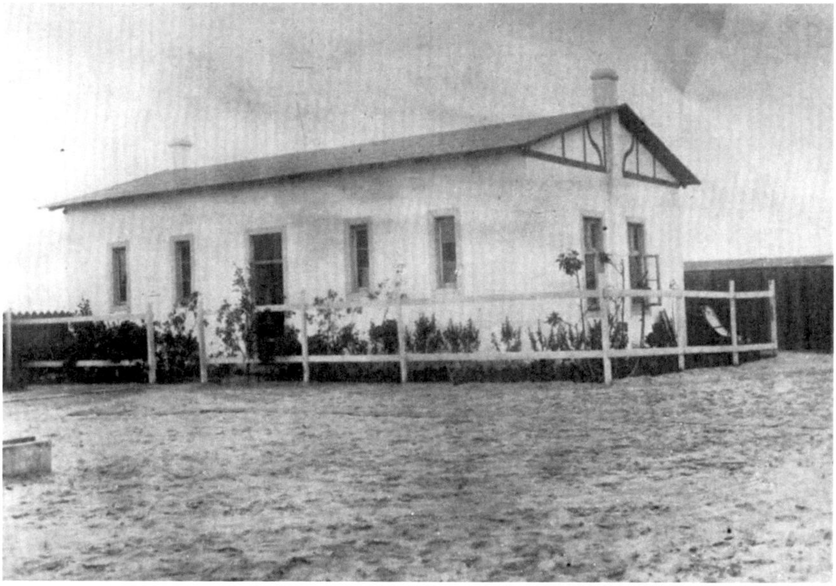

Abb. 8: Typhusbaracke Lazarett Swakopmund (DSWA), 1904/07 (Archiv des Deutschen Roten Kreuzes, Berlin)

– so die Information des Index – die Typhusbaracke des Lazaretts in Swakopmund. Ein offensichtlich massives Gebäude, das von einem Zaun begrenzt wird, mit mehreren sehr schmalen Fenstern und einer Tür ausgestattet ist und in der Giebelspitze mit einer fachwerkartig anmutenden Ornamentik versehen wurde. Warum der Fotograf gerade dieses Gebäude individuell abgebildet hat, dazu macht er in seinem Fotoalbum keine Angaben. Geht man davon aus, dass er hier vor allem Objekte in der Fotografie festhielt, an denen er ein besonderes Interesse hatte oder die er als nichtalltäglich einstufte,[625] erhält man zumindest einen Eindruck, warum er dieses Gebäude ausgewählt hat. Er war selbst Arzt und hatte sicher ein besonderes Interesse daran, festzuhalten, wie professionell und im buchstäblichen Sinne „solide" die Kolonialherren die aktuellsten medizinischen Kenntnisse bei der Bekämpfung ansteckender Krankheiten umsetzten. Außer-

625 Starl: Das Bildmedium der privaten Welt (1983), S. 303.

dem wird er wohl bei seinem militärischen Einsatz in Südwestafrika häufig „Isolierbaracken" gesehen haben, die lediglich aus einer Art Buschhütte oder einem einfachen Zelt bestanden. Ohne den Index der Fotografie und der zusätzlichen Information, dass das Gebäude zum Lazarett Swakopmund gehört, wäre es unmöglich, die Funktion des Gebäudes zu erkennen.

Eine wichtige Intention des Fotografen war sicherlich, darzulegen, wie gut die kolonialen Truppen medizinisch versorgt wurden. Dies verdeutlicht auch Abbildung 9, vor allem, wenn man den dazugehörigen Index beachtet. Zum einen scheinen alle abgelichteten Patienten keine gravierenden Verletzungen davongetragen zu haben, und alle befanden sich wohl auf dem Wege der Genesung. Die Krankenschwestern inmitten der Patienten und männlichen Sanitäter wirken wie ein zusätzlicher Garant für die aufopferungsvolle, „mütterliche" Pflege, die den Verwundeten hier zuteil wurde. Die Bildunterschrift „Krankenzelte mit allem Komfort" enthält keine Informationen über den Standard und die Qualität der Versorgung. Aber der Bildindex vermittelt den Eindruck, dass die Verletzten nicht etwa in primitiven Notbehelfen versorgt wurden, sondern mit allem „europäischen" Komfort.

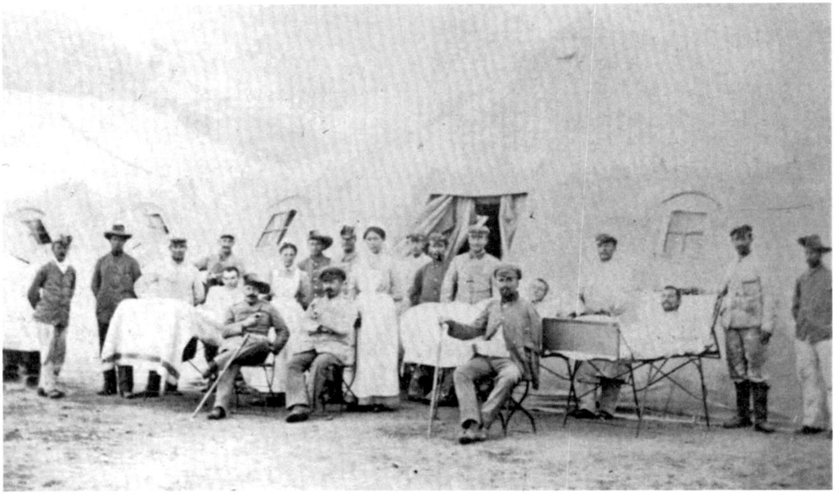

Abb. 9: Krankenzelte mit allem Komfort, Okahandja (DSWA), 1904/07 (Archiv des Deutschen Roten Kreuzes, Berlin)

Eine vergleichbare Panoramaansicht, wie sie auf Abbildung 7 zu finden ist, hat der Fotograf vom Kaiserlichen Lazarett in Karibib angefertigt. Auch hier scheint das gesamte Personal vor die Tür getreten zu sein, wobei lediglich eine Person auf Krücken eindeutig als Patient zu identifizieren ist. Eine einzige Schwester steht fast in der Mitte der ansonsten männlichen Personen. Ihre leicht isolierte Stellung unterstreicht, dass sie keiner Gruppe wirklich zuzuordnen ist und eine exponierte Stellung eingenommen hat.

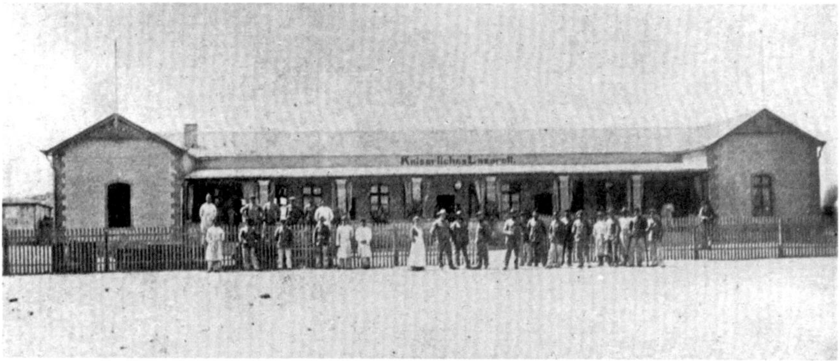

Abb. 10: Lazarett Karibib (DSWA), 1904/07 (Archiv des Deutschen Roten Kreuzes, Berlin)

Zusätzlich zur Abbildung 10, auf der die Architektur des Lazaretts den rahmenden Hintergrund bildet, hat der Fotograf in Abbildung 11 das Personal der freiwilligen Krankenpflege in Karibib als „Gruppenbild" aufgenommen. Im Zentrum vorne ist der zuständige Militärarzt zu sehen, rechts und links von ihm befinden sich zwei Krankenschwestern des Roten Kreuzes. Im Hintergrund haben sich die männlichen Sanitäter in drei Reihen aufgestellt. Die besondere Stellung der weiblichen Pflegerinnen wird auch hier deutlich. Sie gehören ganz offensichtlich weder zur Gruppe der männlichen Krankenpfleger noch bilden sie eine Einheit mit dem Lazarettarzt. Durch Abbildung 11 wird deutlich, dass eine Krankenschwester auf der Abbildung 10 fehlt. Da der Fotograf keine genauen Angaben dazu gemacht hat, wann die Fotografien aufgenommen wurden, gibt es unterschiedliche Möglichkeiten für ihr Fehlen: Entweder war sie nicht vor

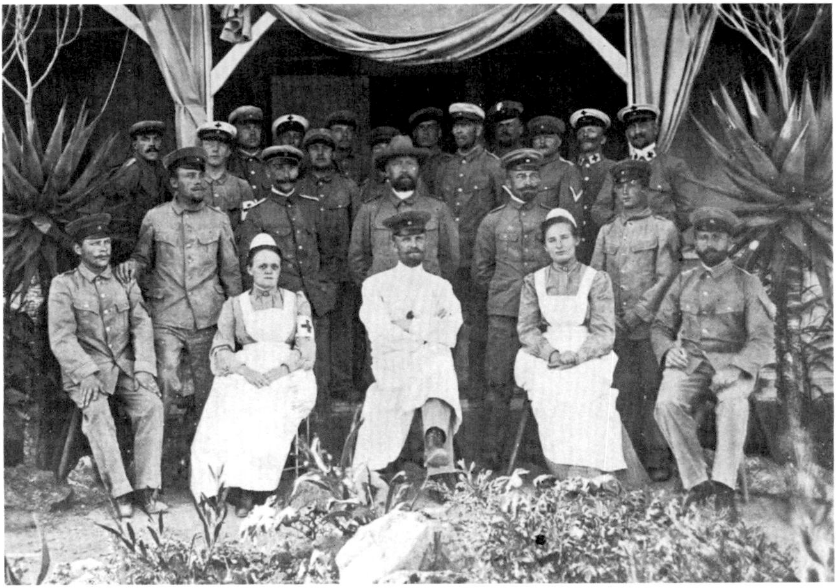

Abb. 11: Personal der freiwilligen Krankenpflege in Karibib (DSWA), 1904/07 (Archiv des Deutschen Roten Kreuzes, Berlin)

Ort, oder aber sie war im Haus nicht abkömmlich. Im Militärlazarett Karibib waren 1904 auf jeden Fall zwei Schwestern tätig.[626]

Das auf Abbildung 12 zu sehende „freiwillige Personal der Typhus-Baracke" war wohl in Swakopmund eingesetzt. Auch hier hat der Fotograf eine Aufnahme mit Gruppenbild-Charakter arrangiert. Er hat zwar keine Ortsangabe gemacht, aber aus zweierlei Gründen handelt es sich beim Einsatzort dieser Pfleger und Schwestern sicher um die Typhus-Baracke in Swakopmund. Zum einen zeigt die auf der Fotografie sichtbare Architektur auffällige Übereinstimmungen mit der auf Abbildung 8 im Index ausgewiesenen Typhusbaracke in Swakopmund. Sowohl der Zaun als auch die Bepflanzung scheinen identisch zu sein. Der Ausschnitt der Eingangstür kann hingegen nicht eindeutig mit der auf Abbildung 8 zu sehenden Tür identifiziert werden, aber eventuell handelt es sich um einen

626 Unter dem roten Kreuz 5 (1904), S. 46.

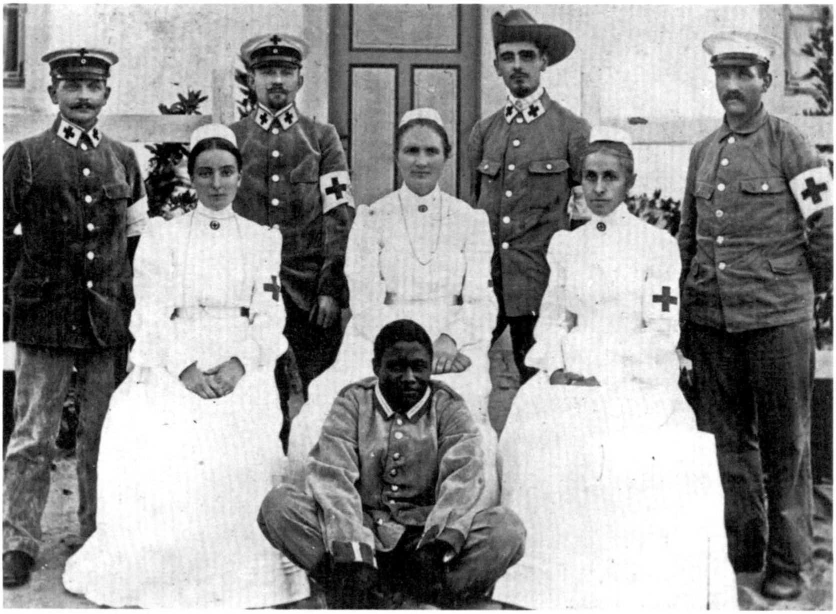

Abb. 12: Freiwilliges Personal der Typhus-Baracke, Swakopmund (DSWA), 1904/07 (Archiv des Deutschen Roten Kreuzes, Berlin)

Eingang auf der gegenüberliegenden, nicht sichtbaren Gebäudeseite. Wichtiger noch als die architektonischen Übereinstimmungen sind jedoch die abgebildeten Schwestern, die mit der auf Abbildung 7 zu sehenden Schwesterngruppe vor dem Fahnenmast identisch sind.

Die genauen Aufnahmedaten der Abbildungen 11 und 12 sind jedoch schwierig zu bestimmen.

Im Frühsommer 1904 hat die Katholische Mission in Swakopmund ihr Missionshaus als Hilfslazarett zur Verfügung gestellt, in dem eine Isolierbaracke für elf Typhuskranke eingerichtet wurde.[627] Bei der vom Betrachter aus gesehen links abgebildeten Schwester auf Abbildung 13 handelt es sich wohl um Schwester Elsa Salomon, da sie im Frühjahr 1904 an den Deutschen Frauenverein in Ber-

627 Unter dem roten Kreuz 6 (1904), S. 54.

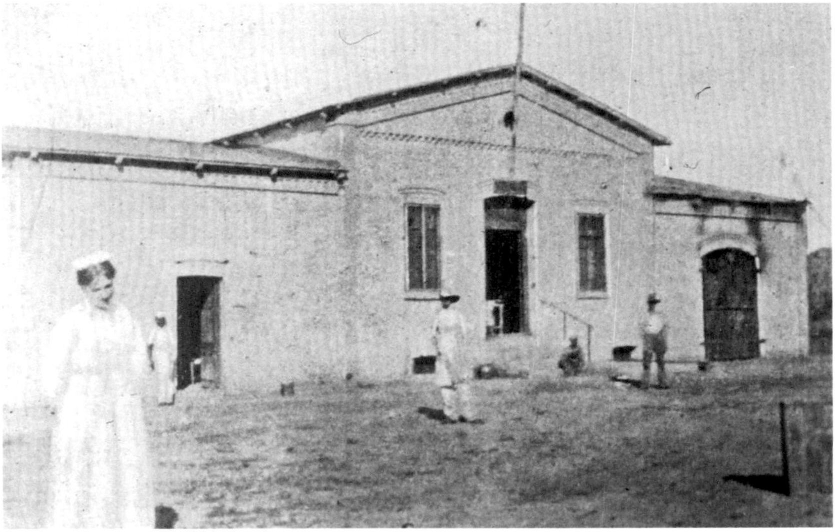

Abb. 13: Missionshaus – Typhus-Lazarett, Swakopmund oder Okahandja, 1904/07 (Archiv des Deutschen Roten Kreuzes, Berlin)

lin berichtet hatte, sie sei die einzige verbliebene Schwester, die die Typhuskranken in Swakopmund versorgt. Der Bildindex weist das Gebäude außerdem als „Missionshaus Typhus-Lazarett“ aus. Und da in den Schwesternbriefen von keinem weiteren Missionshaus, das in ein Typhus-Lazarett umfunktioniert wurde, berichtet wird, kann man davon ausgehen, dass es sich um Swakopmund handelt.[628] In der Ausgabe der Vereinszeitschrift „Unter dem roten Kreuz“ vom November 1904 ist diese Fotografie ebenfalls abgedruckt, hier allerdings mit dem Bildindex „Die Typhusbaracke in Okahandja mit Schwester Lilly“.[629] Da es sich aber auf der Fotografie wohl nicht um eine Baracke handelt und Schwester Lilly sich in ihrem in derselben Ausgabe abgedruckten Briefauszug ebenfalls darüber beklagt, dass es in Okahandja kein festes Steinhaus gibt, scheint es sich doch wohl auf Abbildung 13 um das Missionshaus zu handeln.

628 Hierzu Unter dem roten Kreuz 5 (1904), S. 47.

629 Unter dem roten Kreuz 11 (1904), S. 114.

Neben der guten Versorgung der Verwundeten war es dem vortragenden und fotografierenden Arzt offensichtlich ein Anliegen, auch die entsprechende Versorgung der Krankenschwestern in den Kolonien zu dokumentieren. So lichtete er das Schwestern-Genesungsheim in Brakwater mit den Schwestern und Soldaten auf der Veranda und vor der Haustür ab (Abbildung 14).

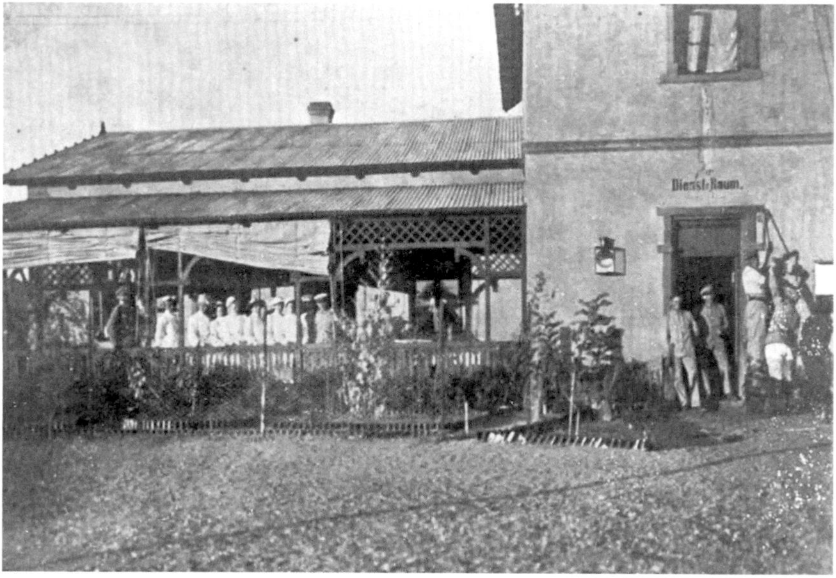

Abb. 14: Schwestern-Genesungsheim Brakwater (DSWA), 1904/07 (Archiv des Deutschen Roten Kreuzes, Berlin)

Auf einer weiteren Abbildung sind die Schwestern bei einem Kaffeekränzchen zu sehen, ohne dass nähere Angaben zu den Schwestern oder dem Ort gemacht wurden.

Der indigene Lazaretthelfer ist der einzige Hinweis, dass das Picknick der Schwestern in einem Ort in Deutsch-Südwestafrika stattfindet. Der Fotograf hat eine harmonische, friedliche Szene am Rande des Kriegsgeschehens festgehalten, die die „zivilen" und privaten Elemente betonten. Die Genremode aus

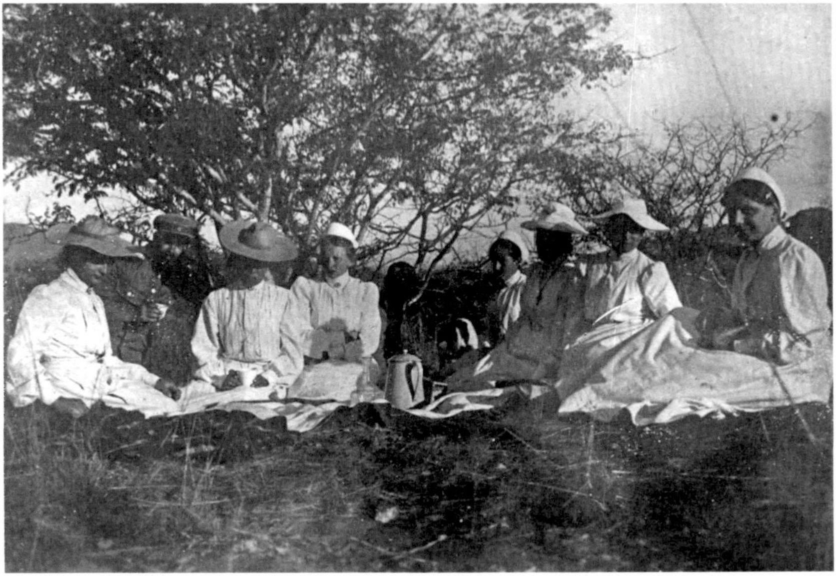

Abb. 15: Schwestern beim Kaffeekränzchen, Okahandja (DSWA), 1904/07 (Archiv des Deutschen Roten Kreuzes, Berlin)

der bildenden Kunst wird hier in das Medium der Fotografie transportiert, wie es auch bei Soldaten in den Weltkriegen und den deutschen Einigungskriegen sehr beliebt war.[630]

Die Schwestern selbst schickten ebenfalls Aufnahmen an den Verein nach Berlin, die den Alltag in den Kolonien illustrierten. Abbildung 16, die dem von Prof. Dr. Kimmle 1910 herausgegebenen Werk „Das Deutsche Rote Kreuz. Entstehung, Entwicklung und Leistungen der Vereinsorganisation seit Abschluss der Genfer Convention i. J. 1864" entnommen ist, stammt wohl aus dem Jahr 1906. In der Ausgabe vom Januar 1907 der Vereinszeitschrift „Unter dem roten Kreuz" ist die Fotografie ebenfalls abgebildet. Sie zeigt Schwester Elisabeth Rühl auf dem Hühnerhof des Lazaretts in Swakopmund.

630 Becker, Franz: Die „Heldengalerie" der einfachen Soldaten. Lichtbilder in den deutschen Einigungskriegen. In: Holzer, Anton (Hg.): Mit der Kamera bewaffnet. Krieg und Fotografie, Marburg 2003, S. 29-56.

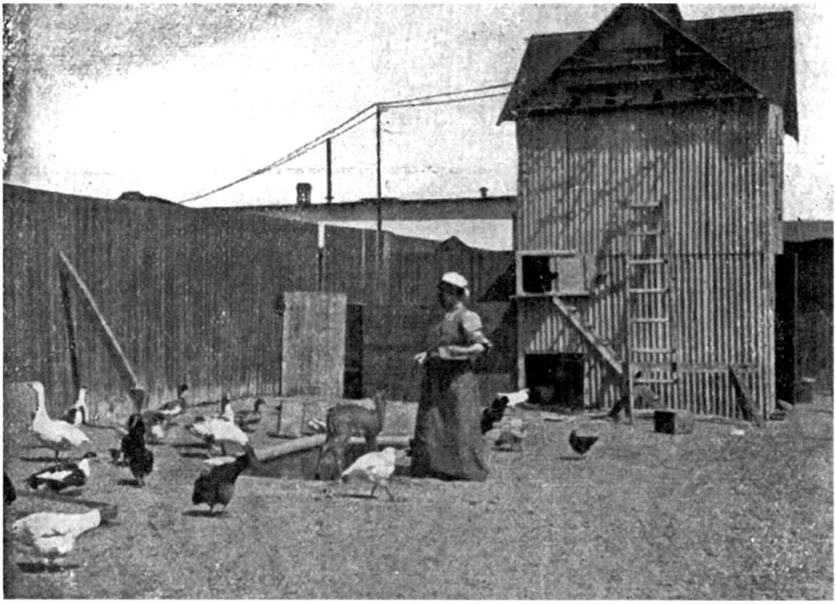

Abb. 16: Hühnerhof im Lazarett in Swakopmund, Schwester Elisabeth Rühl, 1906 (Aus: Unter dem roten Kreuz (1/1907), S. 1)

Die Abbildungen 17 und 18 zeigen die Kindergartengruppe und den Kindergarten in Windhuk. Beide Fotografien sind dem gleichen Werk wie Abbildung 16 entnommen. Auch hier steht die Darstellung von gelungenen „deutschen Organisationsformen" im Vordergrund. Die vorbildlich arrangierte Gruppe von Kindern auf Abbildung 17 könnte einem Kindergarten im Deutschen Reich entstammen. Die Aufnahme ist wohl in der ersten Hälfte des Jahres 1903 entstanden. Die Juliausgabe 1903 der Vereinszeitschrift druckte sie mit der Angabe der Namen aller abgebildeten Personen ab. Neben der „Gründerin" des Kindergartens, Selma Fehre (vom Betrachter aus gesehen links oben), ist noch eine weitere Erwachsene auf der Fotografie zu sehen. Der Vereinszeitschrift ist zu entnehmen, dass es sich um Marie Mauer handelt. Da eines der abgebildeten Kinder Karl Mauer hieß, war sie wohl seine Mutter. Das für die Anzahl der Kinder sehr großzügige Gebäude auf Abbildung 18 unterstreicht einmal mehr die

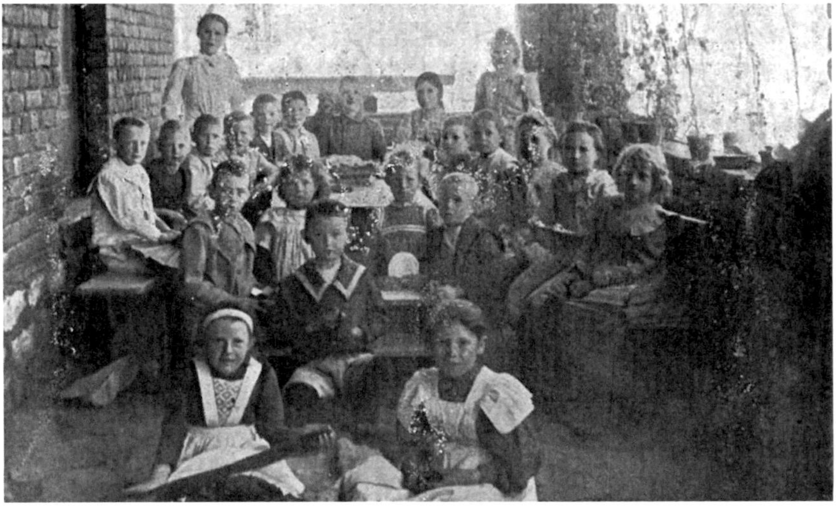

Abb. 17: Kindergarten in Windhuk, 1903 (Aus: Unter dem roten Kreuz (7/1907), S. 83)

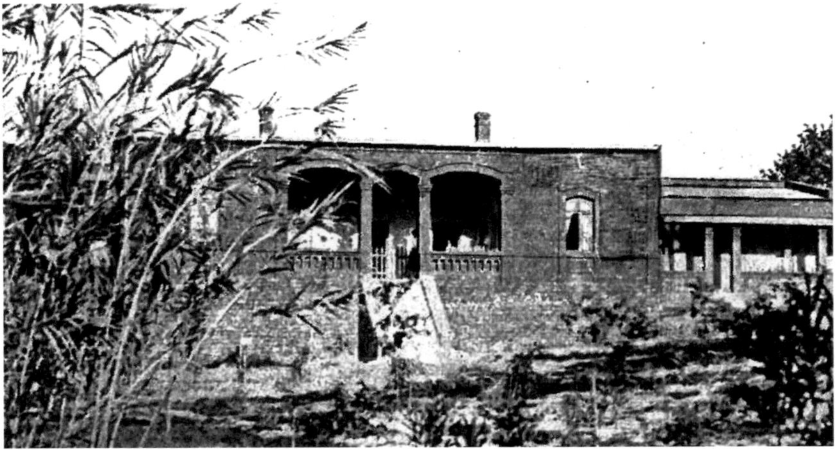

Abb. 18: Der von der Abteilung Leipzig begründete Kindergarten in Windhuk, 1903 (Aus: Kimmle, Ludwig (Hg.), Das Deutsche Rote Kreuz. Entstehung, Entwicklung und Leistung der Vereinsorganisation seit Abschluss der Genfer Convention i. J. 1864, Bd. 2, Berlin 1910, S. 689)

gelungene Vereinstätigkeit in Afrika. Die Fotografie ist nicht datiert. Da die Aufnahme 17 aber wohl auf der Veranda des Gebäudes von Abbildung 18 fotografiert wurde, kann man vermutlich davon ausgehen, dass sie ebenfalls in der ersten Hälfte des Jahres 1903 entstanden ist.

Abbildung 19 zeigt Schwester Martha Lipsdorf im Lazarett in Lüderitzbucht. Die Aufnahme muss vor Juni 1905 entstanden sein, denn zu diesem Zeitpunkt starb die Schwester an Typhus. Die in der Tür stehende Schwester unterscheidet sich von den sie rechts und links flankierenden Lazarett- und Pflegegehilfen deutlich. Alle Gehilfen oder Pfleger sind schmutzig und vermitteln den Eindruck, dass sie die grobe Lazarettarbeit verrichtet haben, während die Schwester in ihrer reinlichen Kleidung den Anschein erweckt, dass ihr eher die Aufsicht denn die handfeste Arbeit obliegt. Ebenso kann man Abbildung 20 deuten. Auch

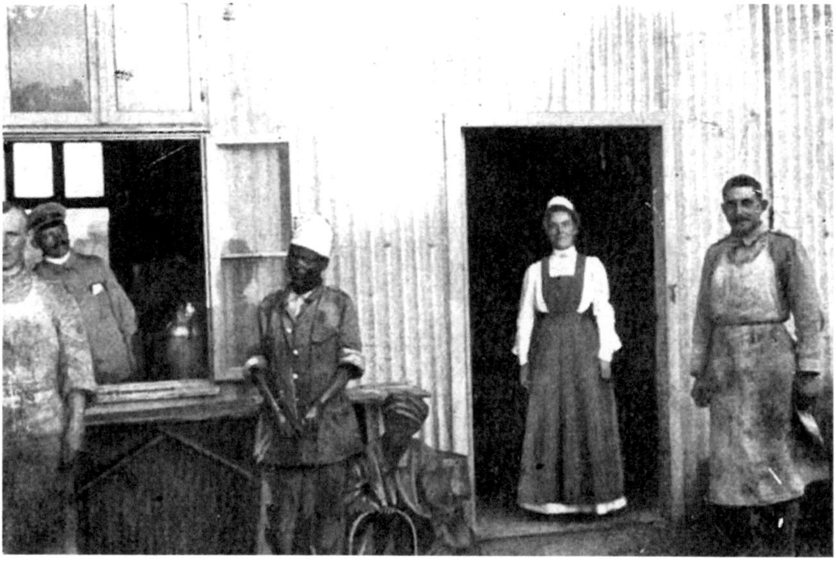

Abb. 19: Schwester Martha Lipsdorf, am 21. Juni 1905 am Typhus gestorben im Lazarett zu Lüderitzbucht, 1905 (Aus: Kimmle, Ludwig (Hg.), Das Deutsche Rote Kreuz. Entstehung, Entwicklung und Leistung der Vereinsorganisation seit Abschluss der Genfer Convention i. J. 1864, Bd. 2, Berlin 1910, S. 694)

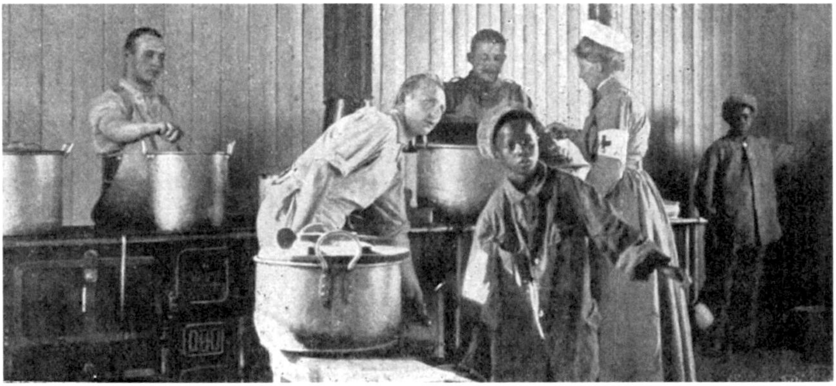

Abb. 20: Lazarett Lüderitzbucht, Schwester Berta Jeuchner, um 1906 (Aus: Kimmle, Ludwig (Hg.), Das Deutsche Rote Kreuz. Entstehung, Entwicklung und Leistung der Vereinsorganisation seit Abschluss der Genfer Conventionen i. J. 1864, Bd. 2, Berlin 1910, S. 695)

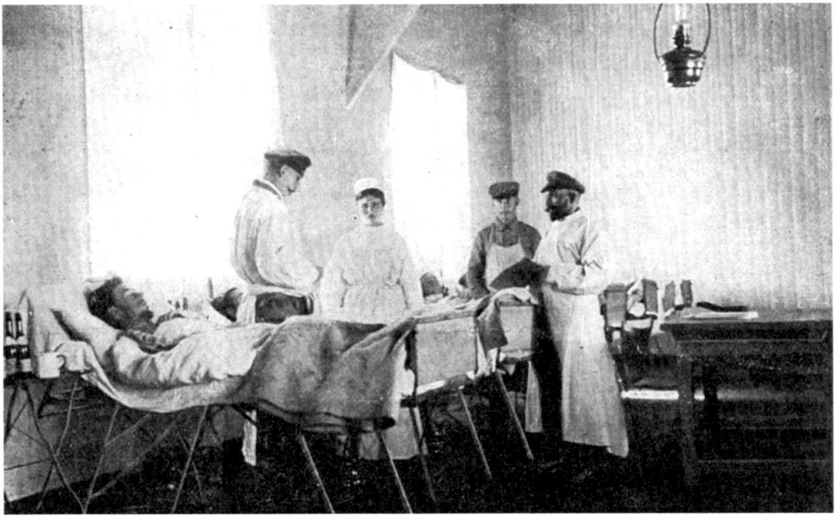

Abb. 21: Lazarett in Lüderitzbucht, Schwester Ida Moritz mit Ärzten und Pflegern, 1905/06 (Aus: Kimmle, Ludwig (Hg.), Das Deutsche Rote Kreuz. Entstehung, Entwicklung und Leistung der Vereinsorganisation seit Abschluss der Genfer Convention i. J. 1864, Bd. 2, Berlin 1910, S. 696)

hier sind es die Männer, die kochen, während Schwester Berta Jeuchner mit einer Kostprobe die Qualität der Suppe zu kontrollieren scheint. Darüber hinaus wird auf der Fotografie sichtbar, dass die indigenen Helfer teilweise sehr jung waren. Der im Vordergrund zu sehende indigene Lazaretthelfer ist ein Kind.

Die Abbildung 21 zeigt Schwester Ida Moritz im Lazarett Lüderitzbucht. Während sie und ein Pfleger im Hintergrund frontal in die Kamera schauen, sind die beiden Ärzte von der Kamera abgewandt. Die abgebildeten Patienten liegen gut versorgt in ihren Betten, ohne in die Kamera zu blicken. Die Fotografie wurde wohl in der Absicht gemacht, Schwester Ida bei ihrer Tätigkeit festzuhalten.

Vor einer europäisch anmutenden Hausfassade ist auf Abbildung 22 die Hebammenschwester in Swakopmund (DSWA) mit der Familie, bei der sie wohnt,

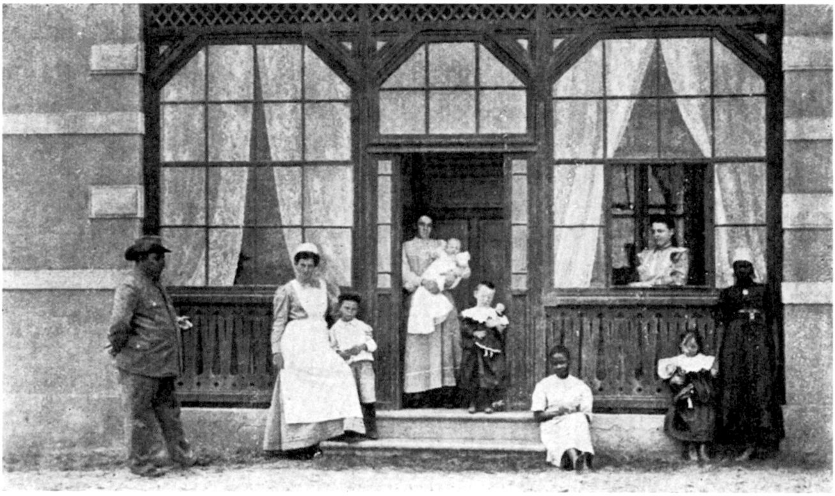

Abb. 22: Hebammenschwester des Deutschen Frauenvereins für Krankenpflege in den Kolonien in Swakopmund vor dem Haus, in welchem sie wohnte. Dabei die das Haus ebenfalls bewohnende Lehrerfamilie, deren jüngster Sohn der erste Pflegling der Schwester war, um 1905 (Aus: Kimmle; Ludwig (Hg.), Das Deutsche Rote Kreuz. Entstehung, Entwicklung und Leistung der Vereinsorganisation seit Abschluss der Genfer Convention i. J. 1864, Bd. 2, Berlin 1910, S. 697)

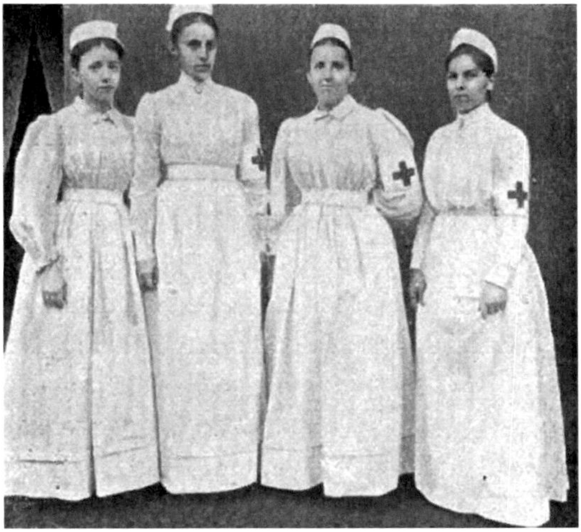

Abb. 23: Oberschwester Margarete Heldt. Die vom Verein nach Transvaal entsandten Schwestern, ca. 1899 (Aus: Kimmle, Ludwig (Hg.): Das Deutsche Rote Kreuz. Entstehung, Entwicklung und Leistung der Vereinsorganisation seit Abschluss der Genfer Convention i. J. 1864, Bd. 2, Berlin 1910, S. 686)

versammelt. Die Schwester ist an ihrer Schwesterntracht gleich zu erkennen. Die europäische Hausfrau mit ihren Kindern steht im Zentrum der Fotografie. Die indigenen Personen tragen europäische Kleidung und stehen am rechten Rand. Die Fotografie ist nicht datiert, wurde aber wohl zwischen 1904 und 1910 aufgenommen. Noch im Sommer 1904 reiste Schwester Emmy Krigar aus Karibib nach Swakopmund, um einer Gebärenden beizustehen. Es gab also vor Ort wohl noch keine Hebamme. Im Jahr 1910 wurde das Buch veröffentlicht, aus dem die Abbildung stammt.

Die vier Vereinsschwestern, die 1899 nach Transvaal gesandt wurden, zeigt Abbildung 23. Der Index der Fotografie weist jedoch zuerst auf Oberschwester Margarete Heldt hin und erst dann darauf, dass es sich um die vier gemeinsam entsandten Schwestern handelt. Zum Zeitpunkt der Aufnahme – wohl 1899, bevor die Schwestern nach Transvaal abreisten – war Schwester Margarete noch nicht Oberschwester. Als die Fotografie in der Veröffentlichung von Kimmle abgebildet wurde, hatte Margarete Heldt den Posten in Brakwater inne, und ihr

Ruf als tadellose Schwester war noch unbeschadet. Sie musste erst ein Jahr später die Heimreise antreten.

Das großzügige Anwesen des Georgshofes bei Rösrath, südöstlich von Köln, diente den Schwestern des Deutschen Frauenvereins als Erholungsheim (Abbildung 24).

Die Fotografie von Schwester Luise Grünberg (Abbildung 25) zeigt die Rot-Kreuz-Schwester im Profil. Gut sichtbar trägt sie am linken Arm die Binde mit dem Roten Kreuz. So, wie sich Soldaten in ihren Uniformen fotografieren ließen und diese Fotografien dann an ihre Familien sandten, trägt Schwester Luise hier nicht ihre weiße „Tropenkleidung", sondern ihr dunkles Reisekleid. Sie

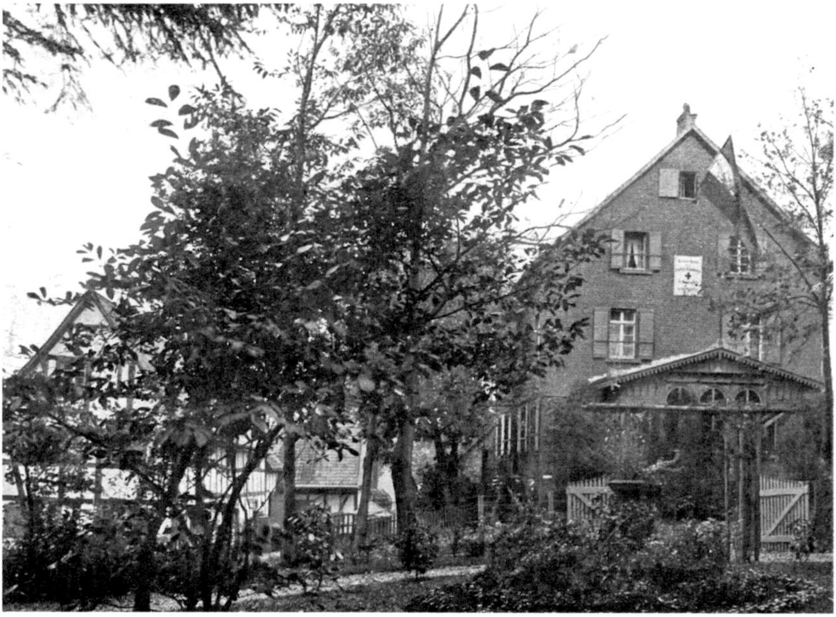

Abb. 24: Clever-Haus, Georgshof bei Rösrath, Erholungsheim des Deutschen Frauenvereins für die Kolonien, um 1905 (Aus: Kimmle, Ludwig (Hg.): Das Deutsche Rote Kreuz. Entstehung, Entwicklungen und Leistung der Vereinsorganisation seit Abschluss der Genfer Convention i. J. 1864, Bd. 2, Berlin 1910, S. 681)

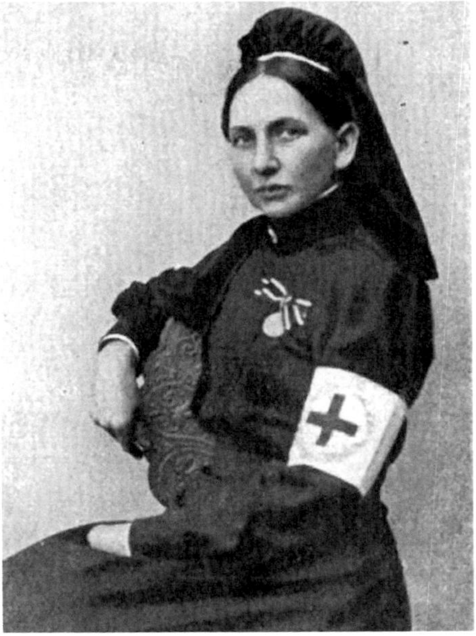

Abb. 25: Schwester Luise Grünberg, erste Schwester bei der Malariabekämpfung, jetzt mit der Bekämpfung der Schlafkrankheit beschäftigt (Aus: Kimmle, Ludwig (Hg.): Das Deutsche Rote Kreuz. Entstehung, Entwicklungen und Leistung der Vereinsorganisation seit Abschluss der Genfer Convention i. J. 1864, Bd. 2, Berlin 1910, S. 698)

war die erste Schwester, die nicht in der Pflege tätig war, sondern in der Forschung. Sie begleitete Robert Koch auf seiner Expedition zur Erforschung der Malaria.

Die nachfolgenden Abbildungen stammen aus der Sammlung der Deutschen Kolonialgesellschaft und sind im Kolonialen Bildarchiv der Universitätsbibliothek Frankfurt am Main archiviert. Hier finden sich vor allem Abbildungen der Krankenhausgebäude. In der Regel wurde nur die Architektur abgelichtet, ohne irgendwelche Personen. Da die Jahreszahlen der Aufnahmen leider häufig nicht bekannt sind, ist eine genaue Einordnung schwierig. Es zeigt sich jedoch, dass sowohl die Krankenanstalten für die europäische als auch diejenigen für die indigene Bevölkerung vor allem dann abgelichtet wurden, wenn die einfachen Buschhütten, von denen die Krankenschwestern teilweise berichteten, durch massive Steinbauten ersetzt wurden. Die Gebäude, die überwiegend einem europäischen Standard nahe kommen, waren dann sicher auch Ausdruck der europäischen Kultur, die sich gegen die indigene Kultur erfolgreich durchgesetzt hat. Somit wurde sie erst dann dokumentationswürdig.

Die Fotografien der Krankenhaus- und Lazarettarchitektur führen die qualitativen Unterschiede in der medizinischen Versorgung zwischen europäischer und indigener Bevölkerung vor Augen. Während die Hospitäler und Lazarette für die indigene Bevölkerung meist aus einfachen, schmucklosen Gebäuden bestanden, wurden die Europäerkrankenhäuser besonders nach der Jahrhundertwende in massiver, einen besonderen Stil prägender Bauweise errichtet. Das 1897 gebaute Regierungskrankenhaus in Duala (Kamerun) (Abbildung 26) besaß beispielsweise eine von Arkaden begrenzte, umlaufende Veranda, während das „Eingeborenen-Lazarett" in Duala (Abbildung 27) ein langgezogener Barackenbau war, der rein funktional, ohne jede Zierde auskommen musste.

Einzig in Daressalam traf diese Differenzierung nicht zu. Das Regierungskrankenhaus, das zwischen 1895 und 1900 gebaut wurde, ist auch hier ein im kolonialen Stil errichtetes massives Gebäude (Abbildung 29). Das Krankenhaus für die nichteuropäische Bevölkerung war jedoch ein ebenfalls sehr großes Gebäude, das in einem besonderen Baustil 1897 fertiggestellt worden war (Abbildung 28). Das Nachtigal-Krankenhaus in Klein-Popo/Anecho (Abbildung 30), das als eines der ersten in massiver Bauweise gebaut worden war, übertraf in der Größe erheblich das örtliche „Eingeborenen-Lazarett" (Abbildung 31).

Es waren jedoch nur die großen Regierungskrankenhäuser, die in ihrer Architektur auch die kulturelle Überlegenheit der Kolonialmacht gegenüber der indigenen Bevölkerung zum Ausdruck bringen sollten. Lazarette für die europäische Bevölkerung, die in kleineren und abgelegenen Orten wie in Udjiji (DOA) ansässig waren, wurden in einfacher Bauweise errichtet. Häufig waren sie mit einem Strohdach gedeckt und bestanden aus mehreren Gebäuden (Abbildung 35). Sie unterschieden sich nur in ihrer Größe, nicht in ihrer Bauweise von den Lazaretten für die indigene Bevölkerung, wie sie in Mohoro (DOA) (Abbildung 36) und in Mpapua (DOA) (Abbildung 37) standen. Auch diese waren einfache funktionale Bauten, die mit Stroh gedeckt waren.

Die Aufnahme der Wöchnerinnen im Elisabethhaus in Windhuk ist vor allem ein Beleg für die gute „europäische" Versorgung der jungen europäischen Mütter in den Kolonien. Dies hatte vor dem Hintergrund der Diskussion um die „Mischehen" und daraus entstehende Kinder besondere Bedeutung (Abbildung 38). Die Abbildungen 39 und 40 dokumentieren grundlegende Maßnahmen der Gesundheitsvorsorge, wie sie von den Kolonialmächten in den Kolonien durchgeführt wurden. Sowohl die Malariaprophylaxe als auch die Impfungen waren geeignet, die Gesundheit der indigenen Bevölkerung zu schützen. Beide Fotografien wurden in Deutsch-Ostafrika aufgenommen und folgen einer vergleichbaren Ästhetik. Während der „handelnde Europäer" im Zentrum der Abbildung zu sehen ist, muss die indigene Bevölkerung links und rechts anstehen. Die Fotografie der Impfmaßnahme stammt aber wohl schon aus der Zeit vor 1913. Zu diesem Zeitpunkt war die Durchimpfung der indigenen Bevölkerung in Deutsch-Ostafrika bereits so weit vorangeschritten, dass es zu keinen seuchenartigen Ausbrüchen der Pocken mehr kam. Auch lag das Impfen selbst nicht mehr in der Hand der Ärzte allein, sondern zahlreiche indigene Impfhelfer trugen erheblich zu diesem Erfolg bei.[631] Abbildung 40 ist wohl in den ersten Jahren des 20. Jahrhunderts entstanden. In Daressalam hatte man begonnen, die Anregungen zur Bekämpfung der Malaria von Robert Koch aufzunehmen und Indigene, die nachweislich mit Malariaparasiten behaftet waren, einer Chininkur zu unterziehen, die wiederum eine regelmäßige Chininverteilung notwendig machte.[632]

Das Regierungskrankenhaus in Duala (Abbildung 26) wurde 1897 gebaut. 1913 musste es noch einmal erheblich erweitert werden.In diesem Gebäude wurden zwischen April 1912 und März 1913 immerhin 305 europäische Patienten behandelt.[633]

Die Abbildung des Lazaretts für die indigene Bevölkerung (Abbildung 27) zeigt ein langgestrecktes Gebäude, das vorne eine überdachte Veranda hat. Es verfügt über ein Dach aus Wellblech und ist eingezäunt. Im Gegensatz zu einigen anderen Hospitälern für die nichteuropäische Bevölkerung scheint es verhältnismäßig großzügig gebaut zu sein. Leider fehlt zu dieser Fotografie die

631 Eckart: Medizin und Kolonialimperialismus (1997), S. 307.

632 Eckart: Medizin und Kolonialimperialismus (1997), S. 305.

633 BArch R1001/5647, Bericht über die Krankenbewegung beim Regierungskrankenhaus Duala vom 1.4.1913 bis 31.3.1914.

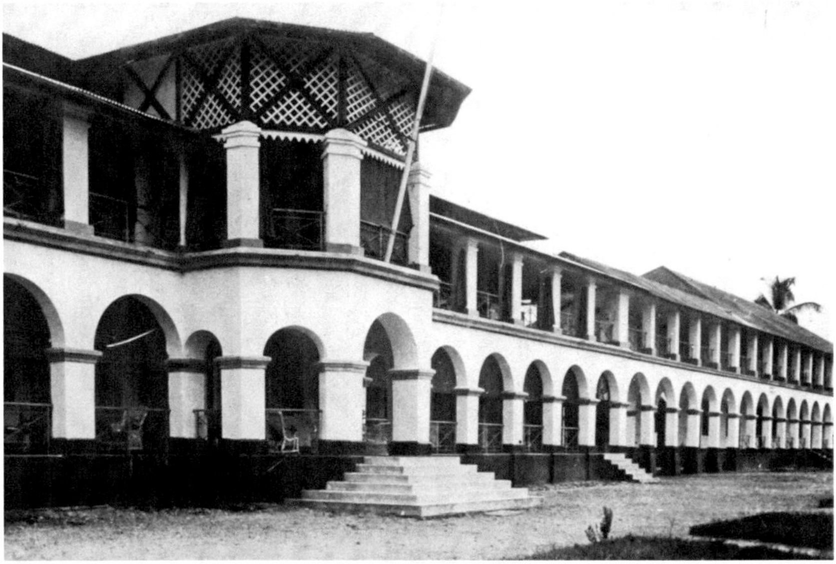

Abb. 26: Regierungskrankenhaus, Duala (Kamerun), um 1908 (Koloniales Bildarchiv, UB Frankfurt am Main, 6263_3051_3431_0083)

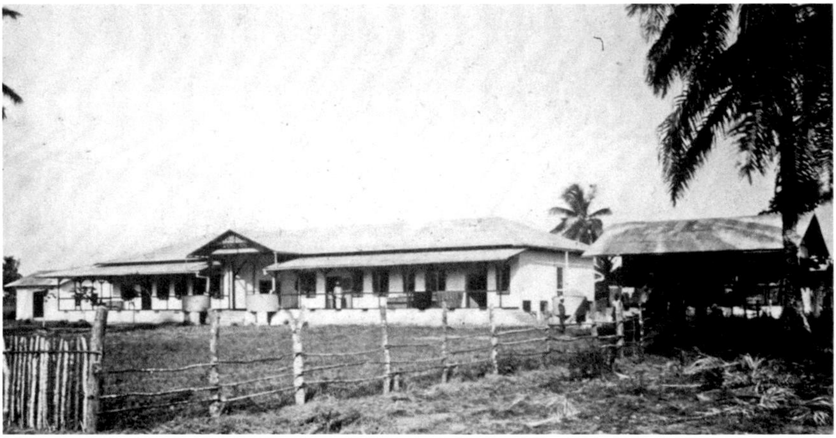

Abb. 27: „Eingeborenen-Lazarett“, Duala (Kamerun) (Koloniales Bildarchiv, UB Frankfurt am Main, 6264_3051_2163_0030)

Jahresangabe. Das macht einen direkten Vergleich mit der Architektur und den Ausmaßen des „Europäer-Krankenhauses" schwierig. In demselben Zeitraum, in dem im Regierungskrankenhaus 423 Patienten (April 1913 bis März 1914) behandelt wurden, hatte das Lazarett für die indigene Bevölkerung 1.589 Patienten zu versorgen.[634]

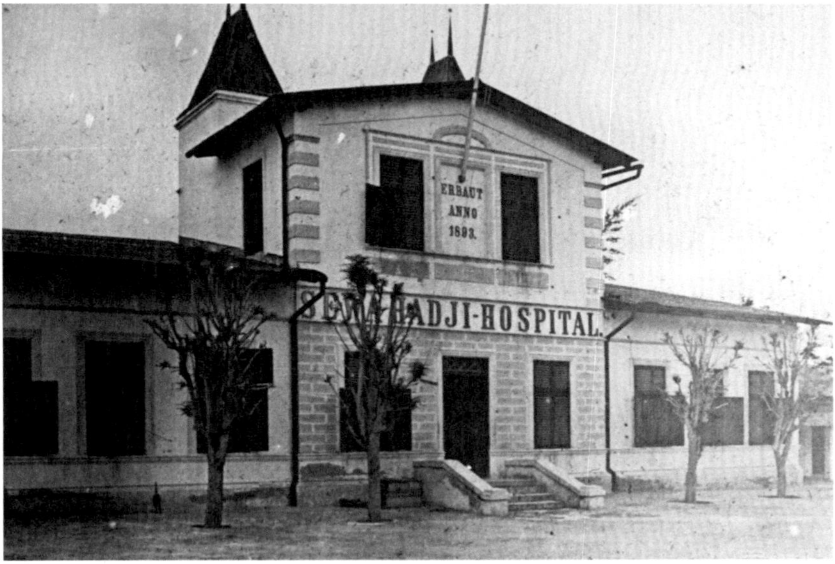

Abb. 28: Sewa-Hadji-Hospital („Eingeborenen-Lazarett"), Daressalam (DOA) (Koloniales Bildarchiv, UB Frankfurt am Main, 6264_3051_2131_0017)

1897 wurde in Daressalam das Sewa-Hadji-Hospital eröffnet (Abbildung 28), das ausschließlich für die medizinische Versorgung der nichteuropäischen Bevölkerung eingerichtet worden war. Die Mittel hierfür stammten aus der Stiftung eines wohlhabenden Inders, wie die Namensgebung des Hospitals nahe legt.[635]

634 BArch R1001/5647, Bericht über die Krankenbewegung beim Regierungskrankenhaus Duala vom 1.4.1913 bis 31.3.1914.

635 Eckart: Medizin und Kolonialimperialismus (1997), S. 316.

Im Gegensatz zu den meisten anderen Einrichtungen dieser Art wurde das Gebäude in einem nicht rein funktionalen Baustil errichtet. Erbaut wurde es – wie auf der Fassade zu lesen ist – bereits 1893. Es ist also möglich, dass das Hospital in ein bereits bestehendes Gebäude eingezogen ist.

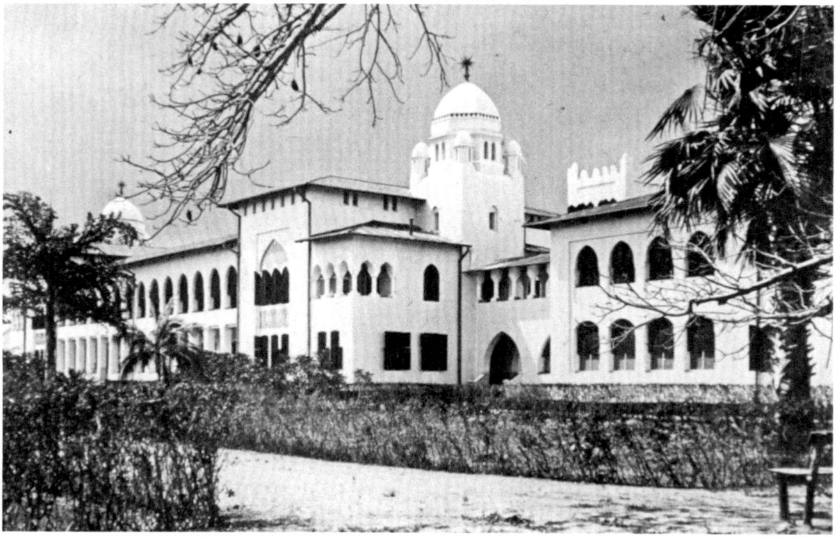

Abb. 29: Regierungskrankenhaus, Daressalam (DOA), um 1910 (Koloniales Bildarchiv, UB Frankfurt am Main, 6264_3051_3193_0051)

Das zwischen 1895 und 1900 errichtete Regierungskrankenhaus in Daressalam (Abbildung 29) war erheblich größer als das Sewa-Hadji-Hospital. Die gestreckte Architektur bietet sehr viel mehr Raum. Die Fassadengestaltung mutet durch die durch Rundbögen geschützten Balkone fast sakral an. In europäischen Kathedralen finden sich solche Fensteröffnungen in den Kreuzgängen und Galerien.

Das Nachtigal-Krankenhaus (Abbildung 30) wurde 1894 fertiggestellt. Da es anfangs noch keine Baracke für die indigene Bevölkerung gab, wurde diese im „Europäerkrankenhaus“ behandelt. Das zweistöckige Gebäude hatte im Erdgeschoss eine Apotheke, den Operationssaal, die Bibliothek, ein Empfangs- und

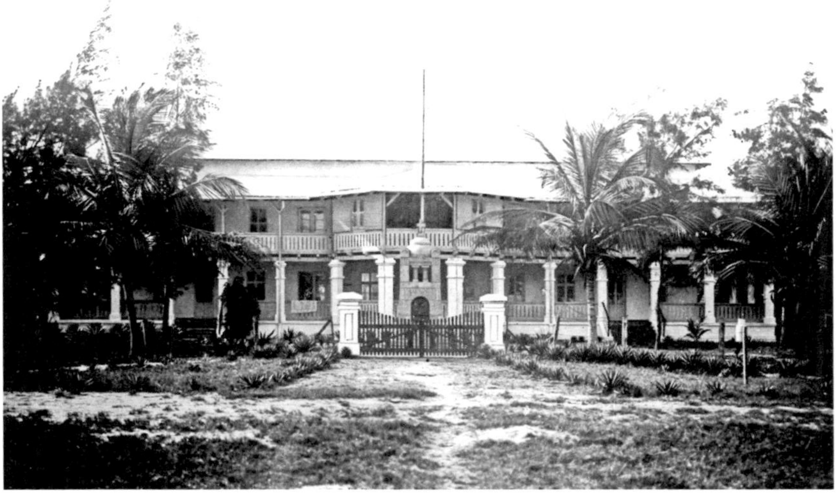

Abb. 30: Nachtigal-Krankenhaus, Klein-Popo/Anecho (Togo) (Koloniales Bildarchiv, UB Frankfurt am Main, 6227_3051_1813_0017)

Sprechzimmer für den Arzt. Im Obergeschoss waren die Wohnräume für den Arzt und die beiden Schwestern, ein Speisesaal sowie zwei Europäerkrankenzimmer.[636]

Die Abbildung des Lazaretts für die indigene Bevölkerung (Abbildung 31) in Anecho (Togo) hat keine Datierung. 1895 hatte das Gouvernement eine Baracke, die ungefähr 30 Meter vom Haupthaus entfernt lag, errichten lassen. Diese verfügte über drei Räume mit je vier Betten.[637] 1908 war die Baracke so baufällig, dass sie durch einen massiven Krankenhausbau ersetzt wurde. Ein ehemaliges Mietshaus, das etwas entfernt vom Europäerpavillon lag, wurde dafür umfunktioniert. Es hatte zwei Stockwerke und insgesamt 12 Krankenräume.[638] Das Foto wurde also wohl zwischen 1909 und 1914 aufgenommen.

636 Eckart: Medizin und Kolonialimperialismus (1997), S. 138.

637 Unter dem rothen Kreuz 1 (1899), S. 3.

638 Reichskolonialamt (Hg.): Medizinal-Berichte über die Deutschen Schutzgebiete Deutsch-Ostafrika, Kamerun, Togo, Deutsch-Südwestafrika, Neu-Guinea, Karolinen, Marshall-Inseln und Samoa für das Jahr 1908/09 (1910), S. 272-274.

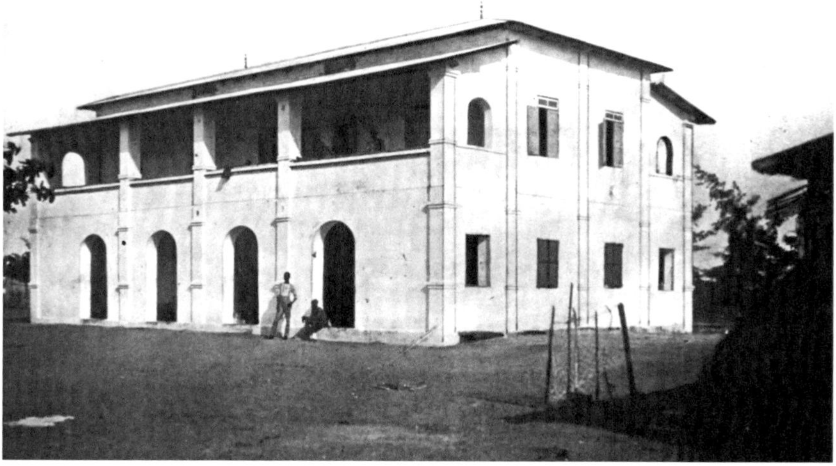

Abb. 31: „Eingeborenen-Lazarett", Anecho (Togo), um 1909/10 (Koloniales Bildarchiv, UB Frankfurt am Main, 6264_3051_2163_0032)

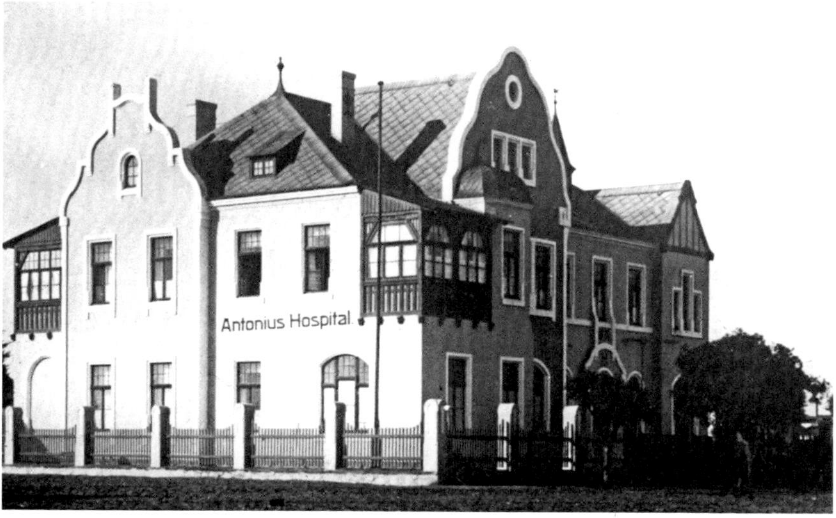

Abb. 32: Katholisches Antonius-Hospital, Swakopmund (DSWA) (Koloniales Bildarchiv, UB Frankfurt am Main, 6264_3051_2163_0034)

Das von der katholischen Kirche finanzierte und ausgestattete Antonius-Hospital in Swakopmund (Abbildung 32) wurde 1908 eingeweiht und versorgte neben europäischen und indigenen Patienten die Angestellten des Gouvernements.[639]

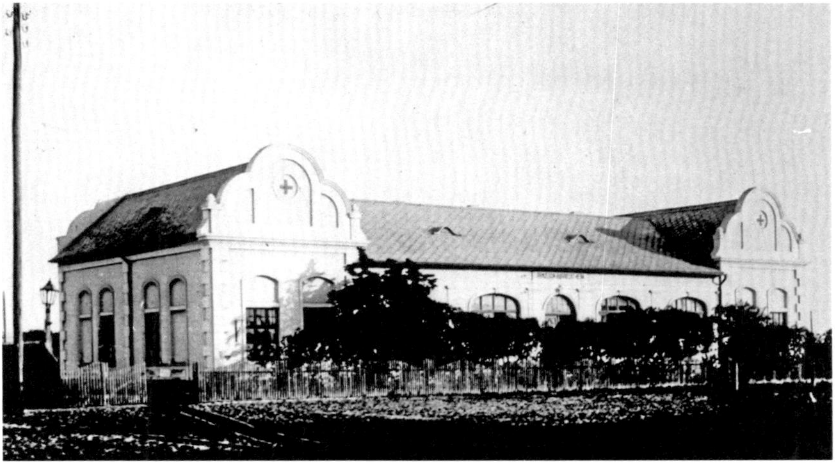

Abb. 33: Prinzessin-Rupprecht-Heim, Swakopmund (DSWA), nach 1912 (Koloniales Bildarchiv, UB Frankfurt am Main, 3317_2014_0237_0033)

Auch die Abbildung 33 ist nicht datiert. Sie ist auf jeden Fall nach 1912 aufgenommen worden, nach der Inbetriebnahme des Entbindungsheimes.[640] Das dreigliedrige Gebäude verbindet mit einem Querhaus die beiden äußeren Gebäudeteile. Die weichen Rundungen der Dachfriese sowie der Fenster nehmen Formen des Jugendstils auf.

Die ebenfalls nicht datierte Abbildung 34 wurde nach 1905 aufgenommen. In diesem Jahr hatten die Diakone der Bodelschwinghschen Anstalt diese Einrichtung gegründet. Die Planung hierfür wurde in die Wege geleitet, nachdem

639 Unter dem roten Kreuz 19 (1908), S. 50-52; Eckart: Medizin und Kolonialimperialismus (1997), S. 261.

640 Eckart: Medizin und Kolonialimperialismus (1997), S. 261.

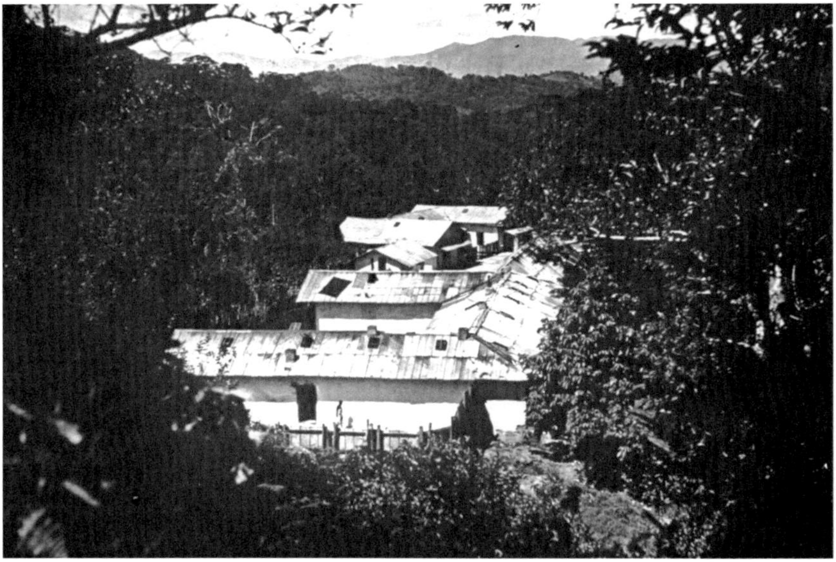

Abb. 34: „Eingeborenen-Irrenanstalt", Lutindi (DOA) (Koloniales Bildarchiv, UB Frankfurt am Main, 6264_3051_2163_0039)

1899 in Daressalam ein „geisteskranker Afrikaner" die öffentliche Ordnung gestört hatte.[641]

Die Krankenstube zur Erstversorgung von europäischen Patienten (Abbildung 35) in Udjiji wurde um 1900 eingerichtet. 1910 wurde diese durch kleines Hospital für die indigene Bevölkerung erweitert.[642] Da die Fotografie schon ein solches Nebengebäude zeigt, wird sie wohl nach 1910 entstanden sein. Die Dächer von allen Gebäuden sind mit Stroh gedeckt, anders als die Hospitäler und Krankenhäuser in den größeren Orten, die häufig ein Dach aus Wellblech hatten.

641 Diefenbacher: Psychiatrie und Kolonialismus (1985), S. 46-52.

642 Reichskolonialamt (Hg.): Medizinal-Berichte über die Deutschen Schutzgebiete Deutsch-Ostafrika, Kamerun, Togo, Deutsch-Südwestafrika, Neu-Guinea, Karolinen, Marshall-Inseln und Samoa für das Jahr 1910/11 (1913), S. 4.

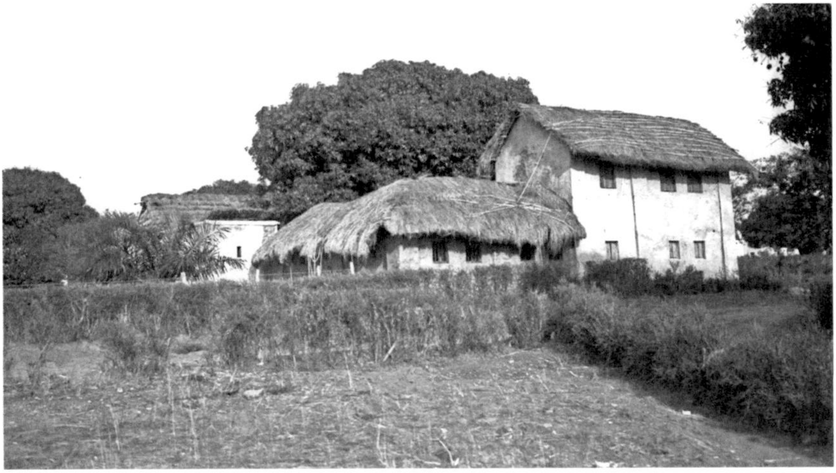

Abb. 35: Lazarett in Udjiji (DOA), 1907/14 (Koloniales Bildarchiv, UB Frankfurt am Main, 3317_2014_0616_0069)

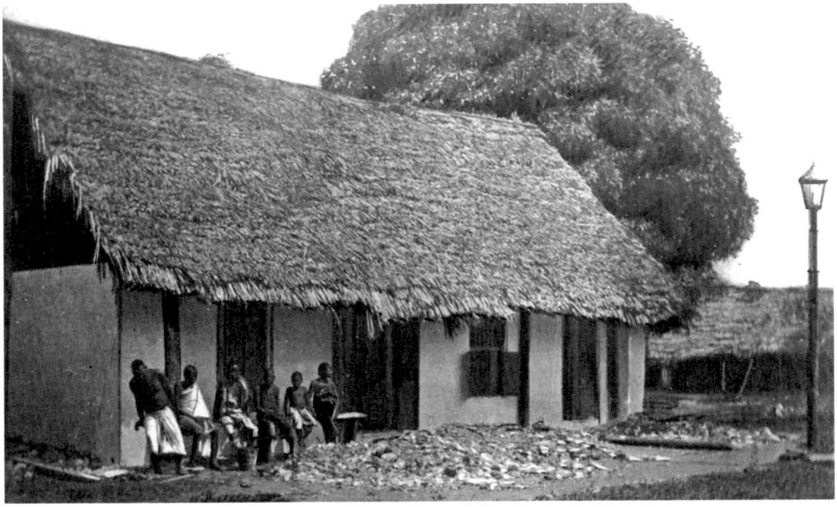

Abb. 36: „Eingeborenen-Lazarett" in Mohoro/DOA, um 1910 (Koloniales Bildarchiv, UB Frankfurt am Main, 3317_2014_0658_0051)

Trifft der Index des Bildarchivs zu, dann entstand die Abbildung 36 wohl nach 1910. In diesem Jahr wurden kleinere Farbigenhospitäler in verschiedenen Orten Deutsch-Ostafrikas gegründet. Das Gebäude selbst könnte ebenso die um 1900 in Mohoro entstandene Krankenstube für Europäer sein. Diese Krankenstube bot ein bis zwei Patienten Platz, bevor sie in ein größeres Hospital verlegt wurden.[643]

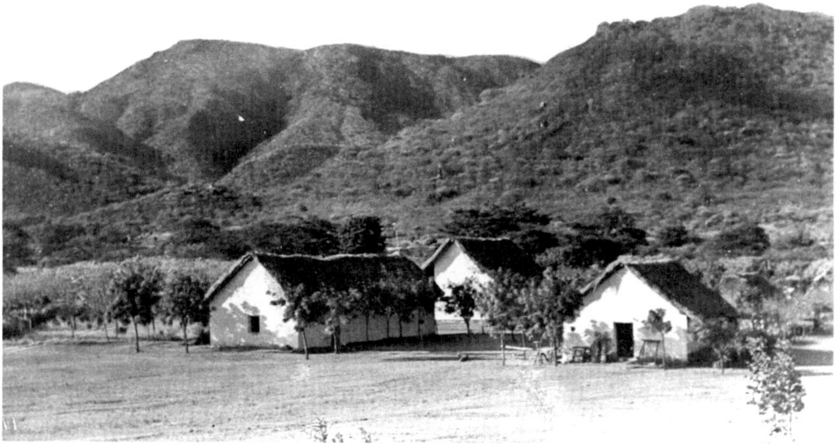

Abb. 37: „Eingeborenen-Lazarett" in Mpapua (DOA), um 1910 (Koloniales Bildarchiv, UB Frankfurt am Main, 3317_2014_0658_0055)

Ebenso wie Abbildung 37 weist der Index des Bildarchivs der Deutschen Kolonialgesellschaft das Gebäude als „Eingeborenen-Lazarett" aus. Dann ist die Fotografie wohl nach 1910 entstanden. Sollte es aber das Gebäude der Krankenstube sein, kann die Ablichtung auch aus der Zeit vor 1910 stammen. Da das Lazarett aus drei Gebäuden bestand, wird es sich wohl am ehesten um eine Aufnahme nach 1910 handeln, als die Krankenstuben schon um die Lazarette für die indigene Bevölkerung erweitert worden waren.[644]

643 Reichskolonialamt (Hg.): Medizinal-Berichte über die Deutschen Schutzgebiete Deutsch-Ostafrika, Kamerun, Togo, Deutsch-Südwestafrika, Neu-Guinea, Karolinen, Marshall-Inseln und Samoa für das Jahr 1907/08 (1909), S. 28-31.

644 Reichskolonialamt (Hg.): Medizinal-Berichte über die Deutschen Schutzgebiete Deutsch-

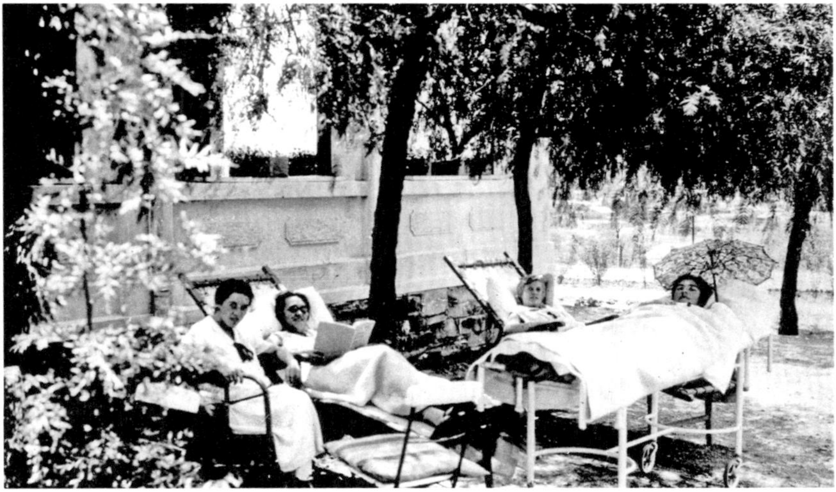

Abb. 38: Wöchnerinnen im Elisabethhaus, Windhuk/DSWA (Koloniales Bildarchiv, UB Frankfurt am Main, 3317_2014_0237_0032)

Eine Datierung der Abbildung 38 ist schwierig, da diese Einrichtung auch nach 1918 noch weiter europäischen Frauen die Möglichkeit gab, zu entbinden.[645] Nach dem Ende des Ersten Weltkrieges bestand das Entbindungsheim unter der Leitung des „Frauenvereins vom Roten Kreuz für Deutsche über See“, wie sich der Deutsche Frauenverein ab 1919 nannte, bis in die 1930er Jahre fort.[646]

Abbildung 40 ist wohl in den ersten Jahren des 20. Jahrhunderts entstanden. Sie zeigt eine der regelmäßigen Chininverteilung an die indigene Bevölkerung in Daressalam, mit deren Hilfe man die Malaria bekämpfen wollte. Die Fotografie ist in der Vereinszeitschrift des Deutschen Frauenvereins für Krankenpflege in den Kolonien von Juli 1903 abgedruckt. Schwester Luise Grünberg, die zu diesem Zeitpunkt die Malaria-Expedition von Robert Koch begleitete, hat die

Ostafrika, Kamerun, Togo, Deutsch-Südwestafrika, Neu-Guinea, Karolinen, Marshall-Inseln und Samoa für das Jahr 1907/08 (1909), S. 28-31.

645 25 Jahre Elisabethhaus in Windhuk. In: Deutsche Kolonialzeitung 45 (1933), S. 79-81.

646 Eckart: Medizin und Kolonialimperialismus (1997), S. 264.

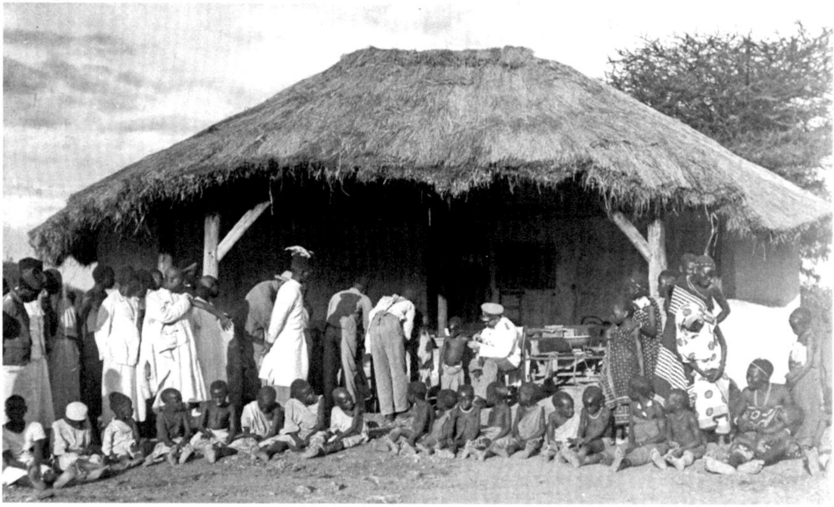

Abb. 39: Arzt impft Kinder und Askari in Kilimalinde (DOA), 1910/13 (Koloniales Bildarchiv, UB Frankfurt am Main, 3317_2014_0659_0002)

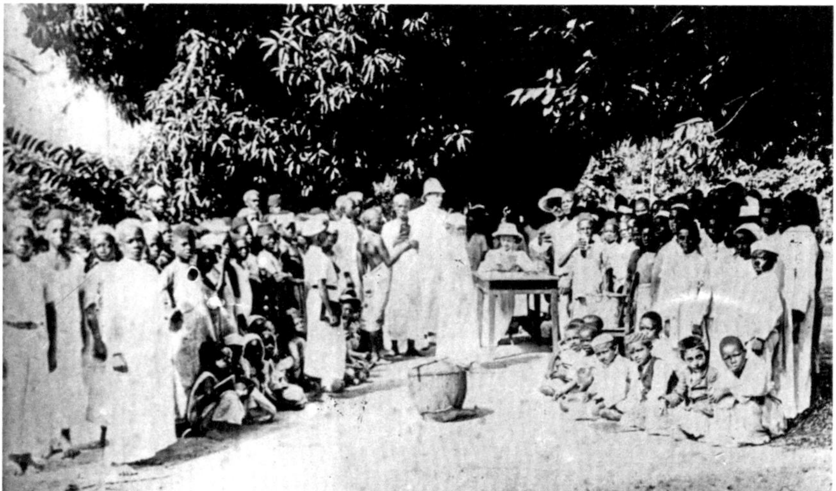

Abb. 40: Chinin-Verabreichung, Daressalam/DOA, um 1903 (Koloniales Bildarchiv, UB Frankfurt am Main, 3317_2014_0919_0086)

Aufnahme mit den Zeilen: „Chinin-Verabreichung in der Gouvernementsschule durch die Malaria-Expedition" am 5. April aus Daressalam an die Vereinsvorsitzende gesandt.[647] Die Entstehung der Fotografie kann also auf ca. 1903 datiert werden.

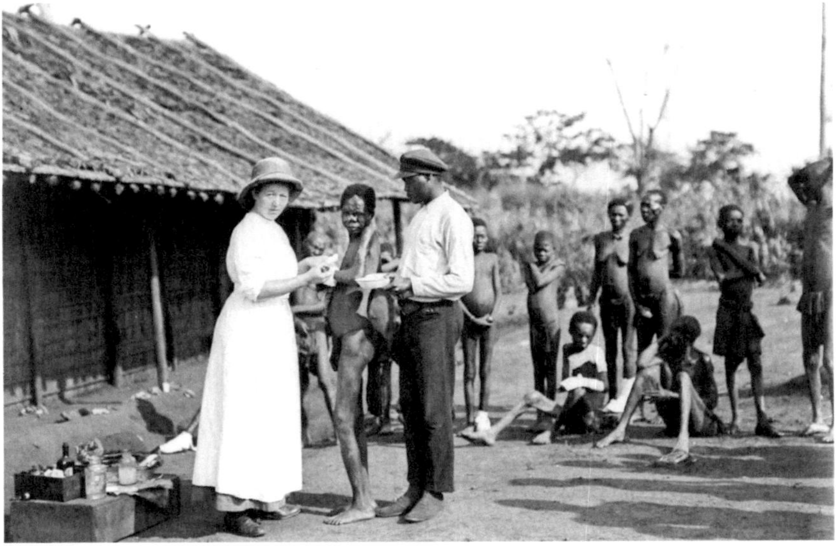

Abb. 41: Schwester Freya mit Leprakranken, DOA 1918 (Koloniales Bildarchiv, UB Frankfurt am Main, 6227_3051_1813_0073)

Die Abbildung 41 ist zwar datiert, aber nicht einem genauen Ort zugeordnet. Ob es sich bei Schwester Freya um eine Schwester des Roten Kreuzes handelt, ist nicht zu erkennen. Allerdings trägt sie keine Rot-Kreuz-Brosche am Kragen. Es könnte sich um die in Kwiro stationierte Schwester handeln, der die Pflege der am schlimmsten erkrankten Patienten oblag. Ein indigener Heilgehilfe unterstützte die Schwester dabei, der sich in seiner „europäischen Kleidung" von den anderen Indigenen unterscheidet.

647 Unter dem roten Kreuz 7 (1903), S. 81.

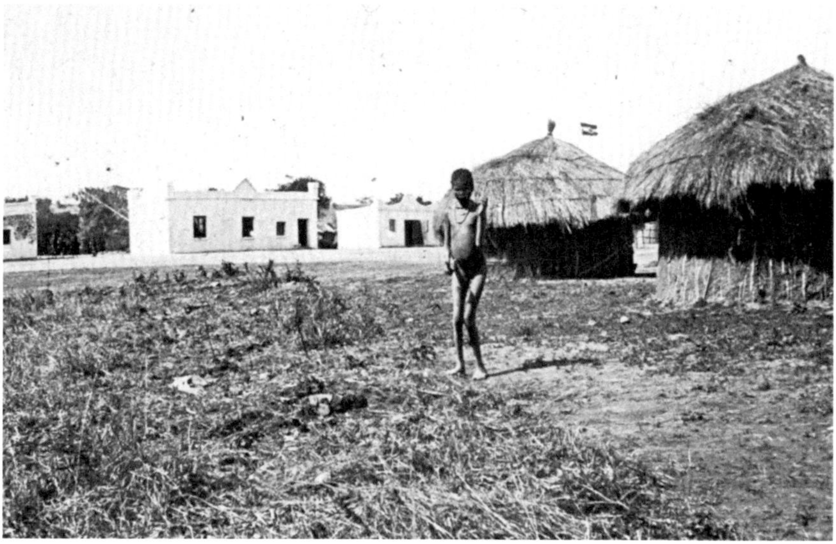

Abb. 42: Schlafkrankenlager Utegi (DOA), um 1908 (Koloniales Bildarchiv, UB Frankfurt am Main, 6264_3051_2132_0027)

Das Schlafkrankenlager Utegi (Abbildung 42) wurde 1908 gegründet. Die Versorgung und Pflege der Patienten wurde vor allem von indigenen Pflegehelfern geleistet. Die eigentliche Aufgabe dieser Pfleger war aber vor allem, die Patienten an der Flucht zu hindern.[648] Nachdem die Mediziner es jedoch aufgegeben hatten, Kranke aus weiter entfernten Bezirken in diesem Lager zu „internieren", stieg die Bereitschaft der Kranken, vor Ort zu bleiben. Sie stammten dann vor allem aus der unmittelbaren Umgebung des Lagers.[649]

Die Krankenschwester auf der Abbildung 43 ist aufgrund ihrer Tracht und ihrer Brosche am Kragen eindeutig als Schwester des Roten Kreuzes zu erkennen. Der indigene Helfer, der das „Gepäck" der Schwester trägt, ist mit Hemd und kurzer Hose eher europäisch gekleidet. Im Gegensatz zu anderen Aufnahmen, auf denen indigene Helfer abgebildet sind, steht dieser aufrecht auf gleicher

648 BArch R1001/5897, Band 2a, Bericht von Oberarzt Dr. Kudicke von Januar 1908.

649 Isobe: Medizin und Kolonialgesellschaft (2009), S. 79.

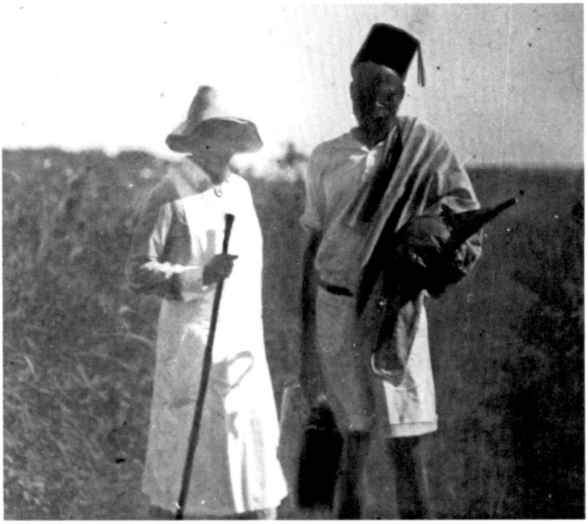

Abb. 43: Krankenschwester unterwegs in DOA mit Heilgehilfe, o. J. (Koloniales Bildarchiv, UB Frankfurt am Main, 6264_3051_2163_0080)

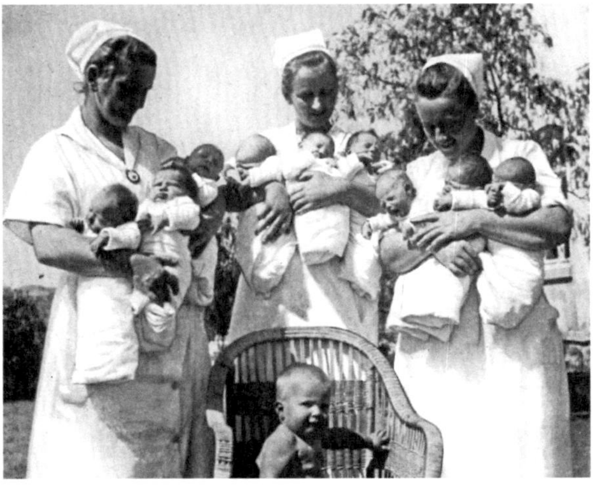

Abb. 44: DSWA, Deutscher Nachwuchs, nach 1918 (Koloniales Bildarchiv, UB Frankfurt am Main, 6264_3051_3209_0052)

Höhe mit der Schwester. Eine eindeutige Unterordnung des indigenen Helfers unter die europäische Schwester ist somit nicht zu erkennen.

Dass gerade europäischer Nachwuchs besonders wertvoll in Afrika war, macht auch die Abbildung 44 noch einmal deutlich. Die Fotografie hat keine Jahreszahl. Wenn man die Schwesterntracht berücksichtigt, wurde die Aufnahme wohl nach 1918 angefertigt. Die Schwestern vor 1918 hatten immer langärmelige Kleider. Die Information der Fotografie passt aber auch auf die Jahre zuvor. Deutscher oder europäischer Nachwuchs war von „besonderer Qualität" und konnte gar nicht zahlreich genug zur Welt kommen.

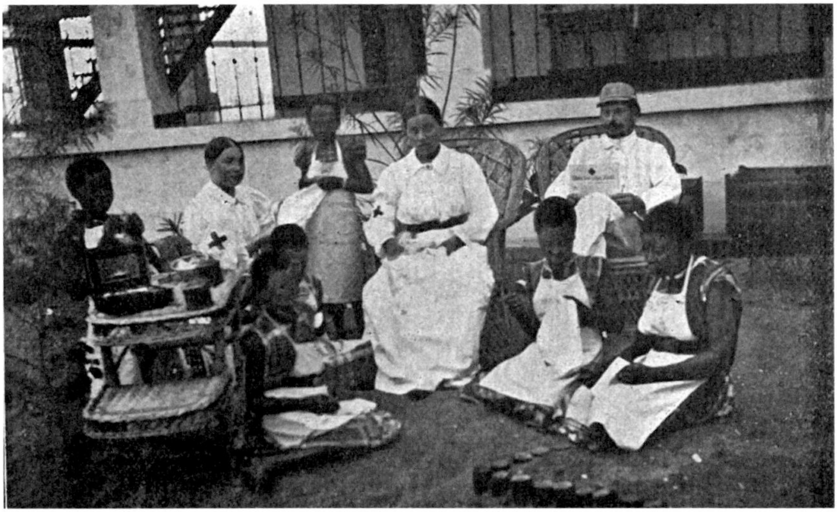

Abb. 45: Schwester Johanna Wittum, Schwester Elise, Dr. Doering, indigene Dienerinnen, Togo, ca. 1897 (Aus: Wittum, Johanna: Unterm Roten Kreuz in Kamerun und Togo, Heidelberg 1899, S. 129)

10. Quelle: Grete Kühnhold

Im September 1913 reiste Schwester Grete Kühnhold von Hamburg nach Kamerun. Mit einer weiteren Schwester sollte sie im Schlafkrankenlager Kumbe Dienst tun. Dies war nicht ihr erster Aufenthalt in Afrika: Von 1900 bis 1905 war sie bereits in Deutsch-Südwestafrika im Einsatz gewesen.[650] Für welche Organisation sie in diesen Jahren als Krankenschwester gearbeitet hatte, darüber äußerte sich Grete Kühnhold in ihren Aufzeichnungen über ihre Zeit in Kamerun nicht. In den fünf Jahren in Deutsch-Südwestafrika war sie keine Schwester des Deutschen Frauenvereins. In den Übersichten der Verteilung der Pflegeschwestern, die gelegentlich in der Vereinszeitschrift „Unter dem roten Kreuz“ abgedruckt wurden, wird ihr Name bis zur Ausgabe vom November 1904 für keinen Einsatzort aufgeführt.

Zu Beginn des Jahres 1916 verließ Grete Kühnhold Kamerun. Ihre Rückreise in das Deutsche Reich war in diesen Kriegszeiten beschwerlich. Ihre Erfahrungen und Erlebnisse, die sie während der Jahre, die sie in Kamerun verbrachte, gesammelt hatte, schrieb sie nach ihrer Heimkehr auf und veröffentlichte sie 1917. Nachfolgend sind diese Aufzeichnungen abgedruckt.

650 Kühnhold: In Friedens- und Kriegszeiten (1917), S. 7.

In Friedens- und Kriegszeiten in Kamerun

Von Grete Kühnhold
Schwester des deutschen Frauenvereins vom Roten Kreuz für die Kolonien
Druck und Verlag August Scherl S.m.b.h. Berlin (1917)

Ausreise und Marsch ins neuerworbene Gebiet

Nach zehnjährigem Aufenthalt in unseren afrikanischen Kolonien, Südwest und Ost, verschlug mich im Jahre 1913 mein Geschick nach Kamerun, und zwar gleich ins tiefste Innere, nach Neu-Kamerun. Dem gerade damals soviel besprochenen und berüchtigten, von den Franzosen gegen marokkanische Ansprüche ausgetauschten Neu-Kamerun. So gern ich, trotz aller Ausstandszeiten 1904-1905, von 1900-1905 in Südwest gewesen war, so sehr ich Ostafrika, wohl unsere schönste oder doch am weitesten fortgeschrittene Kolonie liebte, für Kamerun hegte ich keine Sympathie. So – nur der Pflicht gehorchend, reiste ich im September 1913 ab von Hamburg an Bord des schönen „Professor Woermann", der jetzt, seit fast zwei Jahren, im Besitz der Engländer ist, und lernte gleich ein gutes Teil der westafrikanischen Küste kennen. Bei der Ankunft in Viktoria wurde den Fahrgästen eine sechstägige Quarantäne angekündigt, da wir Lagos, wo Gelbfieber herrschte, angelaufen hatten. So ging es über Duala nach Kribi, von dort zurück nach Viktoria und endlich, am 20. Oktober, in Duala an Land.

Welch ein Unterschied schon hier: Ostafrika und Kamerun! Daresjalam oder Tanga und Duala! In Duala wurden damals die später sich so verräterisch verhaltenden Dualas enteignet, d.h., sie mußten aus gesundheitlichen Gründen die

Europäerstadt verlassen und wurden außerhalb des erweiterten Stadtbildes wieder angesiedelt, eine Maßnahme, der sie sich sehr widersetzten, die in Ostafrika ohne jede Schwierigkeit schon durchgeführt war.

Nach mehrtägigen Vorbereitungen waren wir, zwei für das Schlafkrankenlager Kumbe bei Carnot bestimmte Schwestern und ein Verwalter, fertig zur Abreise ins Innere. Proviant für fast ein Jahr war verpackt, Zeltausrüstungen besorgt. Mit der Mittellandbahn ging's in halbtägiger Fahrt bis Edea, durch dichten Urwald, ohne jede Spur von Bewohnern und Kulturen. Auch dieses ein großer Gegensatz zu Ostafrika, wo der Schienenweg ständig durch kultiviertes Plantagenland führt und der Reiseverkehr der Farbigen lebhaft ist. – In Edea, Sitz eines Bezirkamtes, begann nun die eigentliche Buschreise. Mit ungefähr hundertvierzig Farbigen, Trägern, Köchen, Waschleuten, Hausjungen und drei Soldaten marschierten wir am 4. November 1913 ab, als nächstes Ziel Jaunde, das wir in neun Marschtagen erreichen sollten, vor uns. – Das Glück war uns hold – während in Duala tägliche Tornados gewaltige Regengüsse gebracht hatten, blieben wir auf unserer siebenundvierzigtägigen „Buschreise" vor ihnen bewahrt. Ein Umstand, der sie zu einer außerordentlich angenehmen gestaltete.

Im Bakokoland führte der breit ausgeschlagene Weg tagelang durch dichtesten Urwald, dann über die berüchtigten Bakokoberge, bergauf und bergab. Morgens vor Sonnenaufgang setzte sich die ganze Karawane in Bewegung; schon bald nach vier Uhr erschallte der Weckruf. Um fünf Uhr wurden die Zelte verlassen, abgebrochen und zusammengepackt. Nach ungefähr fünfstündigem Marsch, halbwegs durch eine einhalbstündige Frühstückspause unterbrochen, wurde Rast in einem der immer reizend gelegenen Dörfer gemacht, vom Kukuma (Häuptling) des Dorfes und seiner Getreuen feierlichst begrüßt. Nach sieben Tagen kamen wir ins Jaundeland und am neunten nach dessen Hauptort, dem von Dominik begründeten Jaunde, das auf freier, sich über 700 Meter über dem Meeresspiegel erhebender Höhe liegt, voll landschaftlichen Reizes.

Nach Trägerwechsel, der an solchen durch den Trägerverkehr stark in Anspruch genommenen Verkehrsmittelpunkten seine Schwierigkeiten hat, und durch den uns ein Ruhetag beschert wurde, ging's weiter nach Akonolinga, der nächsten Regierungsstation am Ufer des Nyong.

Schwer war dieser fünftägige Marsch für unsere Träger. Denn auf einer Wegstrecke von hundert Kilometer galt es ungefähr siebzig Auf- und Abstiege zu überwinden. Landschaftlich war die Gegend infolgedessen reizvoll und abwechslungsreich. Wir fanden an der großen Straße zahlreiche gut gepflegte Eingeborenendörfer, die sauber gehalten waren, belebt von Kleinvieh, Schweinen und Hühnern. Ihre Bewohner, kinderreiche Eingeborene, waren zutraulich und entgegenkommend. Sie lieferten uns reichliche Verpflegung: Hühner, Eier und Früchte.

Von Akonolinga aus begann für uns eine andere Art des Reisens. Für sechs Tage sollten wir uns dem Nyong anvertrauen. Kanus, Boote aus einem gewaltigen Baumstamm geschnitzt und mit Mattendächern, aus Palmenzweigen geflochten, zum Schutz gegen die glühende Tropensonne versehen, lagen im „Hafen" Akonolingas bereit. Kisten und Kasten wurden darinnen verstaut, für uns ein paar Langstühle unter das Dach gestellt. Unsere Bediensteten, die uns begleitenden Soldaten thronten bald auf den Lasten, neun Ruderer für jedes Kanu auf dem Bootsrande. So ging es fort, den Nyong hinauf, der in den gewagtesten Windungen, dunkel und träge, ein echter Urwaldstrom, teils durch Wald, teils in weiten Grasflächen, dahinfloß. Langsam, sehr langsam glitten die Kanus dahin, im gleichmäßigen Takte der kurzgestielten, schaufelartigen Ruder, bald mitten auf dem Fluß, bald quer durch das Binsengewirr. Eine eintönige Fahrt, die uns als Neulingen, wenigstens am ersten Tage, trotzdem interessant war. Wir mußten ständig auf der Hut vor Glossinen (Glossina palpalis), den Überträgern der menschlichen Schlafkrankheit sein, die dort, wo Gebüsch dicht ans Ufer trat, sehr zahlreich waren und heißhungrig unsere Boote überfielen.

Gegen Abend legten wir an bei den Rastdörfern, die dicht am Ufer erbaut sind. Zelte wurden errichtet, das Abendessen bereitet, und nachdem der nächste Häuptling Verpflegung gebracht hatte, lag bald alles in tiefster Ruhe, um am nächsten Morgen, im Nebelgrauen, die Weiterfahrt antreten zu können. Am dritten Tage erreichten wir Ajoshöhe, das ungefähr ein Jahr bestehende Schlafkrankenlager. Hier sollten wir den ersten Eindruck von unserer zukünftigen Arbeit erhalten. Die beiden dort stationierten Schwestern führten uns durch ihr ganzes Reich. Reizend war die Lage der nach Landessitte aus Matten (Palmenblättern) luftig und leicht erbauten Europäerhäuser. – Traurig, sehr traurig berührte der Anblick der Schlafkranken, die vielfach abgemagert zum Skelett, oft mit irrem oder auch blödem Ausdruck der Augen, wärmesuchend am Feuer oder im heißen Sonnenschein herumsaßen und -lagen.

Der Anblick dieser armen, zu spät in eine ärztliche Behandlung gekommenen Geschöpfe ist trostlos. Sie gehen ihrem sicheren Tod entgegen. Sie machen einen grauenerregenderen Eindruck als die hier ebenfalls untergebrachten Leprakranken.

Am nächsten Tag traten wir die Reise nach Abongmbang an. Eine Privatfirma hatte den Versuch unternommen, den Verkehr auf dem Nyong weniger zeitraubend und gefahrbringend zu gestalten, und ein Motorboot zur Verfügung gestellt. Nachdem wir die beiden letzten Tage durch eine besonders fliegenreiche Gegend gefahren waren, verließen wir jetzt unser langsames Kanu und erreichten in dem bequemen Motorboot unser Ziel vier Stunden früher.

Im schönen, hoch und frei gelegenen Abongmbang machten wir einen fünftägigen Aufenthalt, da nicht genügend Träger zur Stelle waren. Sie mußten durch Amtsboten aus ferner liegenden Dörfern geholt werden, da die nächsten Ortschaften nicht dauernd zu Trägerdiensten herangezogen werden konnten.

Dadurch hatten wir Muße, eine musterhaft eingerichtete Regierungsstation mit ausgedehnten Anlagen kennenzulernen. Wir sahen Korn-, Kartoffel-, Makabo- und Kassadafelder sowie Gemüsegärten, in denen nicht nur europäisches Gemüse, sondern auch Erdbeeren gediehen. Ferner fanden wir einen Bananenhain und eine große Vieh- und Geflügelzucht. In Abongmbang sahen wir auch die letzten weißen Frauen; im tieferen Inneren sollten wir die ersten sein.

Von hier führte unser Marsch durchs Land der Maka, eines berüchtigten Kannibalenstammes, der, wie man sagte, sogar seine eigenen alten Stammesangehörigen nicht verschont, und dem noch im Jahre 1910 ein deutscher Kaufmann zum Opfer gefallen, der aufgefressen worden war. Dominik hatte damals einen Strafzug unternommen, der sie vorläufig unterwarf.

Die Maka, viel scheuer als die bisher angetroffenen Bewohner, machten einen nicht gerade vertrauenerweckenden Eindruck; besonders die Männer mit verwildertem Haar und Bart sahen abstoßend aus. Zwischen Abongmbang und der Militärstation Dume kamen wir bald auf die im Bau befindliche große Automobilstraße, eine Prachtstraße für Kameruner Verhältnisse, die Eingeborene unter Aufsicht eines Schutztruppenunteroffiziers bauten. Zwei anstrengende Tagesmärsche erheischten einen weiteren Ruhetag in Dume, das damals noch Militärstation war, demnächst aber Zivilverwaltung erhalten sollte. In einem kleinen Lager sammelte man auch hier Schlafkranke aus der Umgegend, wie wir es auch in Mbidalong am Nyong gesehen hatten. – Von Dume ab marschierten wir an der Grenze des Urwaldes, schon zeitweise durch Grasland. Dörfer und Eingeborenenpflanzungen wurden spärlich. Die Gegend immer menschenleerer; die

Verpflegungsfrage schwieriger. Häufig erregten wir Schwestern helles Erstaunen bei den Eingeborenen, denen weiße Frauen noch unbekannt waren. Mit unbändigem Geschrei und dem charakteristischen hellen Trillern folgten Frauen und Kinder unserer Hängematte, sich gegenseitig auf das große Wunder „nari, nari!“ aufmerksam machend. Für die Träger waren es schwere Tage, starke Märsche von dreißig Kilometer täglich, mit nur kurzer Ruhezeit. Am fünften Tage überschritten wir den Kadei, einen schönen, wasserreichen Urwaldstrom von ziemlicher Breite, der seine dunklen Fluten im schnellen Lauf zwischen waldbestandenen Ufern dahinwälzt. Während wir am andern Ufer das Übersetzen unserer Träger erwarteten, galoppierten plötzlich Eingeborene heran auf malerisch aufgezäumten Pferden, gefolgt von anderem Volk zu Fuß, das auf allerlei Musikinstrumenten einen Höllenlärm vollführte. Es waren Haussah-, Maka-, Baja- und Kakahäuptlinge, die uns ein Schreiben des Postenführers von Baturi, eines Stabsarztes, überbrachten und uns mitsamt ihrem Gefolge als erste weiße Frauen auf Neukameruner Gebiet begrüßen sollten. Eine malerische Szene: unter den hohen, schlanken Urwaldriesen, unmittelbar am Ufer des Kadei, das Gewimmel der Eingeborenen in farbenfrohen, weiten, faltigen Gewändern, behängt mit zahlreichen Amuletten und langem Schwert, die Pferde über und über bedeckt mit silbergestickten Tüchern und Schabracken, langem, rotem Kopf- und Stirnbehang mit unzähligen Troddeln und Schnüren und hohem Sattel mit verzierter Rückenlehne. Und dieses ganze Volk zog nun mit uns bergan nach Baturi, das hoch vom Berge hinabschaut ins Land. Noch 1911 hatten Eingeborene versucht, den Posten zu überfallen; der Anschlag war aber glücklicherweise verraten worden.

Den Trägern wurde eröffnet, daß sie noch vier Tage weiter mitgehen müßten bis Gaza, der Grenze des Schlafkrankheitsgebietes. Diese Schreckensnachricht bewog mehrere, unter dem Schutze der Nacht das Weite zu suchen, andere, sich als krank zu melden, daß Ersatz für sie gestellt werden mußte. Und nun weiter durchs Grasland! Menschenleer, keine Dörfer, keine Hütten oder Farmen! Gras, übermannshohes Gras, durch das unser teilweise sehr schmaler Pfad sich wand, wie ein rechter Eingeborenenpfad sich immer windet. Hügeliges, welliges Land, von den Höhen manchmal weite Fernsicht. Am Horizont dunkle Rauchwolken und züngelnde Flammen, denn das Grasbrennen hatte schon begonnen. In den Senkungen fanden wir schmale Waldstreifen, die den zahlreichen schmalen oder breiteren Wasserläufen, die oft klar und schnell fließend wie ein Gebirgswasser, oft halb versumpft und trübe sind, folgen. Hier und da gab es vereinzelte Borassus- und Bhönirpalmen; über allem ein leichter Duft, der den Himmel und Horizont mit ungewissem Grau überzog, der Hamattan. Wege, Brücken und Stege waren nicht mehr wie in Alt-Kamerun in gutem Zustande, sondern alle vernachlässigt. War doch das Land erst seit dem ersten April 1913 in deutschem Besitz! Und den Franzosen sagten selbst die Eingeborenen nach, daß sie weder Brücken noch Wege, geschweige denn Dörfer gebaut hätten. Nach ihrer Lesart hatten wir deshalb das Land bekommen. Als wir nach einem anstrengenden Marsche bei knappester Verpflegung endlich Gaza in vier Tagen erreichten, atmeten wir auf, besonders um der Träger willen, denn die Sonnenglut stand zu allen anderen Entbehrungen ermattend über dem Grasland.

Sämtliche Träger wurden von hier aus zurückgeschickt: Gaza, selbst schlafkrankheitsfrei, war Grenzort des Schlafkrankheitsgebietes. Kein Eingeborener durfte die Grenze überschreiten, eine Maßregel, die das Weiterumsichgreifen der entsetzlichen menschenausrottenden Seuche verhindern sollte. Weitere vier Marschtage durch sogenannte Obstbaumsteppe brachten uns mit landeseingesessenen Trägern nach Carnot, der ehemals französischen Station am Mambere, einem dem Kadei ähnlichen Strome. Und dann nach zwei Tagen war endlich, am 20. Dezember 1913, unser Ziel erreicht.

Kriegsausbruch und Rückkehr nach Alt-Kamerun

Kumbe ist eine ehemalige französische Niederlassung, dunkel und luftlos gebaut. Aus Zeit- und Geldersparnis wurde sie zu Europäerwohnungen verwandt. Unsere Wohnung bestand aus einem Buschhaus, dessen windschiefe Wände zwei kleine Räume umschlossen. Die Decke, mit Matten belegt, befand sich nur 1,40 Meter über dem Fußboden aus unverfälschtem Sandboden. Die Fensterläden und Türen bestanden aus Kistenbrettern, die mit Bindfaden zugebunden wurden. Das steile Dach war mit Gras gedeckt! Die Dienstgebäude, Laboratorien usw. waren in gleichem Stil erbaut. Bei den häufig auftretenden Sandstürmen wurden die glaslosen Fensteröffnungen und Türen schleunigst geschlossen, und in der ägyptischen Finsternis wartete man auf das Vorüberziehen des Unwetters. – Doch in kurzer Zeit und mit frischem Mut hatten wir uns eingerichtet, zwar nur primitiv, aber ländlich – sittlich!

Täglich gab es Ungewohntes und Neues. Unendlich viel Arbeit hatte uns erwartet. Es gab Stöße von Blutpräparaten Schlafkranker aus den zahlreichen Ortschaften der näheren und ferneren Umgebung! War doch das ganze Gebiet Kumbe-Carnot ein großes Schlafkrankenlager mit z.T. 40-50 Prozent Kranker unter der Bevölkerung. Nichts hatten die bisherigen Herren des unglücklichen Landes, die Franzosen, getan, die Seuche zu bekämpfen. Dafür aber hatten sie das Land ausgesogen, hatten vor ihrem Abzuge die sämtlichen Steuern für das laufende Jahr 1913 eingezogen und den Leuten erzählt, daß es ihnen bei den Deutschen schlecht ergehen würde, und vieles mehr. – Die Bevölkerung war noch gänzlich ununterworfen. Dem Kannibalismus wurde überall gefrönt. – Wenige Monate vor unserem Eintreffen in Kumbe wurde nicht allzuweit südlich im Jangerelande der Postenführer von Nola, einige Tagesmärsche südlich Kumbe, Oberleutnant von Raven, aus dem Hinterhalte erschossen. Die Strafexpedition stand noch aus; so war die Unsicherheit einstweilen groß. In Kumbe selbst galt es große Schwierigkeiten zu überwinden. Zuerst mußte für die im Lager befindlichen Schlafkranken, für die Arbeiter und Soldaten und alle Farbigen Verpflegung herbeigeschafft werden, und zwar aus den meist widerwillig gesonnenen Dörfern. Sodann sollten Farmen angelegt und das unhygienische Lager saniert werden. Da hieß es Häuser bauen, Gemüsegärten anlegen. Tagsüber hatten wir überreichliche Arbeit in Lager, Poliklinik, Apotheke und Laboratorium. Nebenbei waren wir bemüht, auch die Diensträume etwas weniger primitiv einzurichten. Eine Glossinenzucht wurde angelegt, Rindvieh, Pferde und alles erreichbare Getier untersucht und behandelt. Die Eingeborenen fingen an, Vertrauen zu gewinnen, ja, es gab solche, die behaupteten, die Schlafkrankheit sei zum Stillstand gekommen. Die Ärzte und Sanitätsgehilfen, ständig auf Reisen, untersuchten alle erreichbaren Eingeborenen, behandelten sie, sorgten für Überführung der Schwerkranken ins Schlafkrankenlager. Dörfer, die in wirklich gefährdeten Gegenden lagen, im Busch und zu nahe am Wasser, wurden verlegt oder gereinigt, Verordnungen erlassen, die den Verkehr mit dem gesunden Gebiet regelten, Absperrmaßregeln ergriffen. Man beabsichtigte, das Schlafkrankenlager Kumbe in gesündere Gegend, die auch die Europäer weniger gefährdete, zu verlegen. Weitere Bezirke sollten in die Bekämpfung einbezogen werden. Wissenschaftliche Expeditionen bereisten die verseuchten und gefährdeten Gebiete, um die Bekämpfung einheitlich und auf breitere Basis zu stellen, als plötzlich, für uns Hinterwäldler ganz unerwartet, der Krieg ausbrach. Der Krieg, der alle unsere Arbeit zerstörte, alles umsonst getan sein ließ und der Verbreitung der Seuche Tür und Tor öffnete. Post kam zu uns nur alle paar Woche; sie war von Duala vier bis sechs Wochen unterwegs und die Europapost schon mindestens zwei Monate alt. So war uns von dem Kriegsvorspiel nichts bekannt, und die durch berittene Eilboten in unglaublich kurzer Zeit überbrachten Flaggenposten fanden uns völlig unvorbereitet. Daß ein europäischer Krieg auf die Kolonien übergreifen könne, erschien uns damals nicht glaubhaft. So sehr würden selbst die Engländer das Ansehen der weißen Rasse bei den Farbigen nicht aufs Spiel stellen wollen – - dachten wir zu jener Zeit. –

Wir mußten aber trotzdem ans Abrücken denken, da an Schutz von Seiten der Militärstationen nicht mehr gedacht werden konnte. Und nun begann eine arbeitsreiche Zeit für uns. Sollten wir uns zurückziehen nach Alt-Kamerun, so wollten wir doch auch alle bewegliche Habe mitnehmen. In den nächsten Tagen schon sollte der Abmarsch der ersten Karawane stattfinden. So wurden Soldaten und Amtsboten in die umliegenden Dörfer geschickt, die nötigen Träger zusammenzuholen. Anfangs noch gutwillig, machten die Eingeborenen bald Schwierigkeiten, erklärten, uns keinen Gehorsam mehr schuldig zu sein, da die Franzosen bald wiederkämen. Diese Unbotmäßigkeit war eine Folge der Wühlereien früherer französischer Soldaten, wie sich später herausstellte. Nach vielen Mühen konnten am 22. August wir Letzten, der leitende Stabsarzt des Lagers, der Verwalter und ich mit nur wenigen Trägern von Kumbe abmarschieren nach Carnot, schweren Herzens unsere Arbeit, Häuser, Gärten und alle Anlagen, auch die Schlafkranken, ihrem Schicksal überlassend. Einige Tage vor unserem Abmarsch schon war die Nachricht zu uns gedrungen, daß der Zollposten Singa am Ubangi von Franzosen und Belgiern überfallen sei, der einzige Deutsche, der Zollbeamte, mitten in der Nacht gefangengenommen, die zehn Soldaten aber entkommen seien. Und am Morgen des 22. August meldet eine Flaggenpost die Besetzung Mbaikis durch den Feind. Unsere sehr schwache Besatzung hatte sich zurückgezogen, da an eine Verteidigung des Postens Mbaiki nicht zu denken war. So war es für uns friedliche Schlafkrankheitsbekämpfer die höchste Zeit, uns zurückzuziehen. Bestand doch nach diesen Mitteilungen kein Zweifel mehr, daß durch den Krieg auch die Kolonien in Mitleidenschaft gezogen werden sollten. Und auch die Unsicherheit in unserer nächsten Umgebung zwang uns zur Abreise. Durch Eingeborene war uns gemeldet, daß unsere Nachbarn, die Burgutaleute, deren Dorf nur zehn Minuten von uns entfernt war, uns angreifen wollten. Eine Patrouille, die die Seitendeckung unserer Karawane bildete, jagte ihnen aber einen heilsamen Schrecken ein, sie zogen sich zurück.

Unter mannigfachen Schwierigkeiten setzten wir die Reise bei unglaublicher Hitze zu Fuß fort. Doch konnte man bei der Trägerknappheit an Hängematten nicht zu denken. Vierzig leer zurückkehrende Träger wurden als willkommene Erleichterung mitgenommen, streng bewacht von unseren Soldaten. Da – mitten in der Nacht – ein wüstes vielfüßiges Rennen und Laufen, Geschrei und Rufen. Schüsse fielen – ein großer Teil der Träger war trotz lodernder Nachtfeuer und trotz der Nachtposten entflohen und im Dunkel der Nacht im dichten Busch verschwunden.

Endlich am vierten Tage kam Carnot in Sicht, das wir erst vor acht Monaten passiert hatten, jetzt menschenleer; hatte doch die Besatzung schon Feldlager bezogen in Tedua, nordöstlich gegen die Grenze gelegen. Die Angestellten der am Platze und in der Nachbarschaft belegenen französischen Faktoreien waren als Kriegsgefangne abgeführt worden nach Baturi, um von dort in ein Kriegsgefangenenlager gebracht zu werden. In der Faktorei in Carnot fanden wir ein Schriftstück vor, verziert mit den französischen Farben und überschrieben „Vive la France", in dem sich die Franzosen über ihre Gefangennahme beklagten. In der großen Haussahniederlassung sahen wir auch unsere Kumbe-Haussahs wieder, die aus Angst vor den Jangere noch vor uns Kumbe verlassen hatten; auch später folgten sie den deutschen Truppen ständig.

Vorläufig blieb Carnot nun unser Domizil. Täglich trafen Flaggenposten ein, die Nachrichten brachten von der Küste, aus Deutschland und aus dem Lande. In den ersten Wochen, solange noch die große Funkenstation Kamina in Togo bestand, kamen die Nachrichten aus der Heimat regelmäßig, diese herrlichen Nachrichten der erhebenden, wunderbaren Zeit nach den Kriegserklärungen, die Nachrichten von der Einnahme Belgiens, der Schlacht bei Metz, die wir am Sonntag, dem 30. August, in großer Begeisterung mit der 5. Kompagnie feierten. Diese war nämlich auf Meldung vom Vormarsche des Feindes von Osten kommend ihm entgegenmarschiert und schon Mitte September in ein Gefecht mit ihm geraten. Sie hatten den Franzosen gezeigt, daß es ihnen nicht leicht werden würde, Kamerun zu gewinnen, trotz ihrer zahlenmäßigen Überlegenheit und des Nachschubes, der ihnen auf dem Wasserwege geleistet wurde.

Gern wäre ich damals in Carnot geblieben, zu helfen, wo Hilfe nötig war, konnte mich aber den Einwendungen des Stabsarztes und des Kompagnieführrers nicht verschließen, die es für völlig ausgeschlossen hielten, daß unter den obwaltenden Verhältnissen eine Schwester dort bliebe. Und als eine Flaggenpost noch den bestimmten Befehl des Gouverneurs brachte, die Schwestern sollten sich nach Jaunde begeben, blieb mir nichts anderes übrig, als mich zu fügen. So packte ich denn wieder meine Habseligkeiten, sagte der Schlafkrankheitsbekämpfung, die wir, soweit möglich, auch in Carnot noch betrieben hatten, Lebewohl, besuchte noch einmal unsere ausgedehnten, für die Schutztruppe angelegten Gemüsegärten und verließ meine mehr als primitive Behausung, einen kleinen Pavillon, einstmals das Speisezimmer der französischen Offiziere, um nach Baturi abzureisen. Jetzt ging es mit großem Trägertroß und Sack und Pack zurück über den Mambere, durchs Grasland über Gaza nach Baturi, ohne Trägerwechsel. Die Not der Zeit zwang uns, die Bajas, ungeachtet der Gefahr für das gesunde Gebiet, mitzunehmen. Wieviel war in der kurzen Zeit von neun Monaten im Graslande geschaffen worden! Brücken waren gebaut, Wege verbessert, Rasthäuser und Schutzdächer fast überall bereit, die Reisenden aufzunehmen. Hier und da waren Dörfer entstanden, besiedelt mit Kakas, die auch Farmen angelegt hatten, so daß die Verpflegungsschwierigkeiten nicht mehr in dem Maße bestanden wie im Vorjahre. Wie verheißungsvoll waren diese in so kurzer Zeit geschaffenen Anfänge.

Auch in Baturi war fast alles ausgezogen, gen Osten, dem Feinde entgegen. Nur zwei Europäer waren noch hier und ganz wenige Soldaten. War ich von Carnot bis hierher mit dem Stabsarzt aus Kumbe zusammen gereist, so hieß es, von Baturi ab allein weiter zu marschieren. Zwei Soldaten und einige Amtsboten wurden mir als Begleitkommando mitgegeben. Doch sollte erst eine Eingeborenenpatrouille, die in aufruhrverdächtige Dörfer gesandt war, zurückgekehrt sein, von deren Ergebnis es abhing, ob ich wirklich ohne den Schutz eines Weißen marschieren könne. Die Soldaten kamen zurück und brachten die Häuptlinge der renitenten Dörfer mit. Natürlich waren sie nach ihrer eigenen Aussage ganz unschuldig. Jedenfalls marschierte ich tags darauf mit ungefähr hundertzehn Farbigen ab und kam auch wohlbehalten in der vorgeschriebenen Zeit ohne besondere Erlebnisse nach Dume, trotz Regenzeit und aufgeweichter Wege, die das Vorwärtskommen sehr erschwerten. Überall stand man im Zeichen des Krieges – nur vereinzelte Europäer waren noch in den Ortschaften als Relaispostenführer, alle anderen eingezogen bei der Truppe. In den Dörfern und ihrer Umgebung die Eingeborenen in voller Tätigkeit, Farmen anzulegen, Land urbar zu machen, alles auf Veranlassung der Regierung, um ohne Verpflegungsschwierigkeiten auch für einen längeren Feldzug gerüstet zu sein. In Nyassi, dem später vielumstrittenen Dorfe an der Straße Baturi – Dume, war gerade große Eingeborenenversammlung; eine schwarze Patrouille machte dem Häuptling und dieser seinen Untertanen klar, was zu tun sei.

In Dume war man daran, Befestigungsarbeiten auszuführen und Rekruten auszubilden. Hier gab es auch wieder Kriegsnachrichten aus Heimat und Kolonie, über Erfolge und Siege, hier und dort. Überall wurde der Feind zurückgeworfen und hatte große Verluste. Aber auch unserer Schutztruppe hatten die ersten Kämpfe an der äußersten Peripherie Kameruns Opfer gekostet.

Trägerwechsel war auch hier noch nicht möglich; alle verfügbaren Leute waren für die Truppe nötig. Und meine Bajaleute mußten, wenn auch schweren Herzens, weiter mitgenommen werden. Nach drei Tagen war Abongmbang erreicht: Die Station fand ich sehr zu ihrem Vorteil verändert. Waren doch in der kurzen Zeit von zehn Monaten neue Häuser erbaut, hübsche Blumenanlagen geschaffen worden. Ich bezog das ebenfalls neue Rasthaus, entließ meine freudestrahlenden Träger, die nicht schnell genug der Gefahr, für weitere Trägerdienste zurückgehalten zu werden, entrinnen konnten, und erfuhr hier, daß am Tage zuvor, am 27. September, Duala vom Feinde besetzt und viele Deutsche in Gefangenschaft geraten seien. Die Truppe hatte sich zurückgezogen, der Gouverneur war auf dem Wege nach Jaunde. In der Voraussetzung, daß unsere fünf Dualaschwestern nun auch in Jaunde sein würden, fragte ich telegraphisch an, ob meine Weiterreise geraten sei. In der Zwischenzeit packte ich mein Handwerkszeug, Mikroskop und Präparate aus, um bis zu unserer baldigen Rückkehr nach Kumbe noch möglichst viel der so plötzlich unterbrochenen Arbeit zu erledigen. Man gab sich damals noch der jetzt unfaßlich erscheinenden Hoffnung hin, der Krieg sei nach einigen Monaten beendet, und alles Versäumte müsse dann mit möglichster Beschleunigung nachgeholt werden.

Gerüchtweise verlautete auch von Kämpfen und schweren Verlusten im äußersten Zipfel der Kolonie, in und bei Ukoko. Später erfuhr man auch, daß die Franzosen dort einen jungen Kaufmann, der den Verbleib des deutschen Maschinengewehres nicht angeben wollte, erschossen hätten.

Meines Bleibens sollte aber auch hier nicht sein. „Falls ich nicht zur Pflege Verwundeter von der Ostabteilung gebraucht würde, solle ich meine Reise nach Jaunde fortsetzen.“ – Wo war die Ostabteilung? Fern von Abongmbang, teils jenseits des Kadei, ja noch des Mambere, teils im Südosten bei Molundu, Jukaduma oder in Gegenden, wo die Tätigkeit einer Schwester nicht in Frage kam.

Also weiter! Stromabwärts auf dem Nyong nach Akonolinga. Kanus waren bereit. Ein Maschinengewehr, das Jaunde dringend verlangte, wurde mir noch anvertraut, so ging es an Ajoshöhe, dem ehemaligen Schlafkranken- und jetzigen Kriegsgefangenenlager, vorüber. Auch hier hatte man die Schlafkranken ihrem Schicksal überlassen müssen, hatte schweren Herzens die Arbeit abgebrochen, ebenso in Mbidalong, Momendang und Dume.

In Akonolinga herrschte eine rege Tätigkeit. Unter den Eingeborenen machten sich Anzeichen von Unbotmäßigkeit und Unruhen bemerkbar, wie es auch in der Umgebung Abongmbangs der Fall gewesen war. Sahen sie doch nach dem Abmarsch der Kompagnien an die Front die Stationen fast entblößt von militärischem Schutze, ein Moment, das bei widerspenstigen Elementen sehr ins Gewicht fiel. So galt es für die Stationsleiter, nicht nur für den regelmäßigen Geschäftsbetrieb zu sorgen, sondern auch die Station in Verteidigungszustand zu setzen und die Eingeborenen ständig im Auge zu behalten.

Von Akonolinga marschierte ich in fünf Tagen nach Jaunde, das ich an einem Sonntagmorgen, am 18. Oktober 1914, erreichte.

Welch hübsches Bild bot der Ort, von der Akonolingastraße aus gesehen! Auf weiter Fläche verstreut die Häuser der Europäer, im Norden die dunkelblauen Berge, von denen sich das weiße Europäerkrankenhaus sowie die kleineren Gebäude des neuen Eingeborenenkrankenhauses reizvoll abhoben. Die Regierungsschule lag auf der westlichen, langgestreckten Höhe, deren Abhänge mit Maisfeldern bedeckt waren. Ihr gegenüber, auf der Ostseite Jaundes, jenseits einer wasserreichen Senkung, das große Haussahdorf mit zahlreichen Gehöften und Hütten. Und dicht vor mir das Bezirksamt, ein großer Gebäudekomplex innerhalb weißer zinnengekrönter Mauern und umgeben von hübschen Anlagen.

An zahlreichen Faktoreien vorüber führte mein Weg nach dem Hospital, das nun meine Kriegsheimat werden sollte. Die beiden Schwestern aus dem Schlafkrankenlager Ajoshöhe waren schon seit Wochen hier. Die Duala-Schwestern waren aber jedenfalls in Duala mit gefangengenommen. Über die Ereignisse an der Küste wußte man auch hier nichts Näheres, und was man im Laufe der Zeit erfuhr, beruhte meist auf Eingeborenen-Erzählungen, die häufig mit Phantasiegebilden untermischt waren. Kribi war am 13. Oktober von der See aus beschossen worden, nachdem die zur Übergabe gesetzte Frist abgelaufen war. Die dort stationierte Schwester Hedwig Meyer war mit dem Arzt und den Kranken aus dem dortigen Krankenhause geflüchtet in die sicherer gelegene katholische Missionskirche, von wo sie einige Tage später in Etappen sich ins Innere zurückzogen; sie fanden Aufnahme in der katholischen Missionsstation Ngowajang. Kribis Schicksal war wechselnd, bald war es besetzt vom Feinde, bald frei von ihm. Die deutschen Frauen hatte man schon vor der Beschießung bis auf die Frau des Arztes und die Schwester nach Buea, dem bisherigen Regierungssitze, in Sicherheit gebracht.

Einige Tage nach meiner Ankunft wurde Schwester Maria Boigtländer von Jaunde in ein Kriegslazarett an der Mittellandbahn versetzt. Mitten in der Regenzeit war ihr Marsch bis an die Gleisspitze der Transportbahn außerordentlich schwierig.

Schwester Luise Grüneberg und ich waren inzwischen aus dem großen Hospital in ein kleines Nebengebäude gezogen und hatten uns dort mit Sack und Pack, Kisten und Kasten leidlich häuslich eingerichtet. Mikroskop und Zubehör fanden Platz auf der kleinen Veranda, so konnte meine Tätigkeit wieder beginnen. Schwester Luise half im Eingeborenenhospital, das allmählich, der Kriegszeit entsprechend, seine Tätigkeit erweitern mußte.

In Jaunde herrschte jetzt ein äußerst reges Leben. Galt es doch, ständig neue Rekruten auszubilden, Träger und Hilfsträger anzuwerben, die die Truppe mit Verpflegung zu versorgen hatten. Fast täglich zogen mit großem Troß, kriegerisch geschmückt, unter Trommel- und Pfeifenklang Häuptlinge hoch zu Roß auf das Bezirksamt; Trägerkolonnen kamen und gingen. Unterkunftshäuser für durchreisende Europäer und solche, die sich mit Frau und Kind bei Annäherung des Feindes nach Jaunde zurückziehen mußten, wurden gebaut. Eine Munitionswerkstätte wurde eingerichtet, um beizeiten schon einem Patronenmangel vorzubeugen, der ja angesichts unseres völligen Abgeschnittenseins unausbleiblich war.

Die Kämpfe der Schutztruppe waren anfangs erfolgreich, überall die Verluste des Feindes schwer. So war im Hospital zu Jaunde zu jener Zeit ein junger englischer Offizier, der, bei Nsanakang mit drei anderen unverwundet gefangengenommen, auf dem Marsche ins Kriegsgefangenenlager Ajoshöhe an Malaria schwer erkrankt war. Er konnte nur mit Schaudern an das schwere Gefecht bei Nsanakang denken – „es sei das Entsetzlichste, das man sich denken könne, mit Schwarzen gegen Weiße zu kämpfen, und eine ewige Schande für England, den

Krieg in die Kolonien übertragen zu haben. Darüber wären sich die Engländer, die draußen seien, klar. So wäre doch auch der Gouverneur von Nigerien erst auf wiederholten Befehl gegen Kamerun vorgegangen."

So selbstverständlich es diesem Engländer war, daß England die erste Seemacht sei, so selbstverständlich war es ihm, daß sich mit der ersten Landmacht, dem deutschen Heere, niemand messen könne. „Das wisse jeder Mann in England. Und was würde das Ende sein? Deutschland würde bauen, bauen, bauen", —Schiffe nämlich, nachdem es gesiegt!

Allmählich versiegten auch die Quellen, aus denen uns Nachrichten von den europäischen Kriegsschauplätzen kamen, mehr und mehr. Zwar hatten wir noch einen kleinen Funkenturm bei Kilometer 203 der Mittellandbahn, der ab und zu drahtlose Nachrichten auffing. Aber Kamina, die große Funkenstation, war zerstört, das Kabel Pernambuco – Monrovia von den Engländern durchschnitten. Nur ab und zu erhielten wir einige deutsche Zeitungen und auch vereinzelte Briefe, genug, um uns Gewißheit über die Kriegslage in Europa zu bringen.

In Kamerun wurde sie allmählich schwieriger. Der Feind, infolge seiner inzwischen noch gewachsenen Übermacht und überlegenen Mittel, rückte langsam vor. Im Osten und Südosten sowohl, wie auch im Süden und an der Nordbahn. Buea wurde Mitte November besetzt. Alle Deutschen, auch Frauen und Kinder, wurden gefangen nach der Küste gebracht, mit ihnen Schwester Pauline Bruckner. Gleich allen anderen hatte sie viel Schweres zu erdulden, sowohl in Buea wie auch an Bord des englischen Dampfers und auf der Seefahrt.

Vom Gouverneur wurde schon damals Protest eingelegt gegen die Behandlung der Zivilbevölkerung. In dieser Zeit war es auch, als der „Befehlshaber der vereinigten Streitkräfte" dem Gouverneur die Aufforderung übergeben ließ, die Kolonie zu übergeben, „um unnützes Blutvergießen und die Vernichtung wirtschaftlicher Werte zu vermeiden." Worauf der Gouverneur antwortete, das beste Mittel sei, die Kolonie unverzüglich zu räumen.

Arbeit im Kriegslazarett

Anfang Januar 1915 wurde ich plötzlich in das Kriegslazarett an der Mittellandbahn versetzt. Bei einem Sturm auf das von den Franzosen stark befestigte Edea hatten unsere Truppen ziemlich schwere Verluste an Europäern und Farbigen gehabt, und die Verwundeten waren sämtlich in dieses Lazarett gebracht worden.

Im Auto des Gouverneurs gelangte ich in zwei Stunden bis Engumu, das eineinhalb bis zwei Tagesmärsche von Jaunde entfernt, an der großen Straße Jaunde-Kribi lag. Einen halbstündigen Aufenthalt verursachte allein ein quer über den Weg gestürzter riesiger Baumstamm. Die herzugerufenen Bewohner des nächsten Dorfes stürzten eifrigst herbei, das Hindernis, das zwar schon vierzehn Tage dort lag, nun schleunigst zu beseitigen. Ländlich – schändlich! Störten doch solche Verkehrshindernisse die Eingeborenen nicht im geringsten.

Mit nur wenigen Trägern (außer meinem Zeltbett, einem Koffer und meinem Hausjungen hatte ich im Auto nichts mitnehmen können), marschierte ich eine Stunde später im Eilmarsch ab, immer der Bahnstrecke folgend, durch menschenleeren Busch und ausgedehnte Planten-, Kassada- und Makabofarmen. Gegen Abend erreichte ich einen sogenannten Telephonposten, dessen Inhaber mich freundlich in seinem Buschhause aufnahm und mir einen Schlafraum zur Verfügung stellte. Er begleitete mich am nächsten Morgen noch eine Strecke Weges, da auch meine Leute des Weges in dieser verlassenen Gegend nicht kundig waren. Und richtig, am Nachmittage hatten sie sich glücklich verlaufen, erst nach langem hin und her, bergauf und bergab, auf schmalsten Wegen im unübersichtlichen, dichten Busch, sah ich plötzlich, unterhalb des Weges, das Geleise der Bahn und auch einige Europäer. Durch deren Freundlichkeit fand ich auch bald ein leerstehendes Haus, in dem ich mein Bett aufschlagen lassen konnte. Am nächsten Morgen konnte ich mit einer telephonisch heranbeorderten Maschine glücklicherweise gleich meine Reise fortsetzen und gelangte nach einer sechsstündigen Fahrt durch die romantischen Berge nach Njok, meinem Ziele. Ich fuhr in einem offenen Güterwagen, der den Vorzug hatte, eine ungehinderte Aussicht zu gestatten, oft tief hinab ins Tal, oft auf die mit dichtem Urwald bedeckten Höhen, der aber auch keinen Schutz bot gegen Sonnenbrand und Wind.

Mitten im Urwalde lag das sehr kriegsmäßig eingerichtete Lazarett. Ein sogenanntes Bambuhaus, mit Wänden aus Palmrippen, die zum Schutze gegen den fortwährenden Zug mit Wolldecken behängt waren. Die Verwundeten und Kranken lagen in primitiven Feldbetten. Ein kleiner offener Raum war das Isolierzimmer, in dem ein schwer Typhuskranker lag, ein junger Seemann, der bei Ausbruch des Krieges auf einem Barredampfer vor Lagos war. Nach der Kriegserklärung Englands hatte sich der Dampfer mit anderen in höchster Eile nach Duala gerettet und war dort später versenkt worden. Wie viele andere Seeleute hatte auch dieser nichts gerettet außer dem, was er auf dem Körper trug.

Ein schmaler Gang führte aus diesem Raume nach unserer wirklich mehr als primitiven Wohnung. Wellblechplatten umschlossen ein kleines Viereck, überdacht von altersschwachen, schwarzgeräucherten Matten, die einstmals Arbeiterhäuser bedeckt hatten. Eine Ecke des schmalen Ganges, Veranda genannt, war unser Speisezimmer, das aber nur an tornadofreien Tagen zu benutzen war. Das Ganze ruhte auf wackeligen Pfählen, eine ebensolche Treppe führte hinauf.

Die leichter Kranken hausten in Buschhütten und Zelten, die zu beiden Seiten des „Hauptgebäudes" errichtet waren. Das Ganze war umgeben von dichtem Urwald, aus dem allabendlich ein Konzert von allerlei Tierstimmen ertönte. Schön bei hellem Sonnenschein, um so trüber, wenn an Regentagen schwüle Feuchtigkeit über allem lagerte. Dichter, tropfender Nebel in den Bäumen hing, jeden Umriß verwischte und alles grau in grau malte. Reizvoll im hellen Mondschein oder am dunklen Abend, wenn unzählige Glühwürmchen aufleuchteten im Blättergewirr.

Seufzend erzählte mir Schwester Maria, die schon seit Ende Oktober hier hauste, welche große Sorgen die Verpflegung der Kranken, deren Zahl plötzlich so angewachsen, verursachte. Nichts war in dieser menschenarmen Gegend zu haben. Es gab keine frischen Früchte, kein Gemüse, weder Eier, noch Hühner oder Fleisch. Und immer Reis und Büchsenfleisch? – Noch dazu für Kranke? – Ob sich das nicht ändern ließ? – Gott sei Dank, es ließ sich ändern. Schon vierzehn Tage später kam die erste Verpflegungskarawane von Jaunde an, der allwöchentlich eine weitere folgte. So erhielten wir regelmäßig Eier, Hühner, frische Früchte, einige Ziegen und Schafe, auch Kartoffeln, Makabo oder Kassada, von der menschenfreundlichen Schwester Luise unter großem Aufwand von Zeit und Geduld in Jaunde und Umgebung für uns erstanden; natürlich im Auftrage der Regierung. – Und sogar einige Flaschen Wein für Schwerkranke und zur Feier von Kaisers Geburtstag, aufgespart für solche Gelegenheiten, kamen mit. – Die Europäer erholten sich langsam von ihren Verwundungen; von den farbigen Soldaten erlag ihnen noch mancher. Die anderen trugen ihr Geschick geduldig; nur, daß der Angriff auf Edea erfolglos gewesen war, bekümmerte alle.

Im Februar tauchte plötzlich das Gerücht auf, deutsche Kriegsschiffe lägen vor Duala. Man wollte schweres Geschützfeuer gehört haben, tausend Vermutungen wurden laut. Leider bewahrheitete sich das Gerücht nicht. Wie sollte uns auch Hilfe von außen kommen? – Aus Bata in Spanisch-Muni gelangten dann und wann Kriegsnachrichten englischen Ursprungs zu uns – die meistens nicht der Wirklichkeit entsprachen. Unser Vertrauen konnten sie nicht erschüttern.

Nach verhältnismäßig ruhigen Wochen setzten im März an der Jaunde-Edeastraße wieder Kämpfe ein. Der Feind hatte Verstärkungen erhalten und ging mit diesen frischen Kräften vor, an der Bahnlinie auf Kilometer 120 bei So Dibanga, ebenso auf der sogenannten neuen Jaundestraße. Nach wochenlangen Kämpfen erhielt unser Lazarett Mitte April den Befehl, abzubauen und sich nach Jaunde zurückzuziehen. Schweren Herzens gingen wir ans Packen, denn trotz aller Schwierigkeiten und Unbequemlichkeiten war unser Arbeitsgebiet uns liebgeworden. Betrübt waren wir, daß wir unsere so fürsorglich für weitere Kriegszeiten angelegten Farmen im Stich lassen mußten. Am Morgen des 17. April stand ein Zug für das Hospital bereit, offene Güterwagen, in denen, so gut es ging, die Kranken mit all ihren Habseligkeiten und wir mit dem spärlichen Lazarettinventar untergebracht wurden. – Schon tags zuvor war so ungefähr alles, was in Eseka war, abtransportiert worden, so das Kommando, Proviantamt usw.

Um zehn Uhr war unser Zug abfahrtbereit. Oben auf den beladenen Wagen saßen und lagen die kranken Farbigen, unser Lazarett- und Hauspersonal. Bis Kilometer 198 gelangten wir, wenn auch langsam, so doch ohne Zwischenfall in ungefähr dreieinhalb Stunden. Hier wartete unser die erste Überraschung. Die Kisten mit dem vorbereiteten Proviant für unsere Kranken waren anscheinend in die tiefsten Tiefen der Wagen geraten, keine Möglichkeit, daranzukommen. Nun war guter Rat teuer. Hungrig waren alle und durstig dazu. In diesem Landstrich aber gab es nichts, nicht einmal ein paar Popanen oder Bananen. Schließlich wurden noch ein paar Dosen Fleisch und Gemüse, die eigentlich als eiserne Ration für noch schwierigere Zeiten bleiben sollten, ausfindig gemacht, auf drei Steinen über einem schnell entfachten Feuer erwärmt und unter die Europäer redlich verteilt. Um sechs Uhr sollten wir ja auch am heutigen Ziele, in Mangele, sein.

Mit frischen Kräften Weiterfahrt um drei Uhr! Nach fünf Minuten der erste Halt – ein paar Eingeborene sprangen ab, rafften schnell umherliegendes Holz zusammen, sprangen wieder auf, und weiter ging's für – eine Minute. Dann wieder Halt, Holz suchen und nach kurzer Fahrt das gleiche Theater. Auf entrüstete Zurufe erklärte der Lokomotivführer, er habe vergessen, Kohlen mitzunehmen, und das Holz tauge nicht viel. Was sollte man machen? Voller Humor fanden sich auch die Kranken in dieser Lage; sobald der Zug hielt, rief's von allen Seiten: „firewood!!" – und schon sprangen die Eingeborenen ab, Heizmaterial zu sammeln. Abends acht Uhr, nach fünfstündiger Quälerei waren wir endlich bis Kilometer 207 gelangt, hatten eine Fahrt von neun Kilometern in nicht weniger als fünf Stunden gemacht.

Und jetzt fuhr unser etwas eigenartiger Lokomotivführer mit der Maschine plötzlich ab, den Zug seelenruhig auf offener Strecke stehen lassend. Zum Glück regnete es nicht; dunkel war es schon seit sechs Uhr. Jetzt wurde es selbst dem geduldigen Stabsarzt zu dumm. Ein paar Leichtkranke erboten sich, nach Mangele zu gehen, um eine andere Maschine zu holen, die denn auch glücklich um Mitternacht eintraf und uns in weiteren zwei Stunden nächtlicher Urwaldfahrt glücklich ans Ziel brachte. Um drei Uhr nachts endlich waren alle hungrigen Magen befriedigt und die Kranken, so gut es ging, in einem geräumigen Vorratsraum zur Ruhe gebracht. Wir beiden Schwestern ließen unsere Zeltbetten in einem offenen Güterwagen aufstellen, in der Hoffnung, daß Jupiter Pluvius uns verschonen möge. Angekleidet schliefen wir zwei Stunden herrlich. Kurze Zeit darauf ging die Fahrt bis zur Gleisspitze der Bahn und von dort noch einige Kilometer zu Fuß bergauf ins Bahnlazarett Kilometer 218. – Abends erfuhren wir noch, daß der Funkenturm, der tags vorher noch oben auf der Höhe stolz emporragte, von uns gesprengt sei. Der dort bis dahin tätige junge Beamte wurde mit schwerem Schwarzwasserfieber ins Lazarett eingeliefert.

Für unsere Kranken gab's nach der ereignisreichen Bahnfahrt einen sehr nötigen Ruhetag, worauf die „Buschreise" begann.

Die fast endlose Karawane kam nur langsam vorwärts; wurden doch außer den kranken Europäern auch mehr als vierzig Farbige in Hängematten befördert. Die Genesenden und Leichtkranken marschierten zu Fuß. In Rastdörfern wurden erst die Schwerkranken im Unterkunftshause und in den reinlichsten Eingeborenenhütten untergebracht, Zelte errichtet, Betten aufgeschlagen, die Küche ebenfalls in einer Hütte eingerichtet, Wasser und Feuerholz von den Trägern geholt und schleunigst Kaffee gekocht, d.h. Kriegskaffee aus gebranntem, gemahlenem Mais oder Sojabohnen. Brot konnte schon am zweiten Tage nicht mehr gebacken werden, da kein Mehl vorhanden war. Die regelmäßige Verpflegungskarawane aus Jaunde kam gerade zu rechter Zeit am ersten Marschtage, die schwersten Küchensorgen zu bannen. –

Da wir mit sogenannten Bauleitungsträgern marschierten, gab es viele ungewohnte Schwierigkeiten, Schwierigkeiten, die ich von meinen bisherigen Märschen mit von der Regierung gestellten Trägern nicht kannte. Nur ein Zelt aufzustellen, kostete ungeahnte Mühe und geschah nur unter strengster Aufsicht, die man wohl oder übel selbst ausüben mußte. Ebenso war es mit dem Holz- und Wasserholen. Kam dann noch unvermutet so ein rechter Tornado dazu, so war guter Rat teuer. Wie üblich, riß hie und da auch mal ein Träger aus, uns die Sorge fürs Weiterschaffen der Last überlassend.

Am zweiten Tage begegnete uns die Kompagnie Schlosser, die vor einigen Wochen an einen gefährdeten Punkt im Südosten als Verstärkung geschickt, auf dem Marsche dorthin aber schon zurückbeordert war an die Jaunde-Edeastraße, wo der Feind große Anstrengungen machte, auf Jaunde vorzugehen.

Am sechsten Tag der Buschreise lag Jaunde vor uns, das wir gegen Mittag erreichten. Unsere Kranken fanden Aufnahme teils im dortigen Krankenhause, teils im Orte; die Farbigen im Eingeborenenhospital. Ich bezog mein früheres Gelaß, da unser Kriegslazarett leider aufgelöst wurde; Schwester Marie ein noch primitiveres. Die Ruhe sollte nicht lange währen.

Die Kämpfe an der Jaunde-Edeastraße, an der Bahnstrecke dauerten an. Unser verlassenes Lazarett wurde vom Feinde erreicht und abgebrannt. Viel weiter kam er damals nicht, wurde sogar trotz großer zahlenmäßiger Überlegenheit seiner frischen Truppen und trotz seiner Artillerie, der wir nichts gegenüberstellen konnten, zurückgeschlagen.

Schon Anfang Mai traf man Vorbereitungen, alle bewegliche Habe, vor allem Lebensmittel und Munition, aus Jaunde abzutransportieren. Frauen und Kinder und auch das Krankenhaus mit seinen Insassen sollten in Sicherheit gebracht werden. Zwei Schwestern wurden bestimmt, mit dem Krankenhaus gen Norden, nach Joko, überzusiedeln, zwei andere, kranke Frauen und Wöchnerinnen nach Ebolowa im Süden zu geleiten und, wenn möglich, von dort über die spanische Grenze nach Bata und weiter in die Heimat zu bringen. –

Am 14. Mai brachen Schwester Elisabeth Kulow und ich mit den Frauen auf nach Ebolowa, mit zwar stattlicher Karawane, aber doch nicht genügenden Trägern für die vielen Europäer. So waren wir Schwestern für unsere Hängematten auf Träger angewiesen, die erst unterwegs gesucht werden mußten. Als Transportführer fungierte ein junger Beamter, der ohne jede Unterstützung eingeborener Hilfskräfte, die in diesen Kriegszeiten nicht gestellt werden konnten, seine liebe Not mit den Trägern hatte, die für alle Lasten nicht ausreichen wollten. Der Weg, uns allen, auch den Eingeborenen, unbekannt, führte zunächst durchs Jaundeland. Der häufige Regen erschwerte den Marsch sehr, besonders für die sorgsam in ihren Hängematten zu tragenden Kranken. Oft von plötzlichen tropischen Regengüssen auf dem Marsche überrascht, konnten wir von Glück sagen, wenn ein schützendes Dach in der Nähe war. Drei Flüsse mußten wir überschreiten. Brücken gab's auf diesem abgelegenen Wege nicht, dafür ein schmales Kanu, mit dem schließlich auch die Kranken hinüberkamen. Nur unendlich viel Zeit kostete es. Mitten auf dem Marsche zwang die schwere Erkrankung einer unserer Schutzbefohlenen uns, einen Ruhetag einzulegen zum Entsetzen der zukünftigen Wöchnerinnen, die die Ankunft der Kriegskinder nicht gern unterwegs erleben wollten. Glücklicherweise befanden wir uns in der Nähe der verlassenen Woermann-Faktorei Mbegge am Nyong, den wir soeben überschritten hatten, einer, abgesehen von Mäusen und Ratten und zahlreichen Fledermäusen, leidlichen, wenigstens geräumigen Unterkunft. Von hier ging's in vorsichtigen Märschen weiter, allmählich in menschenärmere Gegenden, ins Bene- und dann ins Bululand. Über die Ebolowa-Berge, deren steiles Auf und Nieder eine schwere Aufgabe für die Träger war. – Aber welcher Unterschied gegen das Reisen in Friedenszeiten! Oft waren die Dörfer völlig menschenleer, alle Hütten verfallen, nur im Übernachtungsdorf der Häuptling anwesend, durch Trommeln von unserem Kommen unterrichtet. Hühner und Eier, sonst ohne weiteres zu haben, wollten die Eingeborenen nur gegen Salz abgeben, an dem sie empfindlichen Mangel litten, und an das sie doch ganz gewöhnt waren. Aber Salz hatten auch wir nicht übrig, erhielt doch jeder Europäer schon damals nur 750 Gramm im Monat zugeteilt.

Je näher wir Ebolowa kamen, desto besser wurden jedoch die Verpflegungsverhältnisse für uns, und die Eingeborenen waren billiger. Dafür aber fehlten die gewohnten Unterkunftshäuser. Mit Hilfe des Häuptlings mußten in jedem Übernachtungsdorfe erst einige Eingeborenenhütten geräumt und schnell gereinigt werden, um die Frauen darin unterbringen zu können – bei der Mittagshitze oder im Regen eine ungemütliche Situation. Aber endlich erreichten wir doch Ebolowa; am Pfingstsonntage zur Mittagszeit, in sengender Glut, zogen wir ein und erfuhren sogleich, daß unsere Weiterreise mit den kranken Frauen unmöglich sei. Der Weg durch das spanische Gebiet sei nicht allein viel zu anstrengend, auch viel zu unsicher. Die Pangwe, ein aufrührerischer Volksstamm, ließen keine Karawane unbehelligt durchziehen, wie ich es leider später aus eigener Erfahrung kennenlernen sollte. Um einer unserer Kranken willen war dieser Bescheid besonders schmerzlich. War es doch ihr sehnlichster Wunsch, ihr dreijähriges Kind, das in Kamerun schon den Vater verloren hatte, noch nach Deutschland zu bringen. Er sollte ihr nicht erfüllt werden. Sie ist noch in Bata ihren Leiden erlegen, ihr verwaistes Töchterchen ist unter der Obhut unserer Schwestern noch in Spanien.

Schwester Elisabeth zog mit einigen Kranken in ein geräumiges, als Lazarett eingerichtetes Mattenhaus, ich mit den anderen in eine verlassene englische Faktorei; neben der Pflege der Kranken übernahm ich die mikroskopischen Untersuchungen. Nach Ebolowa war im Laufe der Zeit das frühere Kribi-Lazarett, nachdem es einige Monate in Ngowajang untergebracht gewesen war, übergesiedelt, mit ihm auch Schwester Hedwig, die jetzt die wirtschaftliche Leitung des Hospitals behielt, während Schwester Elisabeth die Pflege der Kranken und Verwundeten neben ihren Frauen übernahm. Achtundvierzig Stunden nach unserem Eintreffen in Ebolowa erblickte der Kriegsjunge das Licht der Welt, der zweite nach Verlauf einer Woche. –

In den letzten Maitagen ging das Gerücht um von Italiens Eintritt in den Krieg, eine Nachricht, die über spanisches Gebiet kam. Bald wurde dieser ehrlose Treubruch bestätigt, ohne sonderliche Aufregung hervorzurufen. „Mit den Italienern werden wir auch noch fertig", so hieß es allgemein.

In Anbetracht der schon über zehn Monate dauernden Kriegszeiten waren die Verpflegungsverhältnisse in Ebolowa noch außerordentlich günstig. Auf dem wöchentlich stattfindenden Markte boten die Eingeborenen der näher und ferner gelegenen Ortschaften die Erzeugnisse ihrer Farmen in reichen Mengen feil zu bezirksamtlich festgesetzten Preisen und unter gleicher Aufsicht. Kartoffeln wurden vom Proviantamt aufgekauft und erst nach Versorgung der Truppe auch an die Zivilbevölkerung abgegeben. Ebenso hatte jeder Häuptling aus seinem Dorfe wöchentlich eine bestimmte Menge Eier abzuliefern, die ganz gleichmäßig unter die Europäer verteilt wurden. Fleisch war außerordentlich knapp. Die Haussah, die Händler des Schutzgebietes, auch hier in einem besonderen Dorfe in der Nähe Ebolowas wohnend, versorgten Ebolowa damit. Sie schlachteten allerdings nur Kleinvieh. Preise waren auch hier festgesetzt, doch suchten sie stets durch falsches Gewicht sich einen Extraverdienst zu verschaffen.

Nach drei Wochen wurde ich telegraphisch zurückbeordert nach Jaunde.

Die militärische Lage hatte sich dank unserer tapferen Truppe gebessert. Es war gelungen, den Feind nicht nur auf seinem Vormarsch nach Jaunde aufzuhalten, sondern ihn auch zurückzuschlagen. Durch eine Umgehung hatte man sogar den Franzosen ungefähr 600 Lasten Lebensmittel abgenommen, die teilweise schon nach Jaunde adressiert waren. Sie kamen unserer Truppe sehr gut zustatten, da allmählich die Lebensmittel immer knapper wurden, und vielfach Landesprodukte die gewohnten europäischen ersetzen mußten. So waren die Mehlvorräte längst zu Ende; als Ersatz gab es Mais-, Durrah- und Plantenmehl, statt Kaffee gebrannten Mais oder Sojabohnen. Zucker, den es nur noch in kleinen Mengen gab, kochte man aus Zuckerrohr; aus ungefähr einem Dutzend mannshoher Stangen wurde vielleicht ein Viertelliter sehr süßer Sirup gewonnen, der aber nur zum Süßen gekochter Speisen verwendbar war. Vielseitige Verwendung fand bei dem völligen Mangel an Fetten auch Palmöl zu Kochzwecken und zur Herstellung von Seife. Zur Fettgewinnung wurden regierungsseitig auch Elefantenjäger angestellt, doch sollte das Ergebnis nicht immer befriedigen, die Ausbeute an Fett oft relativ gering sein.

Wie entbehrungsreich die Kriegszeit besonders für die fechtende Truppe draußen in Kamerun war, geht wohl aus folgendem Zwiegespräch farbiger Soldaten hervor. Als sie auf einem Patrouillengange eines ihrer landesüblichen bescheidenen Gerichte gekocht hatten, äußerte der eine die Absicht, dem führenden Europäer etwas davon zu bringen. Auf den ganz empörten Einwand des anderen (natürlich im schönsten Pidschinenglisch: „That no be chop for white man!" antwortete er seelenruhig: „You no' sabie, now white man chop all blackman chop?" (Weißt du denn nicht, daß jetzt die Weißen auch die Kost der Schwarzen essen?)

Daß neben all diesen Entbehrungen es der Truppe erspart blieb, auch auf den Genuß des Rauchens verzichten zu müssen, verdankte man dem in den Plantagen gezogenen, teilweise vorzüglichen Kameruner Tabak. Er wurde in großem Maßstabe auf Veranlassung des Gouverneurs in den katholischen Missionsstationen zu Jaunde und Jgowajang zu Zigarren verarbeitet, mit denen man die Truppen regelmäßig versorgte.

Schon in unserem Kriegslazarett drehten oft Verwundete und Kranke, soweit sie dazu fähig waren, den lieben, langen Tag kunstgerecht Zigarren für sich und die Kameraden. Ich marschierte diesmal allein, am 11. Juni, von Ebolowa ab. Nicht ohne einen drolligen Zwischenfall.

Da meine bestellten Träger zur festgesetzten Zeit nicht erschienen, ging ich gegen Mittag nach dem Bezirksamt, Erkundigungen einzuziehen, und erhielt den Bescheid, daß die Träger früh sechs Uhr zu mir geschickt worden seien. Wo konnten sie stecken? Nach langem Suchen stellte sich heraus, daß der Amtsbote, Eingeborener natürlich, mit den Leuten einstweilen ohne mich und meine Lasten nach Jaunde abmarschiert war.

Sofort wurde zu Rad ein anderer nachgeschickt, und ich bekam schnell zusammengesuchte Ersatzträger, die ich am nächsten Tage zurückschicken sollte. Es kam nicht dazu, der fehlgegangene Amtsbote fand es wohl viel bequemer, hinter der Karawane herzulaufen; er holte mich nicht ein.

Gewitzigt durch unsere beschwerliche letzte Reise, hatte ich mich möglichst genau nach dem Wege erkundigt. Niemand kannte ihn so recht; jedoch der nächste sollte der Postweg sein. Nun, der nächste war er vielleicht, dafür aber kaum kenntlich, ein schmaler, jetzt verwachsener Buschpfad, der uns auch schon am zweiten Tage irreführte. Dazu wahrhaft tropische Regengüsse, denen das Zelt manchmal kaum standhielt. So erinnere ich mich eines Tages besonders deutlich. Der Marsch war lang und beschwerlich gewesen, auf Fragen nach dem Wege hatten wir die widersprechendsten Antworten erhalten. Endlich kamen wir in ein großes Dorf. Ich traute dem Sonnenschein und rechnete nicht mit der Plötzlichkeit eines Tornados. Deshalb ließ ich mich verführen, mein Zelt auf einer landschaftlich reizenden Stelle am Fuße der steil ansteigenden Dorfstraße unter hohen Ölbäumen zu errichten.

Bei einem wolkenbruchartigen Regen floß daher bald ein breiter Strom durch mein schleunigst hermetisch geschlossenes Zelt, in dem ich mit hochgezogenen Knien auf einem Stuhle hockte und das Ende des Unwetters abwartete. Schwer wie Blei waren dann andern Tages die Zeltlasten und der Weg glitschig. Kaum konnten die häufig zu überwindenden Steigungen genommen werden.

Wie froh war ich, daß unser Krankentransport noch vor Eintritt der Regenzeit erfolgt war, daß ich jetzt nicht solche Verantwortung zu tragen hatte.

Diesmal setzte ich bei Onanabesse über den Nyong; mit großem Kanu ging es schnell vonstatten. Von dort ging es auf direktem, allerdings beschwerlichem, nassem Wege mit unzähligen Steigungen nach Jaunde. Kurz vor dem Orte überraschte mich so plötzlich ein Tornado, daß ich, schon ganz durchnäßt, in einer zufällig am Wege liegenden Hütte Zuflucht suchen mußte. In wenigen Minuten stürzte ein rauschender Strom die Straße hinab, und erst nach zwei Stunden hatte sich das Wasser so weit verlaufen, daß ich die letzte Strecke bis Jaunde zurücklegen konnte.

Meine ehemalige Behausung war inzwischen von Flüchtlingen bezogen, so hieß es fürliebnehmen mit einem Raume in einem Nebengebäude des Hospitals. Verwöhnt hatte uns das Nomadenleben im Kriege nicht, und wenn es durchregnete, so tat es das doch immer nur auf der einen Seite, je nach der herrschenden Windrichtung. Die Hälfte des Raumes blieb trocken, was wollte man mehr? Außer gelegentlichen Nachtwachen, Wochenpflegen bestand meine Tätigkeit jetzt nur in mikroskopischen Arbeiten und regelmäßigen Blutuntersuchungen des zur Verpflegung der Truppe und auch der Zivilbevölkerung bestimmten Rindviehs, das aus den viehreichen nördlichen Bezirken, aus Ngaundere, Tibati, Banjo durch Haussahs herangetrieben wurde. Leider hatte es auf dem langen Transport tsetseverseuchte Gegenden zu passieren, weswegen ein großer Teil der Tiere erkrankte. In der großen Regenzeit mußten die Transporte schließlich aus diesem Grunde eingestellt werden. An eine Sanierung des Weges war natürlich in der Kriegszeit nicht zu denken; zwar wurde der Plan ausgearbeitet, konnte aber nicht ausgeführt werden. So stand uns zur Verpflegung der Europäer ausschließlich das Fleisch tsetsekranker Tiere zu Verfügung; ein großer Teil mußte notgeschlachtet werden und wurde zu Dörrfleisch verarbeitet, mittels dessen man die farbige Truppe verpflegte.

Infolge der besseren militärischen Lage war auch das Krankenhaus in Jaunde geblieben. So traf ich Schwester Luise Grüneberg noch dort an; sie war seit Schwester Elisabeths Abreise nach Ebolowa dort allein tätig und mußte gegen die Schwierigkeiten in der Verpflegung, die durch den Mangel an Mehl, Kaffee, Zucker, Fett entstanden waren, ankämpfen.

Unermüdlich versuchte sie die verschiedensten Methoden, das trockene Maisbrot genießbar zu machen, schlachtete ein, räucherte kunstgerecht, um ihre Küchenzettel etwas abwechslungsreicher zu gestalten. Die regelmäßige Schlachterei zum Wohle der „fechtenden" Truppe hatte sie infolge der höheren Ansprüche, die die Pflege der allmählich aus dem Feldlazarett nach Jaunde abgeschobenen Kranken und Verwundeten an sie stellte, den Schwestern der katholischen Missionsstation überlassen müssen.

Schwester Maria Voigtländer war schon seit Mitte Mai im Feldlazarett dicht hinter der Front an der Jaunde-Edeastraße. Von Zeit zu Zeit begleitete sie einen Krankentransport nach Jaunde und berichtete uns dann von ihrem Leben, das außerordentlich anstrengend, entbehrungsreich, aber auch ebenso befriedigend war, wie sich's kaum vorstellen läßt. In irgendeinem Eingeborenendorfe wurde das Lazarett eingerichtet, d.h. die Hütten gesäubert und bezogen. Ratten und allerlei Getier gab es natürlich in großer Zahl. Die Regenzeit war in den Bergen sehr ergiebig, die lehmigen Wege waren deshalb kaum zu passieren. Die Dörfer mit ihren Farmen waren in diesem Kriegsgebiete leer und verbraucht, die Verpflegung der Weißen und Schwarzen daher äußerst schwierig. Dazu stand sie ständig auf dem Sprunge, um gegebenenfalls mit den Verwundeten zurückzugehen oder wieder vor, um möglichst nahe der Front zu sein. Wie haben wir alle sie beneidet um diese Tätigkeit trotz allem! Für uns aber hieß es auf unserem Posten auszuharren. Für mich, meinem Mikroskop treu zu bleiben.

Zur spanischen Grenze

Im Norden Kameruns war inzwischen Garua der bedeutenden Übermacht erlegen; den modernen Geschützen der Engländer, die diese inzwischen herbeigeschafft, konnten die afrikanischen Befestigungen nicht widerstehen. Ein großer Teil der farbigen Soldaten aber war entkommen; sie hatten den durch gewaltige Regengüsse hoch angeschwollenen Benuë durchschwommen, wobei eine Anzahl Soldaten und ein Teil der Weiber und sonstigen Angehörigen in den Fluten umkamen. Die anderen schlugen sich durch und stießen in Ngaundre wieder zur Truppe. Sie haben treu gekämpft bis zum Ende. –

Unter dauernden Kämpfen hatten die Abteilungen im Osten und Südosten einem an Zahl weit überlegenen Gegner jeden Fußbreit Bodens streitig gemacht. Um Weihnachten 1914 waren Franzosen und Belgier schon einmal im Graslande bis Bertua vorgedrungen, von der tapferen Ostabteilung aber bis hinter den Kadei wieder zurückgedrängt. Fünf Monate später ging der Feind mit frischen Truppen und Artillerie unter einem neuen Befehlshaber energisch vor, während unsere Truppe, seit Beginn des Krieges ständig am Feinde, über Geschütze nicht verfügte und, wie alle anderen Kompagnien, im Patronenverbrauch äußerste Sparsamkeit beobachten mußte.

Im Laufe des Juli mußte Dume und auch Abongmbang geräumt werden, nachdem die Stationsgebäude zerstört worden waren. Die Kriegsgefangenen wurden von Ajoshöhe in ein weiter stromabwärts gelegenes Lager am Nyong gebracht. Schwester Margarete Maas, die bisher in Eingeborenenlazaretten von Abongmbang und Akonolinga tätig war, wurde Ende Juli nach Dschang versetzt. Da sie bei ihrer Ankunft das Feldlazarett aufgelöst fand, mußte sie nach Jaunde zurückmarschieren. Später wurde sie ins Feldlazarett Bitam, im Norden von Dsem, versetzt. Nach kurzem Aufenthalt kam sie nach Ambam.

Die Hoffnung, daß der Friedensschluß nahe sei und Kamerun bis dahin gehalten werden könne, mußten wir allmählich begraben. – Im Juli oder August schickten die Engländer ein Schriftstück an den Gouverneur von – Jaunde (nicht Kamerun), des Inhalts, daß Deutsch-Südwestafrika gefallen sei. Nicht schnell genug konnten sie uns diese Kunde zukommen lassen.

Noch manchen Kampf kostete es die Feinde, ihrem Ziel näher zu kommen. Im Oktober wurde ihr Tempo wieder lebhafter, unsere Munition immer knapper, und nur infolge dieses Mangels konnten sie vordringen.

Anfang November fiel nach mehrtägiger Beschießung Banjo. Der tapferen Besatzung gelang es, unter Hauptmann Schlossers Führung durchzubrechen und die Maschinengewehre mitzunehmen. Nachdem mehrere kranke Europäer freiwillig zurückgeblieben, wurde den übrigen die Möglichkeit gegeben, der Gefangenschaft zu entgehen.

Diese sieben Europäer wurden später auf der „Appam" befreit von der Prisenmannschaft der berühmten „Möwe". So lasen wir später zu unserer größten Freude in amerikanischen Zeitungen.

Im Laufe des November spielten sich nicht allzufern von Jaunde heftige Kämpfe ab, und zwar nordöstlich zwischen der Ostabteilung und Franzosen, an der Jaunde-Edeastraße, der alten Jaundestraße und der Mittellandbahn zwischen mehreren unserer Abteilungen und Franzosen und Engländern, von denen erstere als Gegner höher bewertet wurden. Einzelne unserer Abteilungen konnten infolge Patronenmangels des öfteren nicht ins Gefecht eingreifen. Die Ersatzmunition, zu deren Herstellung schon längere Zeit so ziemlich alles fehlte, war knapp und ungenügend; nach jeder Patrouille, jedem Gefecht mußten zahlreiche Gewehre repariert werden.

In den letzten Novembertagen marschierte der Gouverneur mit dem Chefarzt nach der Ostabteilung, die so ziemlich am Ende ihrer Kräfte angelangt sein sollte. Weiße sowohl als auch Farbige. Wie mir bald darauf ein in diesen Kämpfen verwundeter Offizier schrieb, hatten dieser Besuch und die anerkennenden Worte des Gouverneurs zur Folge, daß auch die übermüdeten Farbigen vorgingen wie in den besten Tagen und in den Dauergefechten sich außerordentlich tapfer schlugen.

In Jaunde rüsteten fast alle Frauen mit ihren Kindern zur Heimreise. Gern wollten sie alle die Anstrengungen und Gefahren dieser wochenlangen Buschreise auf sich nehmen, wenn sie dadurch nur vor der Gefangennahme durch die Engländer oder Franzosen bewahrt blieben. Hatte man doch erfahren, wie übel es den in Duala und Buea in englische Gefangenschaft geratenen Frauen und Kindern ergangen war! Wie die Mütter selbst ihre Kleinen nicht schützen konnten vor Mangel und verdorbener Nahrung! So wollten sie schon lieber durchs Gebiet der aufrührerischen Pangwe ziehen. – Am 1. Dezember reisten die letzten Frauen ab. Das jüngste der Kriegskinder zählte zwanzig Tage, zwei andere wenige Tage mehr. In ihren für den Transport eingerichteten Bettchen mit Mükkenschutz und Sonnen- und Regendach haben sie sämtlich die Reise gut überstanden. -

Auch einige Schwerverwundete erhielten die Erlaubnis, die Kolonie zu verlassen. Beide waren nur mit Hilfe ihrer Krücken imstande, sich fortzubewegen, und für die lange Landreise gänzlich auf ihre Hängematten und deren Träger angewiesen, trotzdem waren sie froh, daß ihnen ein Zurückbleiben in Jaunde erspart blieb.

Schwester Maria verlebte eine schwere Zeit. Von Kilometer 91 der Jaunde-Edeastraße war sie mit dem Kriegslazarett zuerst auf Kilometer 120 zurückgegangen, dann auf 145 und schließlich bis Kilometer 166, war also nur noch achtzehn Kilometer von Jaunde entfernt. Jedesmal mit der Sorge um Schwerverwundete beladen, mußte sie manchmal innerhalb kürzester Frist und bei Nacht in gebirgiger Gegend und bei schlechtesten Wegen aufbrechen. Auch Schwester Luise machte das Hospital in Jaunde marschbereit, verpackte Proviant und alles Nötige, um, sobald die Lage es erforderte, sofort abziehen zu können.

Ich selbst hatte mich nach einer höchst unangenehmen tropischen Erkrankung nur langsam erholt und war durch ein damit zusammenhängendes Fußleiden wochenlang an mein „Zimmer" gefesselt, das zu gleicher Zeit Wohn-, Schlaf-, Speise- und Arbeitsraum war. Infolge dieser überstandenen Krankheit erhielt ich Mitte Dezember die Erlaubnis, nach Bata und weiter nach Deutschland abzureisen. Der allgemeine Rückzug auf spanisches Gebiet stand ja außerdem nahe bevor. Täglich schon gingen größere Transporte ab, um Akten und andere wichtige Dinge in Sicherheit zu bringen.

Am 16. Dezember sagte ich Jaunde Lebewohl und marschierte mit zwanzig Trägern, davon vier für meine Hängematte, ab nach Bata, das ich in ungefähr drei Wochen erreichen sollte.

Auf den Straßen war reges Leben, da viele Karawanen nach Ebolowa unterwegs waren, wohin sich das Gouvernement bis auf weiteres zurückzog.

Andere Karawanen zogen nach Ngulemakong mit Lasten für das Kommando, aber sie bestanden aus Bauleitungsträgern von der Mittellandbahn, die ebenfalls nach Ebolowa bestimmt waren.

Auf dem nächsten, dem sogenannten Postwege, marschierte ich nach Onanabesse. Schon am zweiten Tage war einer meiner Träger, die sämtlich bis Bata verpflichtet waren, verschwunden, ein Akonolinga-, kein Jaundemann. Dabei war kein Mann im Rastdorfe, außer dem mit Elefantiasis behafteten Häuptling, der schließlich nach langem Zureden zwei Frauen hergab. Unterwegs überredete ich dann mit Hilfe meines Jaundekoches, der die Oberaufsicht über die Karawane, mangels des sonst üblichen Amtsboten oder Soldaten führte, einen Mann des soeben verlassenen Dorfes, vorläufig bis Onanabesse mitzugehen. Schließlich war er bereit, bis Bata Trägerdienste zu tun. Bis Ebolowa war er unter besonderer Aufsicht des Vormannes, dort erklärte er, jetzt liefe er nicht mehr fort, die Aufsicht sei nicht mehr nötig. -

In einem Dorfe unweit Onanabesse war ungewohnt lebhaftes Treiben; plötzlich sah ich mich in meiner Hängematte umringt von lauter bekannten schwarzen Gesichtern: der Troß der 5. Kompagnie, die früher in Buar in Neu-Kamerun, jetzt zur Verstärkung an die Jaundestraße abgegangen, war hier untergebracht. Frauen, Kinder, Soldatenjungen, Haussahs im bunten Gemisch; darunter viele Schlafkranke, einzelne in vorgeschrittenem Stadium. Unsere früher so peinlich den gesunden Gebieten ferngehaltenen Schlafkranken waren also jetzt mitten in der Kolonie, noch dazu in bedrohlicher Nähe des glossinenreichen Nyong. Auch eine traurige Folge des freventlich herübergetragenen Krieges. -

Voller Freude berichteten meine früheren Laboratoriumsdiener, ehemalige Schlafkranke, über das Ergehen der Kompagnie. Wie immer, stellte man auch hier die Frage, ob dieser lange Krieg denn nicht bald zu Ende sei.

Kaum hatte ich Onanabesse erreicht, als auch schon die nächste Karawane am jenseitigen Nyongufer auftauchte, welcher im Laufe des Tages noch fünf mit zahlreichen Trägern folgten. Auf den Rat des landeskundigen Besitzers von Onanabesse marschierten am nächsten Tage die vielen Karawanen in Abständen ab; als Ziel hatte jeder ein anderes Dorf, um Verpflegungsschwierigkeiten zu vermeiden. Meine Träger, echte Jaundeleute, wie sie sich selbst mit Stolz nannten, waren schnell eingearbeitet und hatten bald Zeltaufbauen und -abbrechen gelernt. Infolge der arbeits- und dadurch verdienstreichen Kriegszeit lebten sie herrlich und in Freuden, kauften sich neben ihrer reichlichen Verpflegung hier und da ein Schaf oder eine Ziege und waren, da auch die Weiber die hohe obrigkeitliche Erlaubnis zum Mitgehen erhalten hatten, stets lustig und guter Dinge. War doch aufs beste für ihr leibliches Wohl gesorgt. In Ebolawa traf ich am 21. Dezember ein und marschierte noch am gleichen Tage weiter. Nicht, wie üblich, über Ambam der Grenze zu, sondern auf etwas höherem, wenn auch unbequemerem Wege über Nkan. In unmittelbarer Nähe Ambams wurde seit einigen Tagen gekämpft; die Franzosen waren, von Süden kommend, bis dahin vorgerückt.

Infolge der Unkenntnis des Weges hatten wir uns bald verlaufen und bogen erst von der großen Straße Ebolowa-Ambam ab, als wir letzterem schon ziemlich nahe gekommen waren. Kein Eingeborener konnte uns den Weg nach Nkan angeben; schließlich war ein Soldatenweib, intelligent, wie die meisten dieser besonderen Eingeborenenklasse, diejenige, die genau Bescheid wußte. Sie kam gerade von Ambam und erzählte von den Gefechten, bei denen auch ihr Herr und Gebieter war.

Vielfach hatte ich erzählen hören, wie getreulich diese Frauen bei der Truppe ausgehalten, wie sie den Soldaten das Essen in die Schützengräben gebracht hatten, ungeachtet der Gefahr, auch wie es unmöglich sei, die Frauen zurückzulassen, wenn die Truppe ins Feld zog.

Nach Verlassen der Ambamstraße ging es stundenlang durch dichtesten einsamen Busch, auf ganz schmalem Wege, der kaum breit genug war für die Hängematte. Die Dörfer, die wir passierten, waren zum Teil außerordentlich schmutzig und unschön. Unter den Eingeborenen sah ich sehr viele Kranke, sehr viele mit Lepra, Frambösie und dergleichen behaftete, auch zahlreiche Kinder, wie sie mir auf meinen bisherigen Reisen noch nirgends begegnet waren, eine Folge des Rückstandes dieses ganzen Gebietes. Die Ntum-Leute erfreuten sich keines besonderen Leumundes; zwar waren die Dorfbewohner oft wenig entgegenkommend und ziemlich scheu, doch walteten die Häuptlinge ganz gut ihres Amtes. Im Gegensatz zu den schon mehr mit Weißen in Berührung gekommenen Bezirken, wo die Männer beim Nahen einer Karawane schleunigst Reißaus nehmen aus Furcht, zu Trägerdiensten herangezogen zu werden, sah ich hier überall viele Männer schon frühmorgens müßig zusammenhockend in ihren am Eingang des Dorfes gelegenen, vorn offenen Palaverhallen, von denen sie durch kleine Fensteröffnungen auch den heranführenden Weg übersahen. Schulen der amerikanischen Mission waren häufig; auch, wie es schien, viel von Erwachsenen besucht. – Eigenartig ist der Kopfschmuck der Ntum-Frauen: in die Haare sind Perlen, Muscheln und gelbköpfige Messingnägel so eingeflochten, daß das Ganze wie eine kleine kleidsame Haube wirkte; um den Hals trugen sie schwere Messingringe mit eingravierten Verzierungen. -

Am Weihnachts-Heiligabend saß ich einsam und allein vor meinem Zelte, mitten auf der durch ein besonders schmutziges Dorf führenden Straße. Eine halbe Stunde entfernt übernachtete ein auf dem Marsche befindlicher Europäer in einem noch viel häßlicheren Dorfe. Zur Feier des Tages schickte ich ihm etwas Weizenmehl, eine Kostbarkeit damals, und er mir als Gegengabe ein Stückchen Käse.

Zeitweise führte der Weg an der Telephonleitung entlang, die von der Ambamstraße bis zur letzten deutschen Station an der deutsch-spanischen Grenze gebaut wurde. Mangels allen Materials hatte sich der Erbauer zu helfen gewußt: auf den als Telephonstangen verwendeten behauenen Baumstämmen waren Flaschen aller Gattungen, Bier-, Sekt-, Wein-, Wasserflaschen als Isolatoren angebracht, der nicht ganz glatte Draht aus sorgsam abgewickeltem Drahtgitter gewonnen. Aber sie soll gut funktioniert haben, diese Kriegstelephonleitung mitten durch Busch und Sumpf, in dem manche der mächtigen Raphiapalmen aus dem Wege geräumt werden mußte.

Der Weg war oft, trotz der Trockenzeit, sumpfig, auf weiten Strecken führte er über Knüppeldämme. In der Regenzeit mußte er unwegsam sein. Zwei- oder dreimal galt es, Flüsse zu übersetzen, im Kanu oder auch mittels eines Flosses. Eines Tages – ich saß, auf meine Träger wartend, am Flußufer – kamen Jaundeleute des Weges daher, die Karawanen bis Bata geleitet hatten. Sie erzählten meinen sehr aufhorchenden Leuten, wie gefährlich der Marsch durch spanisches Gebiet sei. Die Karawane sei von den Buschleuten beschossen worden, ein Träger getötet und mehrere verwundet. Und groß war der Schrecken, als uns diese verbundenen Leute später begegneten. Auch daß englische farbige Soldaten in Bata versucht hatten, sie auszufragen, erzählten sie; sie würden bald nach Jaunde kommen und die Deutschen vertreiben! -

In Nkan, durch das ich am Tage nach Weihnachten marschierte, traf ich zum erstenmal Weiße, acht Europäer, darunter mehrere Genesende aus dem Lazarett in Ambam, das vor kurzer Zeit nach Ekumedum verlegt war, eine halbe Stunde entfernt von Nkan. Dort traf ich denn auch das Eingeborenenlazarett an, mit ihm Schwester Margarete Maaß und einen Sanitätsunteroffizier, beide beschäftigt mit der Unterbringung der Kranken in den großen Dorfhütten und deren Einrichtung. Bald darauf kam ich nach Akum Alen, wo der Erbauer der Telephonleitung wohnte. Von hier aus waren es noch vier Tage bis zur Grenze. Gegen Mittag, am letzten Tage des Jahres 1915, stand ich vor Ntem, dem gewaltigen Grenzfluß Kameruns und Spanisch-Munis. Eine freischwebende Brücke führte über den sehr breiten Fluß, die mir einen wahren Schrecken einjagte. Nie hätte ich es fertiggebracht, über diese schwankenden, schmalen, wie in Scharnieren sich bewegenden Zweiggeflechte zu gehen, die ohne Geländer, auf beiden Seiten frei, auf dem Flusse lagen und durch die bei jedem Schritt das Wasser drang. So suchte ich von meinen Hängemattenträgern die zuverlässigsten aus, ließ zur Sicherheit noch die beiden anderen in der Nähe sein und vertraute mich diesen eher an als meinen eigenen Füßen, war aber doch froh, als ich glücklich am anderen Ufer stand. Eine feste Brücke war jedesmal zerstört worden durch den starken Strom des Ntem. So hatte man diese bewegliche Brücke erbaut, über die auch alle Frauen mit ihren Kindern auf dem Marsche nach Bata gehen mußten. -

Ngoa, die letzte deutsche Station, war erreicht. Im eigens zu diesem Zwecke erbauten geräumigen Europäerlager, unfern der Station, mußte ich nun warten bis zum 2. Januar, an welchem Tage eine größere Karawane aufbrechen sollte, die von der ersten spanischen Militärstation ab militärischen Schutz erhalten würde.

In Begleitung eines Spanisch sprechenden Kaufmannes brachen wir am Tage nach Neujahr auf, außer mir zwei Damen und zwei Herren mit ungefähr hundert Trägern. Nach 1½ stündigem Marsche überschritten wir bei dem Dorfe Bidai die Grenze – von schmerzlichen Gedanken bewegt, unter diesen Verhältnissen unsere schöne Kolonie verlassen zu müssen.

Auf neutralem Boden

Der Weg im spanischen Gebiet war gleich anfangs recht vertrauenerweckend und verheißungsvoll – er führte sehr bald in einem Bächlein mit herrlich klarem Wasser dahin, das in vielfachen Biegungen sich durch den Busch schlängelte. Dann ging's scharf bergauf; mit Hilfe seitwärts eingeschlagener Pflöcke zog man sich an den steilsten Stellen hinauf.

Bald war Menkoamesseng, die spanische Station und unser Ziel, erreicht. Auf weitem, freigeschlagenem Platze inmitten des Urwaldes sahen wir neuerbaute Buschhäuser, die einen weiten Raum auf drei Seiten einschlossen. Sie boten Platz genug für uns alle. Der „Teniente" und der „Medico" begrüßten uns freundlich, letzterer im herrlichsten Pidschinenglisch. Lebhaft bedauerten beide, nicht imstande zu sein, uns zu bewirten, aber alle Vorräte waren verbraucht und Ersatz noch nicht eingetroffen. Wie wir später erfuhren, hatten alle bisher nach Bata marschierenden Deutschen die Gastfreundschaft des Oberleutnants genossen, der nun selbst fast Mangel litt. -

Bis hierher war ich seit meiner Abreise von Ebolowa ohne jede Nachricht über die Ereignisse in Kamerun geblieben. Hier erfuhren wir, daß Ambam am 31. Dezember von uns geräumt sei; der französische Kommandant der Kolonne Süd-Kamerun hatte sich schriftlich als Nachbar von Menkoamesseng vorgestellt. Wie ich später hörte, hatte der Posten Akum Alem am 31. Dezember früh acht Uhr noch telephonische Verbindung mit Ambam gehabt; der Leiter der Station war gerade dabei, sie abzubrennen. Um zehn Uhr war keine Verbindung mehr. Wohlberechtigt war unsere große Sorge, ob es unserer Truppe gelingen würde, trotz des Vorrückens des Feindes die Grenze zu erreichen und zu überschreiten. War doch Ambam von Ngoa nur zwei bis drei Tagesmärsche entfernt und überall der breite Campofluß (Ntem) nahe der Grenze zu überschreiten. Und daß die Engländer in Campo große Verstärkungen erhalten hätten, wurde uns hier bestätigt, auch daß sie von dort vorgingen, unseren Truppen den Weg abzuschneiden.

Früh am nächsten Morgen wurden fünf farbige Soldaten unserer Karawane, zu der noch über hundert Gummiträger gestoßen waren, zugeteilt. Unser Weg, der jetzt nicht ganz so anstrengend war wie der tags zuvor, führte durch ziemlich menschenleere Gegend, nur hier und da durch ein Dorf. Die Bevölkerung unterschied sich nicht sehr von den Ntums auf deutscher Seite. An Europäer, überhaupt an eine Verwaltung nur wenig gewöhnt, waren sie nicht gerade entgegenkommend. Häuptlingsbücher, wie im deutschen Gebiet, nach denen man sich gut orientieren konnte, gab es nicht. -

Verpflegung für die Träger hatten wir auf den Rat des Postenführers von Ngoa für einige Tage mitgenommen, sonst wäre es uns wohl schlecht ergangen. Kanks, (ein Brei von Kassadamehl, säuberlich eingerollt in Bananenblätter, fest umwickelt und über Holzglut gedämpft), die bequeme Reisezehrung der Eingeborenen, waren spärlich und sehr teuer. Während man in Jaunde zwei Pfennig für einen Kank bezahlte, verlangten hier die Leute zehn Pfennig dafür.

Das sehr beliebte Zahlungsmittel, Sicherheitsnadeln, hatte niemand in größeren Mengen. Wer konnte auch vermuten, daß die Pangwe ausgerechnet sich gern mit Sicherheitsnadeln als Schmuck behängten! Polsternägel, wie sie die Frauen zur Herstellung ihres eigentümlichen haubenartigen Haarschmuckes auch hier mit Begeisterung verwendeten, gehörten erst recht nicht zu unserer Reiseausrüstung.

Mitten in der Nacht bereitete unser Begleitkommando uns die erste Überraschung: es fielen plötzlich wohl an zehn scharfe Schüsse, zur Erhöhung der Festesfreude bei den nächtlichen Tänzen der Dorfbevölkerung abgegeben, wie sich's später herausstellte. Bei uns, die wir an solche Scherze bei unseren Soldaten nicht gewöhnt waren, erweckten sie den Glauben, daß irgend etwas passiert sei. Infolge dieser nächtlichen Feier erschienen unsere Soldaten am nächsten Morgen mit großer Verspätung. Wir mit unseren Trägern standen längst des Abmarsches gewärtig, als die beiden ersten Beschützer erschienen, denen die weiteren folgten, als wir schon lange unterwegs waren. Erst lange nach Mittag erreichten wir daher die als Übernachtungsstationen vorgesehenen Dörfer, da die zahlreichen Träger auf mehrere Häuptlinge verteilt werden mußten. Der nächste Tag sollte uns bis zu einem spanischen Unteroffiziersposten bringen, der Marsch ziemlich lang sein und beschwerlich. Statt nun, wie wir es alle gewohnt, bei Sonnenaufgang abzumarschieren, nach dreistündigem Marsche eine halbstündige Pause einzulegen, geruhte das Begleitkommando, erst gegen sieben Uhr zur Stelle zu sein. Um sich nicht unnötig anzustrengen, wurde schon nach zwei Stunden, um neun Uhr, Rast gemacht, die uns entgegenkommende Ablösung zu erwarten. Während dieser recht ausgedehnten Frühstückspause bestürmten die Gummiträger uns, vom vorgeschriebenen Wege abzuweichen – er sei zu gefährlich. Die Eingeborenen würden uns überfallen, und sie würden dann getötet werden. Und der andere Weg, den aber niemand kannte, sei ganz sicher. Angeblich hatten sie auch schon allerlei Anhaltspunkte für diese Vermutungen. Nach der Erklärung des Dorfhäuptlings drohte uns hier aber noch keine Gefahr, erst später, in einigen Tagen, würden wir die Dörfer der aufsässigen Ntums berühren. Endlich, nach stundenlangem Warten, erschien die Ablösung; wir konnten unseren Marsch fortsetzen, der jetzt noch drei bis vier Stunden durch dichten, unbewohnten Wald führte, auf Wegen, die uns zwangen, unsere Hängematten zu verlassen. Müde und matt nach dem anstrengenden steinigen Wege und dem Eiltempo, das unsere Führer anschlugen, erreichten wir endlich die kleine Station mitten in einem Dorfe.

In einem erbärmlichen Häuschen hausten hier zwei spanische Unteroffiziere, beide krank, der eine an Malaria, der andere an Dysenterie leidend. Uns wurde das nächste, sehr sonnige und unschöne Dorf, zwei Minuten entfernt, angewiesen. Bisher waren wir fast parallel zur Grenze marschiert; von hier aus führte unser Weg in südwestlicher Richtung der Küste zu. Und von hier aus sollte Vorsicht geboten sein. So brachen wir am nächsten Morgen, wieder verspätet, auf. Zwei Soldaten an der Spitze der mehr als zweihundert Mann starken Trägerkarawane, wir fünf Europäer in unseren Hängematten am Schluß, da die Träger ungern als letzte marschierten. Die übrigen drei Soldaten waren etwas zurückgeblieben.

Nach einstündigen Marsche durch Dörfer, Wald, über lange klapprige Knüppeldämme, im sumpfigen Gelände, fielen plötzlich vor uns drei bis vier Schüsse, die wir nach früher gemachten Erfahrungen unseren etwas eigenartigen Beschützern zuschrieben. Aber dann knallte es von allen Seiten, die Karawane stockte und drängte zurück. Im nächsten Augenblick rannten blutüberströmt mehrere Träger an uns vorüber, ihre Lasten zurücklassend. Meine sich auch hier bewährenden Träger hatten mich in meiner Hängematte sofort niedergesetzt und beschworen mich, am Boden sitzenzubleiben, da mich dann kein Schuß treffen würde. Nur mühsam gelang es, die Träger zu verhindern, in wilder Flucht zurückzurennen. Atemlos keuchten jetzt auch die drei saumseligen Soldaten heran, uns bedeutend, nach der Station zurückzukehren.

Gesehen hatten wir von den Buschleuten nichts, nur ein schrilles Geschrei, wohl ihr Kampfgeschrei, gehört. – Wie fortgeblasen war die ganze Bevölkerung der nächsten Dörfer.

Unweit der Station sammelte sich die Karawane. Die schwerverletzten Träger verband ich, da ich glücklicherweise von Jaunde etwas Verbandstoff mitgenommen hatte. Wo die übrigen Träger, darunter auch die meinigen, waren, ob sie nicht unsere Lasten fortgeworfen und davongerannt waren, wer konnte das wissen? – Der spanische Unteroffizier eilte mit noch einigen Soldaten an uns vorüber der Unfallstelle zu; noch immer fielen einzelne Schüsse. Nach einiger Zeit verstummten auch diese, und allmählich fanden sich unsere Träger mit den schon verloren geglaubten Lasten wieder ein, voller Aufregung über das Geschehnis, die Gummiträger, stolz, daß ihre Prophezeiung wahr geworden. Mehrere Schüsse waren in die Lasten gedrungen, so einer in einen Petroleumbehälter, dessen kostbarer Inhalt ausgelaufen war und weithin duftete. Kantige, scharfe Eisenstücke, Speerspitzen usw. waren die Geschosse.

So saßen wir also wieder im gleichen Dorfe, das wir früh verlassen, und harrten ergeben der Dinge, die da kommen sollten. Dieselbe Wegstrecke mit so schwacher Begleitung noch einmal zu machen, war ganz ausgeschlossen, zumal wir Europäer selbst unbewaffnet waren, da jede Waffe vor dem Grenzübertritt abgegeben werden mußte. So sollten wir warten, bis der Oberleutnant aus Menkoamesseng kam, der in den nächsten Tagen mit einer Anzahl Soldaten erwartet wurde. Um den fortgesetzten Überfällen und Beunruhigungen der deutschen Karawanen ein Ende zu machen, beabsichtigten die Spanier eine Bestrafung der renitenten Eingeborenen durch einen konzentrischen Angriff auf den Herd aller dieser Übeltaten. Saß doch dort ein Häuptling, der beteiligt gewesen war am Mord zweier Deutschen nahe der Grenze im März 1915, der der Bestrafung bisher entgangen und jetzt der Anstifter aller dieser Überfälle war. –

Wohl oder übel hieß es für uns, das Ergebnis dieser Expedition abzuwarten, wenn es auch schmerzlich war, daß wir so den nächsten Dampfer von Bata nach Fernando Po versäumen würden. –

Nachmittags meldeten uns unsere Eingeborenen, ein Deutscher sei gekommen. Und richtig, auf die Nachricht von unserem Mißgeschick, die wie ein Lauffeuer sich verbreitet hatte, war von jenseits der Grenze, vom nur zwei Stunden entfernten deutschen Posten, der Führer, ein Gefreiter, in friedlichen Zeiten auf einem Dampfer bedienstet, herübergekommen, zu sehen, ob wir Hilfe brauchten. Treu und brav hat er uns dann über die Wartezeit hinweggeholfen, die ohne seine tatkräftige Hilfe kritisch werden konnte, weniger für uns als für unsere Eingeborenen. Täglich lieferte er ein großes Quantum Verpflegung für die Farbigen, für uns Früchte und dergleichen. – Auch bei uns wäre sonst in verstärktem Maße Schmalhans Küchenmeister gewesen, hatten wir doch nur Proviant für vierzehn Tage über die Grenze mitnehmen dürfen. Hier mußten wir aber fast schon ebenso lange auf die Möglichkeit der Weiterreise warten! Die Bevölkerung, anfangs leidlich freundlich, nahm allmählich eine geradezu unfreundliche Haltung an, die beinahe feindselig wurde, als das geplante Unternehmen gegen die Aufsässigen in Angriff genommen und fortgeführt wurde.

Inzwischen hatte uns eine weitere Hiobspost erreicht. Fast zur gleichen Zeit wie wir war eine unter Leitung eines Deutschen auf einem anderen Wege nach Bata marschierende Karawane überfallen worden. Nur zehn Stunden von Bata entfernt, war der Überfall so heftig, daß die Karawane völlig versprengt wurde, fast sämtliche Lasten verloren und einige Träger tot und verwundet waren. Der die Karawane führende Europäer sollte sich nach Bata durchgeschlagen haben, zwei andere seien auf dem Rückwege, der eine von ihnen schwer verwundet. So erzählten zwei Jaundeleute, die sich bei uns einfanden, und diese Kunde erhöhte den Mut der Träger nicht gerade.

Der spanische Oberleutnant und mit ihm der Arzt waren eingetroffen. Meine Verwundeten, denen es leidlich ging, hatte er auf unsere Bitte auf deutsches Gebiet zum nächsten Arzt geschickt. Voller Ungeduld erwarteten wir den Tag der Weiterreise. Da ließ uns eines Abends der Oberleutnant raten, in sein Dorf überzusiedeln, da nach Eingeborenengerüchten diese Übles gegen uns im Schilde führten und er mit den wenigen Soldaten nicht mehrere Dörfer schützen könne. In solcher Schnelligkeit, wie es jetzt geschah, hatte ich mein Zelt noch niemals abreißen sehen; in kurzer Zeit waren alle unsere Habseligkeiten im zehn Minuten entfernten Dorfe des Offiziers untergebracht. Wie auch unsere Eingeborenen gehört hatten, waren auf Seiten der aufsässigen Pangwes mehrere Leute gefallen, zum Teil Verwandte unserer Dorfleute. Und frühmorgens schon hatte eine Ntumschöne meine in einer uns überlassenen Hütte untergebrachten Küchensachen unter heftigem Keifen und Schimpfen hinausgeworfen. Der Mann, noch dazu der Häuptling, stand ratlos und offensichtlich unzufrieden mit seiner besseren Hälfte dabei. Eine sonderbare Erscheinung übrigens, die aber nicht selten ist: die Frau, auch bei unseren Kameruner Eingeborenen, eigentlich nur Handelsartikel und dadurch doch auf tiefster Stufe stehend, ist in Wirklichkeit häufig die Herrschende, keinesfalls die Unterdrückte. Kommt es auch nicht selten vor, daß der Mann zu Tätlichkeiten der Frau gegenüber greift, so ergreift die

Frau dafür andere Mittel, weigert sich, das Essen für den Mann zu kochen usw., und trifft ihn dadurch aufs empfindlichste.

Fast zwei Wochen schon saßen wir in Erwartung des Weitermarsches, als die Nachricht eintraf, daß in Ngoa neunundzwanzig Europäer mit vielen Farbigen abmarschiert seien. Diese Mitteilung endlich erlöste uns. War es doch unmöglich, daß ein paar große Karawanen gleichzeitig marschierten. Der Oberleutnant versprach uns eine stärkere Bedeckung, und so brachen wir kurz entschlossen am nächsten Morgen auf.

Aus Furcht vor einem neuen Überfall waren nachts fast sämtliche Gummiträger ausgerückt, nur ein paar waren frühmorgens zur Stelle. Die kostbaren Gummilasten mußten nun mangels anderer Träger zurückgelassen werden. – Unter völligem Schweigen kamen wir an die kritische Stelle und sahen, daß die Pangwes sich zu ihrem Überfall die für uns ungünstigste ausgesucht hatten. Eine sehr wackelige Brücke ohne Geländer führte über ein ziemlich tief eingeschnittenes Flüßchen; auf ihr befand sich damals gerade ein Teil der Träger. – Vor uns lag ein achtstündiger Marsch. Die ersten Stunden führte der ganz schmale Weg durch so dichten Busch, daß auch das schärfste Auge ihn nicht durchdringen konnte. Die sonst so redelustigen Träger waren mäuschenstill, kein Wort fiel. Dabei liefen alle unentwegt wie gehetzt und ohne nur ein einziges Mal stehenzubleiben, was sie doch sonst mit Vorliebe taten. Nach einigen Stunden wurde Rast in einem einsamen Dorfe gemacht, wo die ablösenden Soldaten erwartet werden sollten. Trotz aller unserer Mahnungen wurde diese Rast ausgedehnt bis mittags ein Uhr, dann endlich erschien die Patrouille, von der unsrigen mit einer Salve aus ihren Dienstgewehren begrüßt. – In der glühendsten Mittagshitze also ging's weiter. Wieder sehr eilig in beschleunigtem Tempo meist durch Wald und dichten Busch. Wo wir ein Dorf sahen, lag es in Trümmern; zerstört war auch die kleinste Hütte, kein Mensch weit und breit. In den Farmen wurde haltgemacht, mitzunehmen, was den Leuten gefiel. Alle Brücken über die häufig unsern Weg schneidenden Flüsse und Bäche waren zerstört, so daß unsere Hängemattenträger uns, so gut es ging, durchs Wasser balancieren mußten. Dieses alles die Strafe für die fortgesetzte Unbotmäßigkeit der Häuptlinge und ihrer Leute.

Zeitweise wurde der Busch etwas lichter. Endlich am Spätnachmittag erreichten wir die Station. Kurze Zeit vorher führte unser Weg am Doppelgrabe der beiden ermordeten Deutschen vorüber, die hier, so nahe der Station, ihren Tod fanden. Dem Grabe gegenüber, auf der anderen Seite des Weges, hatte die

Mörder die gerechte Strafe ereilt. Nach der auf Fernando Po durch spanische Behörden geführten Untersuchung wurden diese sieben Farbigen zum Tode verurteilt. Ein Hauptschuldiger, wie gesagt noch jetzt Anstifter aller Überfälle, ein Häuptling, war leider entkommen.

Die genaue amtliche Untersuchung hatte ergeben, daß verkleidete englische Soldaten an der Mordtat beteiligt gewesen waren, und daß Ohren und Hände der bedauernswerten Opfer als Zeichen geschehener Tat nach Campo zu den Engländern gebracht waren. Von Campo, so erzählten übereinstimmend alle Eingeborenen, bekamen auch die Aufsässigen das Pulver für ihre Vorderlader. Zwei Petroleumsbehälter voll hatten sie in allerjüngster Zeit erhalten. Den Häuptlingen sollten Belohnungen in Aussicht gestellt sein für Störungen und Belästigungen der deutschen Karawanen. Wohl glaublich; hatte der Feind doch auch in Kamerun hohe Belohnungen ausgesetzt für die Köpfe einzelner Europäer.

Kurz vor der Station tauchten plötzlich aus dem dichten Gebüsch ein paar Soldaten auf; man hatte wegen der hier besonders großen Unsicherheit und der Frechheit der Buschleute auf dem Wege zum Wasser Doppelposten ausgestellt, die „Baundes" zu schützen. –

Der spanische Offizier hatte gerade ein Schreiben eines Engländers aus Campo erhalten als Antwort auf seine energische Beschwerde an den englischen Posten betreffs der dauernden Pulverlieferungen an die spanischen Eingeborenen. Nach der Aussage eines von den Spaniern ergriffenen Eingeborenen hatte dieser das bei ihm vorgefundene Pulver in Campo erhalten. Der Offizier, des Englischen nicht mächtig, bat einen meiner Mitreisenden, ihm das Schriftstück zu übersetzen. Das besagte, es sei nicht ausgeschlossen, daß der Eingeborene Pulver über die nahe Grenze gebracht habe; der Schreiber gab auch zu, den Mann zu kennen, und lud im übrigen den Offizier freundlichst ein, ihn mal zu besuchen.

Von den Spaniern erfuhren wir auch, wie sehr günstig die heimische Kriegslage sei. Voller Bewunderung waren sie ob der langen heldenmütigen Verteidigung Kameruns unter so außerordentlich schwierigen Umständen.

Von hier aus wollte der Oberleutnant selbst uns begleiten und bestimmte deshalb den nächsten Tag als Ruhetag, der für unsere abgehetzten Träger, die sich im übrigen nicht aus dem engsten Bereich des Postens wagten, sehr angebracht war. Standen uns doch noch einige scharfe Märsche bevor.

Unsere zusammengeschmolzenen Vorräte ergänzten wir für schweres Geld durch etwas Reis, den uns die eingeborenen Soldaten abgaben. Unsere Träger waren nur notdürftig mit Kanks versorgt, und bis Bata war nichts aufzutreiben, denn die zur Station gehörigen Eingeborenen getrauten sich nicht in die ferner gelegenen Dörfer.

Dienstliche Nachrichten hielten dann den spanischen Offizier zurück, so instruierte er vor dem Abmarsch nochmals unser Begleitkommando aufs genaueste. Ohne weiteren Zwischenfall erreichten wir denn auch unser Ziel, ein schon außerhalb der gefährlichen Zone liegendes Dorf. Unser Weg führte uns unweit desselben über einen spanischen Unteroffiziersposten, der unmittelbar auf dem hohen Südufer des Ntem gelegen, uns noch einmal einen Blick auf Kameruner Gebiet gestattete. Dem Posten gegenüber lag jenseits des Flusses die Farm eines Deutschen, jetzt Lager der von Campo vorgedrungenen Engländer, die jetzt schon weiter östlich stehen sollten. Mit Stolz muß es erfüllen, daß, als Anfang Februar der Patronenmangel die Schutztruppe zwang, über die Grenze zu gehen, den Mitte Januar schon soweit vorgerückten Feinden (den von Westen kommenden Engländern und den im Osten schon am 31.12. in Amdam befindlichen Franzosen) es nicht gelang, den Übertritt auf spanisches Gebiet zu verhindern.

Wie vorsichtig die Spanier waren, ersahen wir daraus, daß der spanische Unteroffizier uns bat, dem Fenster nicht zu nahe zu kommen, da er sonst umgehend eine Beschwerde der möglicherweise noch anwesenden Engländer haben würde. –

Tags darauf sollten wir die Küste erreichen. Und es wird mir unvergeßlich sein, als wir mittags, nach stundenlangem Marsche durch Wald, Dörfer, ausgedehnte fruchtbarste Pflanzungen, unter denen Kakao an erster Stelle stand, aus dunklem, dichtem Walde hervortretend, unvermittelt den blauen, weiten Ozean in hellstem Sonnenschein vor uns sahen. Nach jahrelanger Abgeschlossenheit und wochenlangem Wandern im tiefsten Urwalde, das freie, unendliche Meer! – Drollig war das Erstaunen der einzelnen Träger aus dem Inneren, die noch nie ein so großes Wasser gesehen hatten.

Kaum hatten wir uns im Schatten der hohen Uferbäume in den Sand gelagert, als am Horizont ein Schiff auftauchte, das in südlicher Richtung vorüberfuhr, ein kleines französisches Kriegsschiff, dem bald ein englisches folgte. Auch ein kleiner spanischer Dampfer war auf der Fahrt nach Bata. Nachmittags marschierten wir noch einige Stunden unmittelbar am Meeresstrande zur Zeit der

Ebbe. Noch einmal übernachteten wir in einer spanischen Militärstation und setzten am nächsten Morgen unseren Marsch längs der Küste fort, ein paarmal aufgehalten durch das Übersetzen einiger Flüsse, die ins Meer mündeten. Und am Nachmittag zogen wir in Bata ein, dem kleinen, primitiven Hafenort von Spanisch-Muni, von den hier ansässigen Deutschen freundlich empfangen und von den Vertretern englischer Firmen aufs genaueste beobachtet.

Heimfahrt

Gar bald erfuhren wir, daß ein Dampfer zur Fahrt nach Fernando Po noch nicht da sei, und höchstwahrscheinlich die Engländer auch den demnächst fälligen erst nach Duala schleppen würden, nachdem sie heruntergenommen, was er an Lebensmitteln bringen würde.

In Anbetracht der bald folgenden größeren Transporte, für die Unterkommen zu beschaffen natürlich schwierig war, baute ich unfern des Strandes unter hohen, schlanken, früchtebeladenen Kokospalmen mein Zelt auf. Meine Träger errichteten dahinter eine leichte luftige Hütte als Küche. Als besonderen Willkommensgruß übergab man mir einen vor kurzem eingetroffenen Brief aus Deutschland, den ersten nach neun Monaten und den dritten in fast eineinhalb Jahren.

Dann zog ich aus, für des Leibes Nahrung zu sorgen, zuerst in die einzige deutsche Faktorei – dort gab es nichts. Die Engländer ließen keinerlei Waren für die deutsche Firma durch. Aber auch in den spanischen Faktoreien waren die Vorräte gering, das Wichtigste, wie Mehl, Kaffee, Zucker, war nur in kleinen Mengen zu haben.

In den folgenden Tagen kam eine große Karawane nach der anderen an, auch Krankentransporte, unter Leitung der Ärzte und begleitet von unseren Schwestern. Schon bald nach meiner Abreise von Jaunde hatte sich die Notwendigkeit ergeben, die Lazarette in Sicherheit zu bringen, eine sehr schwierige Aufgabe. Außer den kranken und verwundeten Europäern waren auch sämtliche farbige Soldaten, die unfähig waren, zu gehen, in Hängematten befördert worden. Neue Nachrichten aus Kamerun brachten auch sie uns nicht. Für die kranken Europäer stellten die Spanier ihr hoch und luftig gelegenes, geräumiges Hospital freigebig zur Verfügung. – Überall erstanden schnell erbaute Buschhäuser, zahlreiche Zelte wurden errichtet. Einige Tage herrschte bedenkliche Knappheit an Lebensmitteln. Der fällige spanische Dampfer war, wie erwartet, nach Duala gebracht und seiner Ladung beraubt. Erst auf energische Vorstellung der spanischen Behörden, die für die internierten Deutschen sorgen mußten, wurde ein Teil wieder freigegeben.

Endlich, nach zehntägigem Warten, bot sich Gelegenheit, mit dem sehr kleinen spanischen Küstendampfer nach Fernando Po zu fahren. Der sofort Anschluß nach Europa haben sollte. Nach kaum einstündiger Fahrt wurde der „Antonico" angehalten vom „Bauban", einem kleinen französischen Kriegsschiffe. Unser Gepäck wurde einer eingehenden Untersuchung unterzogen und uns, die wir seekrank in unserer Kabine lagen, verhörte ein fließend Englisch sprechender französischer Offizier ebenso gründlich. Er wollte Auskunft über unseren Reiseweg haben, über die Gatten der mitreisenden deutschen Frauen. Ob sie bei der Truppe seien oder im Regierungsdienste ständen usw. – Von der Witwe eines gefallenen Reserveoffiziers, von Geburt Engländerin, wollte er gar zu gern hören, daß sie beabsichtige, nach England zurückzukehren, da es ihr bei den Deutschen nicht gut ergangen sei, daß sie eine sehr schlechte Reise gehabt habe. Durch ihre der Wahrheit entsprechenden Antworten sichtlich in schlechte Laune versetzt, wünschte er ihr ironisch eine gute Reise nach Deutschland, das sie aber kaum erreichen werde. Ebenso fragte er mich, wie ich mir eine Reise nach Deutschland vorstelle.

In Santa Isabel, der Hauptstadt der Insel Fernando Po, begrüßte uns der deutsche Konsul, stellte uns ein Zimmer seines Hauses zur Verfügung und stand uns mit Rat und Tat zur Seite. An eine Weiterreise war vorläufig nicht zu denken, war doch die „Billaverde", der kleine spanische Dampfer, nach Bata gefahren, den ersten deutschen Transport herüberzuholen. So mußten wir uns in Geduld fassen und warten. Allerdings wurde diese Wartezeit unerwartet in die Länge gezogen. Denn dauernd fuhr die „Billaverde" hin und her zwischen Bata und Santa Isabel oder San Carlos. Mit großer Gastfreundlichkeit hatten sich die Spanier bereit erklärt, Deutsche in ihren Häusern aufzunehmen; sogar die eingeborene Bevölkerung, unter der sich einige sehr vermögende Pflanzer befanden, hatte eine Versammlung abgehalten, in der über die deutsche „Invasion" beraten wurde. –

Bald nach meiner Ankunft in Santa Isabel brachte ein englisches Kriegsschiff die Patres und Schwestern der katholischen Mission in Kamerun von Duala herüber. Sie waren in Minlawa, unfern Ebolowa, gefangengenommen, über Jaunde-Edea nach Duala gebracht. Von ihnen erhielten wir noch einmal die Nachricht über das inzwischen von unseren Truppen völlig geräumte Kamerun.

Jaunde war am 31. Dezember 1915 von den letzten Deutschen verlassen, nur zwei Patres blieben auf ihrer Station bei Jaunde zurück. Am 1. Januar 1916 nahmen, unter Beobachtung allergrößter Vorsicht, Engländer, von Joko kommend, den Ort in Besitz. Ebolowa, ebenfalls von uns geräumt, wurde am 19. Januar vom Feinde besetzt. Die fast eineinhalb Jahre in deutscher Gefangenschaft gewesenen Franzosen und Engländer wurden in Freiheit gesetzt und einer englischen Abteilung übergeben. In der Nähe der Grenze hatten sich noch lebhafte Gefechte abgespielt, die für den Feind außerordentlich verlustreich waren. So hatten die Schwestern in Duala gehört, daß ein Dampfer, der farbige Truppen und ein Geschütz auf einen fernen Kriegsschauplatz befördern sollte, sei es nach Europa, sei es nach Ostafrika, auf die Nachricht von diesem Gefechte schleunigst zurückbeordert wurde. – Die Reise von Jaunde nach Duala hatten die Missionsangehörigen teils im Auto, von denen die Engländer eine große Anzahl besaßen, teils mit der Bahn unter strengster militärischer Bewachung zurückgelegt. In Duala, das wenig verändert sein sollte, war ihnen, streng getrennt von den anderen Kriegsgefangenen, die im Hause der Basler Missionshandlung untergebracht waren, Wohnung in der katholischen Mission angewiesen worden. Während die Schwestern nicht klagten über die ihnen zuteil gewordene Behandlung, erklärte mir ein Pater, daß, um sie vollkommen als Verbrecher zu behandeln, nur noch erübrigte, ihnen die Hände zu binden.

Ähnlich lauteten auch die Erzählungen eines Missionarehepaares, das, obwohl Schweizer Staatsangehörige, doch gefangen abgeführt wurde aus der amerikanischen Missionsstation Metet (zwischen Jaunde und Ebolowa), deren amerikanische Mitglieder dagegen unbehelligt gelassen wurden. Auf dem Wege nach Edea hatten sie wiederholt gehört, wie Senegalesen sich darüber unterhielten, was mit Ebermeier, dem Gouverneur von Kamerun, zur Strafe für das Hinausziehen des Kampfes um das Schutzgebiet geschehen solle. Auch diese Schweizer waren unter strengster militärischer farbiger Bewachung gewesen, die jede Annäherung eines Eingeborenen, der seinen Missionar begrüßen wollte, verhinderte. In Duala hatten sie in der Baseler Missionshandlung gewohnt. Es empörte den „freien" Schweizer noch nachträglich, daß er auf Schritt und Tritt einen bewaffneten Farbigen neben sich hatte, daß er auf ein Klingelzeichen im Hof zur morgendlichen Waschung antreten mußte, und dergleichen mehr. Auf dem Hofe der Missionshandlung waren die Möbel der Deutschen zu Brennholz zerschlagen worden.

Auch die Schweizer erzählten von dauernden Mißhelligkeiten zwischen Franzosen und Engländern; sie hatten den Eindruck gewonnen, daß der Feind selbst nicht im Zweifel darüber sei, daß über Kamerun dermaleinst wieder die deutsche Flagge wehen würde. Würden die Engländer mit einer dauernden Besitznahme unseres schönen Schutzgebietes rechnen, so wäre doch die von ihnen stets geübte Taktik allgemeiner Zerstörung und Vernichtung wirtschaftlicher Werte völlig sinnlos. Sie haben überall Häuser zerstört, Ölpalmen und Fruchtbäume niedergeschlagen, und dies alles, wie ein höherer englischer Offizier zugab, auf Befehl der heimischen Regierung.

Allmählich gewann das freundliche Städtchen Santa Isabel mit seinem natürlichen, wundervollen Hafen, reizend gelegen am Fuße des bis zu 3000 Meter Höhe ansteigenden Gebirges, ein ganz militärisches Aussehen. Der Gouverneur von Kamerun kam Ende Februar herüber, von dem spanischen General-Gouverneur Exzellenz Barrera begrüßt und mit Musik und einer am Kai aufgestellten Ehrenkompagnie feierlichst empfangen.

Der Oberhäuptling der Jaundes, Atangana, der dem Gouverneur so getreu bis Bata gefolgt war, blieb mit Frau und Sohn dort, Farmen zur Verpflegung unserer Farbigen anzulegen, seine elfjährige Tochter unter Obhut der katholischen Schwestern lassend.

Zu Lazarettzwecken wurden Gebäude, dicht am Meeresstrande, zur Verfügung gestellt. Man hatte Unterkunftshäuser erbaut, zahlreiche Zelte wurden aufgestellt. Für die allmählich herübergebrachten farbigen Soldaten mit all ihrem Anhang, alles in allem schließlich 12- bis 14000 deutsche Eingeborene, wurden große Lager in den ausgedehnten Kakaopflanzungen der deutschen Firma Moritz und auch auf spanischem Grund und Boden gebaut. Die schnell provisorisch erbauten leichten Hütten wurden nach und nach ersetzt durch dauerhaftere Buschhäuser; für die Europäer stellte man ein großes geräumiges Mattenhaus mit luftiger, schattiger Veranda her.

Franzosen und Engländer sollen wiederholt versucht haben, vom spanischen Generalgouverneur die Herausgabe der farbigen Truppen zu erlangen, doch stets vergeblich, er blieb fest. Unsere Soldaten wurden von Weißen und Schwarzen sehr bewundert; ihre gute Disziplin übte sichtlich Einfluß auf die letzteren aus.

Sie wurden im Laufe der Zeit entschieden höflicher. Für die Geschäftsleute gab's eine goldene Zeit. Jeder während der langen Monate der Abgeschlossenheit naturgemäß ziemlich abgerissene Europäer strahlte im Glanze neuer Ausrüstung. Auch die Schwarzen fanden reichlich Gelegenheit, ihren aufgespeicherten Kriegsverdienst in Eßwaren, Kleidung und kleine Liebhabereien, wie Pfeifen, Tabak, Mundharmonikas usw., umzusetzen.

In den Konzerten auf der unmittelbar am Hafen hoch gelegenen Plaza, die zweimal wöchentlich durch eine farbige Musikbande, unter der auch einige Duala waren, veranstaltet wurden, herrschte reges Leben und Treiben. Hatten doch diese Abende für uns Hinterwäldler den Reiz der Neuheit und des Ungewohnten.

In der zweiten Hälfte des März endlich trafen von Europa zwei lange sehnlich erwartete spanische Dampfer ein, denen bald ein kleines Kriegsschiff, die „Extremadura", folgte. Die beiden Dampfer waren bestimmt, die internierten Deutschen unter dem Schutze des begleitenden Kriegsschiffes nach Spanien zu bringen.

Während der Gesundheitszustand der Europäer in der Kriegszeit trotz großer Anstrengungen und knapper Verpflegung ein wider Erwarten leidlicher war, ließ er in Bata manches zu wünschen übrig. Schwarzwasserfieber und Darmkrankheiten traten ziemlich häufig auf, zum Teil wohl eine Folge der nach anstrengendster Zeit eintretenden Erschlaffung bei nachlassender Anspannung. Auch in Santa Isabel gab es viele Malaria- und Schwarzwasserfieberfälle. Längst schon hatte ich deshalb meine Tätigkeit am Mikroskop wieder aufgenommen, dadurch zugleich die Wartezeit erträglicher gestaltend. Die große Hitze während des Februar und März wurde erst in den letzten Tagen des März durch heftige Tornados und ausgiebige Regenfälle gemildert; an Regentagen lagen in wundervoller Klarheit die dunkelblauen Kuppen des großen und kleinen Kamerunberges in greifbarer Nähe vor unseren Blicken. Hin und wieder fuhr ein großer englischer Dampfer auf der Fahrt von England nach Duala nahe Fernando Po vorüber. Und hin und wieder kam auf kurze Zeit auch der „Bauban" in den spanischen Hafen, in dem außer den spanischen Schiffen zwei kleine deutsche Küstendampfer lagen, die bei Kriegsbeginn hier Zuflucht gefunden hatten.

Ende März endlich sollte die „Billaverde" nach Europa abfahren, damit die erste Fahrgelegenheit seit Mitte Januar auch für die Spanier bietend. Ich fand glücklicherweise mit einer deutschen Dame noch Platz, wenn auch nur äußerst beschränkten, da der Dampfer, ganze 1000 Tonnen groß, überfüllt war. Am 26. März gegen Abend stach das Schiff in See. Noch lange blickten wir zurück auf Fernando Po, das uns Kriegsflüchtlinge so gastlich aufgenommen und beherbergt hatte. In wenigen Tagen sollte die „Cataluna" und die „Isla de Baneij" mit dem Truppentransport uns folgen, doch wurde aus dieser kurzen Frist eine dreiwöchige infolge vorzunehmender Umbauten. Beide Dampfer fuhren noch ständig hin und her, die letzten Truppen von Bata zu holen. Zwei unserer Schwestern waren zur Zeit meiner Abreise noch tätig im Lazarett zu Bata, während drei andere in Santa Isabel die Heimreise erwarteten. – Unsere Fahrt führte uns zunächst nach der Liberiaküste, die in fünf Tagen erreicht wurde. Schmerzlich „bewegt" gedachte ich manch liebes Mal der früheren Reisen auf den so viel größeren und bequemeren Woermann-Dampfern. Sogar die längst versunkene und vergessene „Gertrud Woermann", die mich im Jahre 1900 nach Südwest brachte, stach vorteilhaft ab gegen die ältliche „Billaverde", in früheren, besseren Zeiten die Jacht eines Spaniers auf Kuba.

In Liberia liefen wir drei Plätze an, zuerst Kap Palmas, dann Gran Bassa und schließlich Monrovia. Hier sah und erlebte ich zum erstenmal mit großer Freude das Zusammenhalten und -fühlen der Deutschen im Auslande, das, hervorgerufen durch die Kriegszeit, ein Beweis war der in allen schlummernden Vaterlandsliebe! – In Liberia lebten damals noch ungefähr hundert Deutsche, achtzig davon in Monrovia, mehrere Frauen und Kinder unter ihnen. Sie alle waren seit August 1914 von der Heimat abgeschnitten und spärlich mit Briefen und Nachrichten versehen. Aber alle blieben guten Mutes und zukunftsfroh.

Liberia leidet unter dem Kriege sehr, der Handel und Wandel tötet und jeden Geldzufluß verhindert. England arbeitet auch hier mit schwarzen Listen; die englischen Firmen hatten die Aufforderung oder den Befehl erhalten, jede geschäftliche Verbindung mit Deutschen abzubrechen, sie nicht mehr zu grüßen. Vom Präsidenten der Republik, einem Schwarzen natürlich, hatte man die Schließung der großen deutschen drahtlosen Station verlangt.

Sie war geschlossen worden, gleichzeitig aber auch die französische. – Selbst die Eingeborenen in Liberia glaubten den Reutermeldungen nicht mehr, da sie sich hinterher meist als unwahr erwiesen. Im Süden hatten die Franzosen versucht, Unruhen anzustiften; sie hatten auf liberianischem Boden Angriffe auf eine deutsche Barkasse gemacht. Schließlich hatte der Präsident Amerika um Entsendung eines Kriegsschiffes gebeten, das dann einige Monate vor der Küste gelegen hatte. Danach trat Ruhe ein. Mit Argusaugen aber überwachte der in seinem Hause dicht am Strande wohnende englische Generalkonsul die Deutschen, wie sie gingen und kamen, wenn ein spanischer Dampfer im Hafen lag, denn „es sei ja den Deutschen alles zuzutrauen, sie seien in diesem Kriege zu allem fähig." – Einige von denen, die, getrieben von dem Wunsche, mitzutun an der Verteidigung des Vaterlandes, versucht hatten, nach Deutschland zu gelangen, sollen ihr Ziel erreicht haben. Die Mehrzahl aber geriet in Gefangenschaft.

Mit regstem Interesse hatten die dortigen Deutschen die Kamerunkämpfe verfolgt und waren hocherfreut, zu erfahren, daß auch der Übertritt auf spanisches Gebiet restlos gelungen sei.

Der nächste Hafen war Dakar, die französische Station an Senegambiens Küste, wo unser Dampfer Kohlen nehmen sollte. Starke, von Geschützen starrende Forts, bewachen dräuend die Einfahrt am Hafen, der vier große französische Kriegsschiffe mit je vier Schornsteinen barg und einige Transport- oder Frachtdampfer, darunter auch einen japanischen. Die spanischen Mitreisenden gingen an Land und brachten uns die neuesten Nachrichten mit. So sollten hier, sie erzählten es mit voller Bestimmtheit, noch ungefähr dreißig deutsche Kriegsgefangene auf Schiffen untergebracht sein. Anscheinend ginge es ihnen gut, sie hätten sogar Bier gehabt. Auch von einem französischen Offizier erzählten sie, der zur Anwerbung Eingeborener für den europäischen Kriegsschauplatz ins Hinterland von Dakar gesandt, von diesen ermordet und aufgefressen sei. Die Eingeborenen wollten nicht mehr nach Europa, da keiner der Ihrigen zurückkäme. Und die großen Kriegsschiffe waren auf der Jagd nach der „Möwe", deren kühne, geheimnisvolle Fahrten damals die Gemüter, besonders die feindlichen, erregt hatten, oder auf der Flucht vor den deutschen U-Booten, den gefürchteten, hierhergelangt. Vor diesem Hafen Dakar hatte ja die „Möwe" gelegen und die Ausfahrt der „Appam" erwartet, dieses englischen Schiffes, auf welches 1914 die Kameruner Frauen und Kinder gebracht und schlecht behandelt wurden. Welche Freude mögen die in Banjo als Kranke im November 1915 in englische Gefangenschaft geratenen Kamerunkämpfer empfunden haben, als sie durch das deutsche Kriegsschiff so plötzlich befreit wurden! – Uns beiden Deutschen ließ man hier unbehelligt, nur die finsteren Blicke der an Bord gekommenen Franzosen folgten uns oft.

Bevor wir auf der Weiterfahrt zu den „Inseln" kamen, liefen wir noch Rio de Dro an, ein gottverlassenes Stückchen spanischer Erde, einige Tage nördlich von Dakar. Den dem Fischfang obliegenden Arabern wurden Wasser und Proviant gebracht. Aus dem wenig tiefen Wasser, unmittelbar an der Küste, ragt eine Bordwand unseres Hilfskreuzers „Kaiser Wilhelm der Große" hervor, der im Jahre 1914 hier von den Engländern im neutralen Gewässer torpediert wurde. Die Mannschaft internierte man auf Las Palmas, wo, wie ich dort später hörte, sie in jüngster Zeit etwas strenger bewacht wurde – weil viele in die Heimat zu entkommen suchten.

In nordnordöstlicher Fahrt ging's jetzt den kanarischen Inseln zu. Der kaum erträglichen Hitze der ersten zehn Tage folgte bald eine uns ganz ungewohnte Kälte; der heftige Nordwind machte unserer „Billaverde" viel zu schaffen, auch mir, da ich meine warme Reisekleidung, ebenso wie Decke, Stuhl und die Koffer, beim Antritt meiner Buschreise im Oktober 1913 in Duala zurücklassen mußte, weil bei dem kostspieligen Trägertransport nur das unbedingt Nötige mitgenommen werden durfte. Und von dem in Duala verbliebenen Eigentum hat kein Mensch etwas wiedergesehen. Ob es die Engländer hatten, ob die Franzosen oder etwa die feindlichen Eingeborenen, oder die aus Duala, wer konnte das wissen? –

Die kleine, mir bis dahin unbekannte Insel La Palma war unser nächstes Ziel. Hierher hatte sich die schmucke deutsche Bark „Pamir" gerettet, deren Kapitän bald kam, sich zu erkundigen, ob Deutsche an Bord seien. Er war Mitte Juli 1914 von Valparaiso abgesegelt. Am 1. September hatte ein Franzose ihm auf hoher See signalisiert: Krieg! Und einige Zeit darauf ein ihm begegnender Dampfer, den er bald als deutschen erkannte, mitgeteilt, daß Krieg sei zwischen … „Und nun hörte es eine Viertelstunde lang nicht auf zu funken, wer alles im Kriege sei", so erzählte mir der biedere Schleswig-Holsteiner.

Auch, daß Engländer deutsche Schiffe suchten in der Nähe, sagte ihm der deutsche Kapitän. So drehte er ab, ging nach Süden statt in nördlicher Richtung, änderte seinen Kurs noch mehrmals und erreichte glücklich den sicheren neutralen Hafen. Ein paar Stunden später traf auch der Engländer ein, der ihn suchte. Seine liebe Not hatte der Kapitän mit den Jüngsten seiner Besatzung, die absolut nach Deutschland wollten. „Und die dummen Jungen wissen doch, daß sie nicht hinkommen."

Nach kurzem Aufenthalt im Hafen dieser westlichsten der Inselgruppe setzten wir unsere Fahrt nach Teneriffa und Las Palmas fort. Was war das für eine Fahrt! Da wir in direkt östlicher Richtung fuhren, packte der steife Nordwind unseren kleinen, nicht sehr seetüchtigen Dampfer voll von der Seite; fast lag er bei den heftigen Windstößen mit der Steuerbordseite auf dem Wasser, er versuchte sich aufzurichten und wackelte auf diese Weise so, daß an Bord alles durcheinander flog, was nicht niet- und nagelfest war. Auch nachts schwebte man ständig in Gefahr, aus dem Bette geworfen zu werden.

Teneriffa, dessen Hafen zahlreiche deutsche Schiffe bei Kriegsausbruch aufgesucht hatten, passierten wir nachts. Am nächsten Morgen fiel der Anker vor Las Palmas. Wir wagten uns erst an Deck, als das Schiff stillag, und wurden auch hier wieder erwartet von einer größeren Anzahl Deutscher, denen Kameruns Schicksal am Herzen lag. Viele Anfragen besorgter Angehöriger von Kamerunern waren bis hierher gelangt; gern gab ich jede nur erdenkliche Auskunft.

Ein mir von meiner Ausreise 1913 Bekannter nahm sich unserer auf das liebenswürdigste an, und im deutsch geführten Gasthofe erholten wir uns von den ungemütlichen letzten Stunden auf der „Billaverde".

Hier trafen wir auch eine Kameruner Dame mit ihren Kindern, deren Gatte, im Norden Kameruns von den Engländern gefangengenommen, noch in Duala saß. Zwei andere waren wenige Tage zuvor mit einem holländischen Ostindienfahrer nach Holland weitergereist. Der Konsul riet uns, nicht hier auf den nächsten zu warten, da der englische Agent der holländischen Reederei die Mitnahme deutscher Frauen häufig zu hintertreiben suchte.

Auf meiner Rundfahrt durch die Straßen der Stadt sah ich, was uns schon erzählt war, diese still und ohne Leben. Die großen englischen Gasthöfe waren auch geschlossen. Die Armut des ganz auf den sonst so regen Fremdenverkehr eingerichteten Volkes nahm ständig zu. Während in Friedenszeiten bis zwanzig Dampfer täglich ein- und ausliefen, verging jetzt mancher Tag, ohne daß nur ein einziger kam. Millionen gingen der Insel so verloren. – Wohl an zwölf deutsche Schiffe hatten sich hierher geflüchtet.

Die Deutschen in Las Palmas planten eine festliche Begrüßung der Kameruner, wenn sie auf der Fahrt nach Spanien die Insel anlaufen würden; Liebesgaben sollten ihnen überreicht werden.

Es war wirklich herzerfreuend, wie auf unserer bisherigen Reise, so auch hier, zu hören, welch hohes Ansehen unsere Unterseeboote, unsere Zeppeline überall genießen; zu erfahren, welche wirksame, wundervolle Waffe wir in diesen Errungenschaften deutschen Geistes und Fleißes besitzen, wie gefürchtet sie sind von unseren Feinden, die nichts Gleichwertiges ihnen gegenüberstellen können. In den Gesprächen der spanischen Mitreisenden erklang es immer wieder, das „submarin aleman". Nach zwanzigtägiger Fahrt lief die „Billaverde" am 15. April in den Hafen von Cadiz ein. Hier sah ich zum erstenmal die „Kriegsbemalung" der neutralen Dampfer, die zu beiden Seiten des Bugs ihre Nationalfarben in breiter Umrandung trugen oder auch unterhalb der Reling rings um den Schiffskörper. Auf hoher See war uns sehr selten ein Dampfer begegnet; es ist still geworden auf dem Meere.

Schon unterwegs hatte man mir erzählt, daß ich keine Gelegenheit mehr haben würde, von Vigo nach Holland zu fahren. Die Schiffahrtslinien wollten sämtlich infolge der U-Bootsgefahr den Dampferverkehr einstellen. Im deutschen Konsulat zu Cadiz nun erfuhr ich, daß am 21. April der letzte holländische Dampfer, von Südamerika kommend, Vigo anlaufen würde. So reiste ich am nächsten Tage schon weiter nach Madrid.

Auch im neutralen Spanien machte sich die Einwirkung des Krieges fühlbar. Der sonst so reiche Fremdenstrom zur „Semana Santa" sollte in diesem Jahre nur unbedeutend sein, besonders litt Sevilla darunter; die Lebensmittelpreise in Madrid sollten eine ungewohnte Höhe erreicht haben.

Von Madrid fuhr ich nach kurzem Aufenthalt nach Vigo, das ich am Gründonnerstag erreichte. Im „Hotel Continental" traf ich viele Deutsche, die aus Portugal hierher geflüchtet waren; auch ein paar ältere Eheleute darunter, die, von deutschen Eltern in Portugal geboren, ihr ganzes Leben dort zugebracht und betrübten Herzens das jetzt so ungastliche Land verlassen hatten.

Am Ostervorabend ging ich an Bord der „Frisia", eines schönen holländischen Südamerikafahrers. Vier Tage sollte die Fahrt bis Amsterdam dauern. Ein großer Teil der Fahrgäste war in Lissabon und Vigo an Land gegangen, aus Furcht vor der Fahrt durch den Kanal, vor Minen oder einer Torpedierung.

Falmouth erreichten wir fahrplanmäßig und ohne irgendein Erlebnis unterwegs. Kaum hatte die „Frisia" Anker geworfen, als die Engländer an Bord kamen, sämtliche Post herunternahmen und alle Fahrgäste der ersten Klasse in den Speisesaal zweiter Klasse beorderten. Nach einigen Stunden durften wir zurückkommen und wurden nun einzeln verhört. Unsere Pässe wurden nachgesehen, jeder eindringlich nach Briefen und Papieren Dritter befragt, nach Zweck und Ziel der Reise. Dann durchsuchte ein Mann die Koffer, und schließlich nahm eine Frau die persönliche Untersuchung der Damen vor. Letzteres anscheinend ein ganz einträgliches Geschäft – die einfache Frau, die auf der „Frisia" dieses

Amt versah, wußte es für sich wenigstens lohnend zu gestalten. Sie fand bei mehreren der Fahrgäste Sachen, die ihr sehr gefielen, wie große Geldstücke, z.B. fünf Peseta, die eine sehr hübsche Brosche abgeben würden, wie sie sagte. Auch Fächer und andere Gegenstände fanden ihren Beifall. Um die Frau los zu werden, überließ man ihr in verschiedenen Fällen das Gewünschte. Schon auf der Ausreise hatte sie dasselbe Manöver versucht, oft mit Erfolg.

Mir nahmen die Engländer, die bis auf einen jungen Offizier ganz höflich waren, einige kleine Bücher mit wissenschaftlichen Aufzeichnungen und Notizen über meine Reise in Kamerun fort. Kreditbrief und Geldausweise erhielt ich schließlich zurück; sie hätten zwar nicht nötig, mir diese Papiere zurückzugeben, aber sie täten es, erklärte der Khakimann großmütig.

Erlaubnis zur Weiterfahrt erhielt der Kapitän vorläufig nicht. Die Reederei hatte telegraphisch angeordnet, daß der Dampfer nicht durch den Kanal fahren solle, das Wagnis war ihr zu groß. Hatte sie doch zwei Monate zuvor ihren größten Dampfer, die „Tubantia", verloren. Auch sollte das Schiff nur in Begleitung eines anderen weiterfahren. Nun war guter Rat teuer. Kohlen zur Fahrt um Irland und Schottland hatte man nicht, sie genügten nur zur Fahrt durch den Kanal. Die Engländer machten die Lieferung von Kohlen von der Bedingung abhängig, daß das Schiff sich verpflichte, bei der Ausfahrt keine deutschen Bunkerkohlen zu nehmen und auch englische Häfen anzulaufen. Außerdem hatte der Dampfer Frachtgut einer südamerikanischen Firma geladen, die auf der schwarzen Liste stand.

Dicht neben uns ankerte ein großer holländischer Ostindienfahrer, gleich unserem die holländischen Farben deutlich zur Schau tragend, ebenso in Riesenlettern Namen und Heimatshafen, die nachts hell beleuchtet wurden. So lange wir im englischen Hafen lagen, wurden bei Eintritt der Dunkelheit alle Lichter und Fenster sorgfältig abgeblendet. Wir waren in kritischer Zeit an der englischen Küste. Die englischen Zeitungen brachten, wenn auch nur sehr lakonisch, Mitteilungen über die Beschießung der Ostküste, über Zeppelinbesuche und die Revolution in Irland. Unsere U-Boote und die Zeppeline durfte man um alles in der Welt nicht erwähnen, wollte man nicht sämtliche Fahrgäste nervös machen. Endlich, nach viertägigem Warten, durften wir nach Plymouth fahren, um Kohlen zu nehmen. Von dort ging's tags darauf zurück und in See. Der „Jan Pieter Coen" schloß sich uns an; er hatte an 300 Fahrgäste an Bord, darunter viele Frauen und Kinder.

Südwestlich der irischen Küste hielt uns ein englisches Wachtboot, ließ die Schiffe aber ruhig weiterfahren. So gelangten wir ohne besonderes Erlebnis nach Kirkwall, dem jetzt so oft genannten Hafen, wo eine größere Anzahl neutraler Schiffe vor Anker lagen. – Das Wetter war empfindlich kalt, aber ruhig. Die Untersuchung hier war kurz, uns ließ man in Ruhe.

Verwunderung hörte ich manchen aussprechen, daß, obgleich er nun so manches Mal die Orkney-Inseln passiert habe, man doch niemals auch nur eine Spur der berühmten englischen Flotte zu Gesicht bekäme.

Von Kirkwall aus wollte der vorsichtige Kapitän bei Nacht wegen der Minengefahr nicht fahren; erst am nächsten Morgen wurde die Fahrt fortgesetzt. Jetzt mit ausgeschwungenen Rettungsbooten, bereitliegenden Rettungsgürteln usw. – Wieder kam uns ein englisches Wachtschiff entgegen, das, als der Kapitän nicht schnell genug sein Signal beantwortete, einen Schuß abfeuerte, aber scharf abschwenkte, als es längsseits unseres Schiffes gekommen war.

Je weiter wir uns von der englischen Küste entfernten, desto mehr taute alles auf an Bord, Besatzung sowohl wie Fahrgäste. Im Stillen hatte ich gewünscht, daß eins unserer U-Boote uns anhalten möchte oder wenigstens in Sicht gekommen wäre. Leider sahen wir weder ein solches noch einen Zeppelin. Wir fuhren sehr vorsichtig, lagen nachts öfter still, wurden am vorletzten Tage von einem entgegenkommenden Schlepper durch das gefährliche Gebiet geleitet und erreichten ohne Unfall, trotz einiger losgerissener Minen, die uns begegneten, Jmuiden und am folgenden Morgen Amsterdam.

Zwei Tage später überschritt ich bei Bentheim die deutsche Grenze, wo ich den ersten kriegsmäßigen Eindruck in der Heimat gelegentlich der äußerst peinlichen Untersuchung aller Reisenden erhielt. Auf der Fahrt nach Hamburg sah ich die blühenden, gesegneten Fluren liegen wie im tiefsten Frieden. Nur vereinzelte Feldgraue, auch einzelne Verwundete und das Leben und Treiben auf den Bahnhöfen ließen nicht vergessen, daß der Krieg tobte, Gott sei Dank, außerhalb unserer Grenzen.

11. Zusammenfassung

Die vorangegangenen Ausführungen haben gezeigt, dass das Leben und der Alltag der Krankenschwestern des Deutschen Frauenvereins für Krankenpflege in den Kolonien in Afrika nur wenig mit den exotischen, romantischen und abenteuerlustigen Vorstellungen mancher Zeitgenossen gemein hatten. Die Wohn- und Arbeitsverhältnisse der Schwestern vor Ort waren häufig ausgesprochen primitiv, die schwierige Versorgungslage forderte zahlreiche Entbehrungen, und die gesundheitlichen Gefährdungen der Schwestern waren allgegenwärtig.

Zudem waren die jungen Frauen oft auf sich allein gestellt und sicher hin und wieder einsam, auch wenn sie das in ihren Briefen an den Vereinsvorstand nicht thematisierten. Wie deutlich wurde, war auch der Einsatz mehrerer Schwestern an einem Ort keine Gewähr dafür, den Alltag der Schwestern zu erleichtern. Ihr Verhältnis zur europäischen Bevölkerung in Afrika war ebenfalls ambivalent.

Die Aufgaben und Tätigkeiten, die die Schwestern in den Krankenhäusern und Pflegestationen übernahmen, veränderten sich im Verlauf der 35 Jahre, die der hier zugrundeliegende Untersuchungszeitraum umfasst. Anfangs waren sie sowohl für die Krankenpflege als auch für alle hauswirtschaftlichen sowie organisatorischen Angelegenheiten zuständig. Dabei standen den Schwestern indigene Helfer zur Seite, die vor allem die groben und schweren Arbeiten übernahmen. Mit den Jahren veränderten sich die Ansprüche, die an Schwestern in Afrika gestellt wurden. Die Zunahme der europäischen Bevölkerung brachte es mit sich, dass sowohl ausgebildete Hebammen in die Kolonien kamen als auch Gemeindeschwestern in den europäischen Gemeinden in Afrika angestellt wurden. Durch den Bevölkerungszuwachs konnten diese Aufgaben von den in den Krankenhäusern stationierten Schwestern nicht mehr zusätzlich übernommen werden. Die Entwicklungen in der Medizin machten es zudem notwendig, dass Schwestern in Spezialkenntnissen wie Mikroskopieren oder Röntgen ausgebildet waren, um den Ärzten zur Hand zu gehen.

Das Verhältnis zwischen Ärzten und Krankenschwestern unterschied sich in den „Schutzgebieten“ nicht von dem in der Heimat. Der jeweilige Regierungs- oder Militärarzt war der unmittelbare Vorgesetzte der Schwestern, und seinen Anweisungen hatten sie unbedingt Folge zu leisten.

Der Deutsche Frauenverein für Krankenpflege in den Kolonien bemühte sich im Verlauf der Jahre, in den deutschen Kolonien in Afrika eine mit der in der Heimat vergleichbare Organisation aufzubauen. Spätestens ab Anfang des 20. Jahrhunderts stand jeweils eine Oberschwester den Krankenschwestern einer Kolonie vor. Diese war von der Pflege entbunden und kümmerte sich um die administrativen Angelegenheiten der Schwestern gegenüber dem jeweiligen Gouvernement und dem Verein in Berlin. Außerdem schuf der Deutsche Frauenverein in Brakwater (DSWA) ein Erholungsheim für die Schwestern, wo sie sich – ebenso wie beispielsweise auf dem Georgshof in der Heimat – erholen und ihren Urlaub verbringen konnten.

Die weltlichen Schwestern mussten gegenüber der europäischen Bevölkerung besonders darauf achten, sich vorbildhaft und moralisch unangreifbar zu verhalten. Kam es zu Übergriffen gegen die Schwestern – das hat beispielsweise der Fall der Hebamme Lena Kaewel deutlich gemacht –, hatten sie es schwer, ihr Recht durchzusetzen.

Die Bindung der Schwestern in den Kolonien an den Verein in Berlin war sehr eng. Von Berlin aus wurde die Ausstattung der Schwestern sowie die Reise zu ihren Einsatzorten organisiert. Während ihrer Tätigkeit in Afrika bemühte sich der Verein, die Schwestern mit allem Notwendigen zu versorgen. Nach dem Ende ihrer Dienstzeit sorgte der Verein für die Heimreise. Hatten die Mitglieder des Vereinsvorstandes jedoch den Eindruck, dass sich eine Schwester in den Kolonien nicht so verhält, wie es den Vorgaben entsprach, beorderte der Verein diese umgehend zurück ins Deutsche Reich und entließ sie.

Über die Ausbildung, den Einsatz und die Vergütung der indigenen Helfer sowie die Behandlung derselben durch die europäischen Schwestern war nur sehr wenig zu erfahren. Meist stellten die Schwestern den indigenen Helfern in ihren Briefen an den Vereinsvorstand kein gutes Zeugnis aus. Auch die Fotografien belegen, dass diese in der Hierarchie eines Lazaretts an unterster Stelle standen.

Die zahlreichen Abbildungen von Krankenhaus- bzw. Lazarettgebäuden dienten vor allem dazu, festzuhalten, in welchem Umfang die Kolonisierenden europäischen Komfort in Afrika aufgebaut hatten. Die Abbildungen der Schwestern demonstrieren ebenfalls die europäischen Standards, an denen die Schwestern sich bei ihrer Arbeit orientierten. Die Zielgruppe, die mit diesen Bildern erreicht werden sollte, war die Bevölkerung in der Heimat. Diese sollte für die koloniale Arbeit interessiert und begeistert werden. Die indigenen Personen, die häufig mit abgebildet waren, dienten vor allem als Referenz, dass man sich wirklich in Afrika und nicht in Europa befand.

Diese Untersuchung schließt mit dem Ende des Ersten Weltkrieges, als die meisten Schwestern, die der Deutsche Frauenverein für Krankenpflege in die Kolonien geschickt hatte, in die Heimat zurückgekehrt waren. Dennoch waren auch in den Jahren danach europäische Krankenschwestern, etwa im Elisabethheim (Windhuk), in Afrika im Einsatz. Dies könnte ein lohnendes zukünftiges Forschungsfeld sein, das auch für den hier untersuchten Zeitraum noch neue Ergebnisse und Rückschlüsse erbringen könnte.

12. Quellen- und Literaturverzeichnis

Gedruckte Quellen

Acker, Amandus: Zur Frage der Rassenmischehe. In: Koloniale Rundschau 4 (1912), 462-468.

Arbeitsausschuss der Deutschen Kolonial-Ausstellung (Hg.): Deutschland und seine Kolonien im Jahr 1896, Berlin 1897.

Brandes, H. J.: „Mädchenopfer". Die Schwesternpflege an Männern. Eine Anklageschrift und ein Mahnwort an Eltern und Erziehern, Berlin 1902.

Deutsche Kolonialschule Witzenhausen (Hg.): Festschrift zum 40jährigen Bestehen der Deutschen Kolonialschule Witzenhausen, 1898-1938, Duderstadt 1938.

Friedrich, Julius: Die rechtliche Beurteilung der Mischehen nach deutschem Kolonialrecht. In: Koloniale Rundschau 1 (1909), 360-368.

25 Jahre Elisabethhaus in Windhuk. In: Deutsche Kolonialzeitung 45 (1933), 79-81.

Gelpcke: Geschäftsbericht des Deutschen Frauenvereins für Krankenpflege in den Kolonien für das Jahr 1908. In: Unter dem Roten Kreuz 20 (1909), 103.

Gentz: Die Mischlinge in Deutsch-Südwestafrika. In: Globus 84 (1903), 336f.

Heim, Gustav: Die Syphilis in den deutschen Schutzgebieten, in: Archiv für Dermatologie und Syphilis 118 (1913), 165-198.

Kühnhold, Grete: In Friedens- und Kriegszeiten in Kamerun, Berlin 1917.

Külz, Ludwig: Die seuchenhaften Krankheiten des Kindesalters der Eingeborenen und ihre Bedeutung für die koloniale Bevölkerungsfrage. In: Koloniale Rundschau 6 (1913), 321-330.

Küttner, H.: Unter dem Deutschen Roten Kreuz im Südafrikanischen Kriege, Leipzig 1900.

Lehr, Ludwiga: Der Deutsche Frauenverein vom Roten Kreuz für die Kolonien. In: Kimmle, Ludwig (Hg.):Das Deutsche Rote Kreuz. Entstehung, Entwicklung und Leistung der Vereinsorganisation seit Abschluss der Genfer Convention i. J. 1864, Band 2, Berlin 1910, 665-703.

Lehr, Ludwiga: Der Deutsche Frauenverein vom Roten Kreuz für die Kolonien. In: Koloniale Rundschau 5 (1913), 674-679.

Leitfaden für die Unterrichtscurse der Pfleger im Neuen Allgemeinen Krankenhaus zu Hamburg-Eppendorf, Leipzig 1892.

Mansfeld, Alfred: Das Lepraheim in Ossidinge-Kamerun. In: Koloniale Rundschau 4 (1912), 733-738.

Olpp, Gottlieb: Stand und Bedeutung der ärztlichen Mission in den deutschen Schutzgebieten. In: Koloniale Rundschau 4 (1912), 596-616.

Prince, Magdalena von: Eine deutsche Frau im Inneren Deutsch-Ostafrikas, Berlin 1908.

Schnee, Heinrich (Hg.): Deutsches Koloniallexikon, Leipzig 1920, Bd. 1.

Schnee, Heinrich (Hg.): Deutsches Koloniallexikon, Leipzig 1920, Bd. 2.

Schnee, Heinrich (Hg.): Deutsches Koloniallexikon, Leipzig 1920, Bd. 3.

Rumpf, Theodor (Hg.): Leitfaden der Krankenpflege, Leipzig 1900.

Seitz, Theodor: Vom Aufstieg und Niederbruch deutscher Kolonialmacht. Die Gouverneursjahre in Kamerun, Band II , Karlsruhe 1929.

Stangenberger, J.: Unter dem Deckmantel der Barmherzigkeit. Die Schwesternpflege in den Krankenhäusern. Ein Mahnwort an Eltern und Vormünder, Berlin 1902.

Weber, Hermann: Männerpflege durch Verbandsschwestern in Krieg und Frieden. In: Unter dem Roten Kreuz 1 (1903), S. 6-8 und Unter dem Roten Kreuz 2 (1903), 18-20.

Wittum, Johanna: Unterm Roten Kreuz in Kamerun und Togo, Heidelberg 1899.

Zeitschriften

Deutsche Kolonialzeitung 1 (1888) N. F (FN 17)

Archiv des Deutschen Roten Kreuzes, Berlin

Fotoalbum „Das Rote Kreuz in Deutsch-Südwest-Afrika 1904-1907 in Wort und Bild“ von Sanitätsrat Dr. Schultze.

Unter dem rothen Kreuz 10 (1889): An unsere Mitglieder, 1.
Unter dem rothen Kreuz 12 (1889): Rückblicke, 20.
Unter dem rothen Kreuz 7 (1892): Rückblicke, 45.
Unter dem rothen Kreuz 7 (1892): Aus den Kolonien, 48.
Unter dem rothen Kreuz 1 (1898): Schwesternbriefe, 10f.
Unter dem rothen Kreuz 2 (1898): Schwesternbriefe, 10f.
Unter dem rothen Kreuz 3 (1898): Schwesternbriefe, 18f.
Unter dem rothen Kreuz 4 (1898): Rückblicke, 25.
Unter dem rothen Kreuz 4 (1898): Schwesternbriefe, 26f.
Unter dem rothen Kreuz 5 (1898): Schwesternbriefe, 35f.
Unter dem rothen Kreuz 6 (1898): Schwesternbriefe, 42.
Unter dem rothen Kreuz 7 (1898): Rückblicke, 57f.
Unter dem rothen Kreuz 7 (1898): Schwesternbriefe, 59f.
Unter dem rothen Kreuz 8 (1898): Schwesternbriefe, 65f.
Unter dem rothen Kreuz 9 (1898): Schwesternbriefe, 74.
Unter dem rothen Kreuz 10 (1898): Schwesternbriefe, 82f.
Unter dem rothen Kreuz 11 (1898): Rückblicke, 89f.
Unter dem rothen Kreuz 11 (1898): Schwesternbriefe, 90f.
Unter dem rothen Kreuz 12 (1898): Schwesternbriefe, 97f.
Unter dem rothen Kreuz 1 (1899): Schwesternbriefe, 3.
Unter dem rothen Kreuz 2 (1899): Schwesternbriefe, 10f.
Unter dem rothen Kreuz 3 (1899): Schwesternbriefe, 21f.
Unter dem rothen Kreuz 4 (1899): Rückblicke, 29f.
Unter dem rothen Kreuz 4 (1899): Schwesternbriefe, 31f.
Unter dem rothen Kreuz 5 (1899): Schwesternbriefe, 40f.
Unter dem rothen Kreuz 6 (1899): Schwesternbriefe, 49f.
Unter dem rothen Kreuz 7 (1899): Schwesternbriefe, 67f.
Unter dem rothen Kreuz 8 (1899): Schwesternbriefe, 79f.
Unter dem rothen Kreuz 9 (1899): Schwesternbriefe, 91f.
Unter dem rothen Kreuz 10 (1899): Schwesternbriefe, 96f.
Unter dem rothen Kreuz 11 (1899): Schwesternbriefe, 114f.
Unter dem rothen Kreuz 12 (1899): Schwesternbriefe, 127f.
Unter dem rothen Kreuz 1 (1901): Schwesternbriefe, 3f.
Unter dem rothen Kreuz 2 (1901): Schwesternbriefe, 15f.
Unter dem rothen Kreuz 3 (1901): Schwesternbriefe, 27f.

Unter dem rothen Kreuz 3 (1901): Rückblicke, 25.
Unter dem rothen Kreuz 5 (1901): Schwesternbriefe, 53.
Unter dem rothen Kreuz 6 (1901): Schwesternbriefe, 72f.
Unter dem rothen Kreuz 6 (1901): Rückblicke, 71.
Unter dem rothen Kreuz 7 (1901): Schwesternbriefe, 83f.
Unter dem rothen Kreuz 8 (1901): Schwesternbriefe, 96f.
Unter dem rothen Kreuz 9 (1901): Schwesternbriefe, 108f.
Unter dem rothen Kreuz 10 (1901): Schwesternbriefe, 120f.
Unter dem rothen Kreuz 12 (1901): Schwesternbriefe, 140f.
Unter dem rothen Kreuz 1 (1902): Schwesternbriefe, 2f.
Unter dem rothen Kreuz 3 (1902): Schwesternbriefe, 24f.
Unter dem rothen Kreuz 4 (1902): Schwesternbriefe, 38.
Unter dem rothen Kreuz 5 (1902): Schwesternbriefe, 45f.
Unter dem rothen Kreuz 6 (1902): Schwesternbriefe, 52f.
Unter dem rothen Kreuz 7 (1902): Schwesternbriefe, 71f.
Unter dem rothen Kreuz 8 (1902): Unsere Schwestern, 78f.
Unter dem rothen Kreuz 8 (1902): Schwesternbriefe, 81f.
Unter dem rothen Kreuz 9 (1902): Schwesternbriefe, 91f.
Unter dem rothen Kreuz 10 (1902): Schwesternbriefe, 103f.
Unter dem rothen Kreuz 11 (1902): Schwesternbriefe, 112.
Unter dem roten Kreuz 12 (1902): Schwesternbriefe,124f.
Unter dem roten Kreuz 3 (1903): Schwesternbriefe, 27f.
Unter dem roten Kreuz 4 (1903): Schwesternbriefe, 42f.
Unter dem roten Kreuz 7 (1903): Schwesternbriefe, 83f.
Unter dem roten Kreuz 9 (1903): Schwesternbriefe, 107f.
Unter dem roten Kreuz 10 (1903):Vereins-Nachrichten, 117f.
Unter dem roten Kreuz 10 (1903): Schwesternbriefe, 120f.
Unter dem roten Kreuz 12 (1903): Schwesternbriefe, 145f.
Unter dem roten Kreuz 1 (1904): Rückblicke und Vorausblicke, 1f.
Unter dem roten Kreuz 1 (1904): Schwesternbriefe, 7f.
Unter dem roten Kreuz 2 (1904): Schwesternbriefe, 17f.
Unter dem roten Kreuz 3 (1904): Schwesternbriefe, 27f.
Unter dem roten Kreuz 4 (1904): Schwesternbriefe, 37f.
Unter dem roten Kreuz 5 (1904):Vereins-Nachrichten, 45.
Unter dem roten Kreuz 5 (1904): Schwesternbriefe, 46f.

Unter dem roten Kreuz 6 (1904): Schwesternbriefe, 53f.
Unter dem roten Kreuz 7 (1904): Schwesternbriefe, 74f.
Unter dem roten Kreuz 8 (1904): Schwesternbriefe, 83f.
Unter dem roten Kreuz 9 (1904): Vereins-Nachrichten, 93.
Unter dem roten Kreuz 9 (1904): Schwesternbriefe, 94f.
Unter dem roten Kreuz 10 (1904): Vereins-Nachrichten, 103.
Unter dem roten Kreuz 10 (1904): Schwesternbriefe, 104f.
Unter dem roten Kreuz 11 (1904): Vereins-Nachrichten, 115.
Unter dem roten Kreuz 11 (1904): Schwesternbriefe, 116f.
Unter dem roten Kreuz 12 (1904): Schwesternbriefe, 125f.
Unter dem roten Kreuz 18 (1907): Schwesternbriefe, 2.

Archivalische Quellen

Bundesarchiv

Bestand R151F/82611, Frauenverein vom Roten Kreuz in den Kolonien.
Bestand R151F/82612, Frauenverein vom Roten Kreuz in den Kolonien.
Bestand R151F/82613, Frauenverein vom Roten Kreuz in den Kolonien.
Bestand R151F/82614, Frauenverein vom Roten Kreuz in den Kolonien.
Bestand R151F/82615, Frauenverein vom Roten Kreuz in den Kolonien.
Bestand R151F/82616, Frauenverein vom Roten Kreuz in den Kolonien.
Bestand R151F/82617, Frauenverein vom Roten Kreuz in den Kolonien.
Bestand R1001/5645, Krankenpflege in den Schutzgebieten, 1888-1941.
Bestand R1001/5647, Statistiken über die Krankenpflege in den Schutzgebieten, 1902-1915.
Bestand R1001/5653, Arzt und Hospital in Zanzibar, 1888-1890.
Bestand R1001/5692, Lazarettwesen und Krankenpflege in Deutsch-Südwestafrika und Krankenhaus in Windhuk, 1893-1916.
Bestand R1001/5699, Lazarettwesen und Krankenpflege in Kamerun, 1885-1902.
Bestand R1001/5702, Lazarettwesen und Krankenpflege in Kamerun, 1884-1902.
Bestand R1001/5704, Ärzte und Krankenhäuser in Kamerun, 1885-1924.

Bestand R1001/5712, Lazarettwesen und Krankenpflege in Kamerun, 1884-1902.

Bestand R1001/5714, Ärzte und Krankenhäuser in Kamerun, 1885-1924.

Bestand R1001/5720, Lazarettwesen und Krankenpflege in Togo, 1891-1914.

Bestand R1001/5897, Malaria und Schlafkrankheit, seit 1898.

Bestand R1001/6032/11, Lazarettverpflegung der Beamten in den Schutzgebieten, 1907-1914.

Bestand R1001/6032/13 -15, Deutscher Frauenverein für Krankenpflege in den Kolonien, sächliche Angelegenheiten, 1907-1920.

Bestand R151F/82612, Kaiserliches Gouvernement in Deutsch-Südwestafrika – Frauenverein vom Roten Kreuz in den Kolonien, 1893-1915.

Bestand R151F/82615, Kaiserliches Gouvernement in Deutsch-Südwestafrika – Heraussendung, Verwendung, Heimsendung von Schwestern, 1912-1915.

Bestand R151F/82617, Kaiserliches Gouvernement in Deutsch-Südwestafrika – Regierungskrankenhäuser für Eingeborene, Einrichtung, Betrieb, Aufnahme, Bezahlung, 1899-1915.

Bestand R151F/82618-82619, Kaiserliches Gouvernement in Deutsch-Südwestafrika – Eingeborenen Lazarett Windhuk, 1908-1915.

Bestand R151F/82620, Kaiserliches Gouvernement in Deutsch-Südwestafrika – Elisabethhaus Windhuk, Krankenhaus der Otavi-Minen und Eisenbahngesellschaft Tsumeb, Bezirkskrankenhäuser Lüderitzbucht, Okahandja, Eingeborenen-Lazarette, 1908-1914.

Bestand R8023/168, Frauenverein für Krankenpflege in den Kolonien, 1912-1925.

Reichskolonialamt (Hg.): Medizinal-Berichte über die Deutschen Schutzgebiete Deutsch-Ostafrika, Kamerun, Togo, Deutsch-Südwestafrika, Neu-Guinea, Karolinen, Marshall-Inseln und Samoa für das Jahr 1907/08, Berlin 1909.

Reichskolonialamt (Hg.): Medizinal-Berichte über die Deutschen Schutzgebiete Deutsch-Ostafrika, Kamerun, Togo, Deutsch-Südwestafrika, Neu-Guinea, Karolinen, Marshall-Inseln und Samoa für das Jahr 1908/09, Berlin 1910.

Reichskolonialamt (Hg.): Medizinal-Berichte über die Deutschen Schutzgebiete Deutsch-Ostafrika, Kamerun, Togo, Deutsch-Südwestafrika, Neu-Guinea, Karolinen, Marshall-Inseln und Samoa für das Jahr 1910/11, Berlin 1913.

Koloniales Bildarchiv, UB Frankfurt am Main

6263_3051_3431_0083, Abbildung 26, Regierungskrankenhaus, Duala (Kamerun), um 1908.

6264_3051_2163_0030, Abbildung 27, „Eingeborenen-Lazarett", Duala (Kamerun).

6264_3051_2131_0017, Abbildung 28, Sewa-Hadji-Hospital („Eingeborenen-Lazarett"), Daressalam (DOA).

6264_3051_3193_0051, Abbildung 29, Regierungskrankenhaus, Daressalam (DOA), um 1910.

6227_3051_1813_0017, Abbildung 30, Nachtigal-Krankenhaus, Klein-Popo/Anecho (Togo).

6264_3051_2163_0032, Abbildung 31, „Eingeborenen-Lazarett", Anecho (Togo), um 1909/10.

6264_3051_2163_0034, Abbildung 32, Katholisches Antonius-Hospital, Swakopmund (DSWA).

3317_2014_0237_0033, Abbildung 33, Prinzessin-Rupprecht-Heim, Swakopmund (DSWA), nach 1912.

6264_3051_2163_0039, Abbildung 34, „Eingeborenen-Irrenanstalt", Lutindi (DOA).

3317_2014_0616_0069, Abbildung 35, Lazarett in Udjiji (DOA), 1907/14.

3317_2014_0658_0051, Abbildung 36, "Eingeborenen-Lazarett" in Mohoro (DOA), um 1910.

3317_2014_0658_0055, Abbildung 37, „Eingeborenen-Lazarett" in Mpapua (DOA), um 1910.

3317_2014_0237_0032, Abbildung 38, Wöchnerinnen im Elisabethhaus, Windhuk (DSWA).

3317_2014_0659_0002, Abbildung 39, Arzt impft Kinder und Askari in Kilimalinde (DOA), 1910/13.

3317_2014_0919_0086, Abbildung 40, Chinin-Verabreichung, Daressalam (DOA), um 1903.

6227_3051_1813_0073, Abbildung 41, Schwester Freya mit Leprakranken, (DOA) 1918.

6264_3051_2132_0027, Abbildung 42, Schlafkrankenlager Utegi (DOA), um 1908.

6264_3051_2163_0080, Abbildung 43, Krankenschwester unterwegs in DOA mit Heilgehilfe, o. J.
6264_3051_3209_0052, Abbildung 44, DSWA, Deutscher Nachwuchs, nach 1918.

Literatur

Abel, Emily K.: „We Are Left So Much Alone to Work Out Our Own Problems". Nurses on American Indian Reservations During the 1930s. In: Nursing History Review 4 (1996), 43-64.

Ausstellungsführer „Die Hebamme im Spiegel der Hebammenlehrbücher", Berlin 1985.

Badenberg, Nana: „Zwischen Kairo und Alt-Berlin. Sommer 1896: die Deutschen Kolonien als Ware und Werbung auf der Gewerbe-Ausstellung in Treptow". In: Honold, Alexander, Scherpe, Klaus R. (Hg.): Mit Deutschland um die Welt. Eine Kulturgeschichte des Fremden in der Kolonialzeit , Stuttgart 2004, 190-199.

Becker, Franz: Die „Heldengalerie" der einfachen Soldaten. Lichtbilder in den deutschen Einigungskriegen. In: Holzer, Anton (Hg.): Mit der Kamera bewaffnet. Krieg und Fotografie, Marburg 2003, 29-56.

Benjamin, Walter: Das Kunstwerk in seiner technischen Reproduzierbarkeit, Frankfurt am Main 2003.

Benjamin, Walter: Kleine Geschichte der Photographie. In: Benjamin, Walter.: Das Kunstwerk in seiner technischen Reproduzierbarkeit, Frankfurt am Main 2003, 45-64.

Bopp, Petra: „Rasse und Schönheit des Orients." Lehnert & Landrocks Fotografien als Widerschein kolonialer Blicke in Postkarten und Bildbänden der zwanziger Jahre. In: Halske, Sven (Hg.): Worte, Blicke, Träume. Beiträge zum deutschen Kolonialismus in Literatur, Fotografie und Ausbildung, Kopenhagen/München 2007, 93-164.

Dewitz, Bodo von: „So wird bei uns der Krieg geführt!" Amateurfotografie im Ersten Weltkrieg, München 1989.

Diefenbacher, Albert: Psychiatrie und Kolonialismus. Zur „Irrenfürsorge" in der Kolonie Deutsch-Ostafrika, Frankfurt am Main/New York 1985.

Dreesbach, Anne: Gezähmte Wilde: Zurschaustellung „exotischer" Menschen in Deutschland 1870-1940, Frankfurt am Main 2005.

Echenberg, Myron: Black Death, White Medicine. Bubonic Plague and the Politics of Public Health in Colonial Senegal, 1914-1945, Portsmouth/Oxford/Cape Town 2002.

Eckart, Wolfgang U.: Medizin und Kolonialimperialismus. Deutschland 1884-1945, Paderborn/München/Wien/Zürich 1997.

Good, Charles M.: The Steamer Parish, London/Chicago 2004.

Gründer, Horst: Geschichte der deutschen Kolonien, Paderborn/München/Wien/Zürich 1995.

Haas, Stefan: Vom Schreiben mit Bildern. Visualität, Narrativität und digitale Medien in den historischen Wissenschaften. In: zeitenblicke, 3 (2006), online unter www.zeitenblicke.de/2006/6Haas, letzter Zugriff 29.6.2011.

Hähner-Rombach, Sylvelyn (Hg.): Quellen zur Geschichte der Krankenpflege. Mit Einführungen und Kommentaren, Frankfurt am Main 2008.

Harzig, Christiane: Women Move from the European Countryside to Urban America. In: Harzig, Christiane/Mageean, Deidre/Matovic, Margareta/Knothe, Maria Anna/Blaschke, Monika (Hg.): Peasant Maids – City Women. From the European Countryside to Urban America, Ithaca 1997, 1-22.

Harzig, Christiane/Hoerder, Dirk/Gabaccia, Donna: What is Migration History?, Cambridge/Malden 2009.

Hoerder, Dirk/Lucassen, Jan/Lucassen, Leo: Terminologie und Konzepte in der Migrationsforschung, In: Bade, Klaus J./Emmer, Pieter C./Lucassen, Leo/Oltmer, Jochen (Hg.): Enzyklopädie. Migration in Europa. Vom 17. Jahrhundert bis zur Gegenwart, Paderborn 2007, 28-54.

Isobe, Hiroyuki: Medizin und Kolonialgesellschaft. Die Bekämpfung der Schlafkrankheit in den deutschen „Schutzgebieten" vor dem Ersten Weltkrieg, Berlin 2009.

Jäger, Jens: Zwischen Bildkunde und historischer Bildforschung. Historiker und visuelle Quellen 1880-1930. In: Jäger, Jens/Knauer, Martin (Hg.): Bilder als historische Quellen? Dimension der Debatte um historische Bildforschung, München 2009, 45-70

Kaiser, Katja: Neudietendorf: Frieda von Bülow, die koloniale Frauenfrage und koloniale Frauenorganisation. In: Heyden, Ulrich von/Zeller, Joachim (Hg.):

Kolonialismus hierzulande. Eine Spurensuche in Deutschland, Erfurt 2007, 171-176.

Kluge, Katrin: Krankenpflege und Krankenpflegevereine in Leipzig vom 19. Jahrhundert bis zum Ende der Weimarer Republik, Leipzig 2001.

Krieger-Hinck, Carla: Über die medizinische Versorgung der ehemaligen Kolonie Deutsch-Südwest-Afrika, München 1973.

Kruse, Anna-Paula: Krankenpflegeausbildung seit Mitte des 19. Jahrhunderts, Stuttgart/Berlin/Köln 1995.

Längin, Bernd G.: Die deutschen Kolonien. Schauplätze und Schicksale 1884-1918, Hamburg/Berlin/Bonn 2005.

Michels, Stefanie: Weiße Frauen in Afrika. Grenzwächterinnen und Grenzüberschreiterinnen im (post)kolonialen Haushalt. In: Ariadne 56 (2009), 24-30.

Morrison, Andrew R./Schiff, Maurice/Sjöblom, Mirja: The International Migration of Women, Washington 2008.

Naarmann, Bernhard: Koloniale Arbeit unter dem Roten Kreuz für die Kolonien zwischen 1888-1917, Inaugural-Dissertation, Münster 1986.

Panofsky, Erwin: Studien zur Ikonologie der Renaissance, Köln 1997.

Paul, Gerhard: Die aktuelle historische Bildforschung in Deutschland. Themen-Methoden-Probleme-Perspektiven. In: Jäger, Jens/Knauer, Martin (Hg.): Bilder als historische Quellen? Dimension der Debatte um historische Bildforschung, München 2009, 125-147.

Pesek, Michael: Koloniale Herrschaft in Deutsch-Ostafrika. Expedition, Militär und Verwaltung seit 1880, Frankfurt am Main/New York 2005.

Prühlen, Sünje: „Die Frau ist draußen oft mehr als eine bloße Helferin des Arztes". Die Ausbildung in Krankenpflege an der Kolonialen Frauenschule Rendsburg. In: Hähner-Rombach, Sylvelyn (Hg.): Alltag in der Krankenpflege: Geschichte und Gegenwart. Everyday Nursing Life: Past and Present, Stuttgart 2009, 257-280.

Rafferty, Anna Marie/Solano, Diana: The Rise and Demise of the Colonial Nursing Service: British Nurses in the Colonies, 1896-1966. In: Nursing History Review 15 (2007), 147-154.

Riesenberger, Dieter: Das Deutsche Rote Kreuz. Eine Geschichte, 1864-1990, Paderborn/München/Wien/Zürich 2002.

Rousseau, Nicole/Daigle, Johanne: Medical Service to Settlers. The Gestation and Establishment of Nursing Service in Québec, 1932-1943, in: Nursing History Review 8 (2000), 95-116.

Schott, Uwe (Hg.): Emma Küster, Gustav Küster, Briefe und Bericht aus Togo. 1903/04, Münster 2000.

Schweikardt, Christoph: Die Entwicklung der Krankenpflege zur staatlich anerkannten Tätigkeit im 19. und frühen 20. Jahrhundert. Das Zusammenwirken von Modernisierungsbestrebungen, ärztlicher Dominanz, konfessioneller Selbstbehauptung und Vorgabe preußischer Regierungspolitik, Habil.-Schr., Univ. Bochum, 2005.

Seidler, Eduard/Leven, Karl-Heinz: Geschichte der Medizin und der Krankenpflege, Stuttgart 2003.

Smidt, Karen: „Germania führt die deutsche Frau nach Südwest“. Auswanderung, Leben und soziale Konflikte deutscher Frauen in der ehemaligen Kolonie Deutsch-Südwestafrika 1884-1920. Eine sozial- und frauengeschichtliche Studie, Magdeburg 1995.

Sontag, Susan: Über Fotografie, Frankfurt am Main 2010.

Starl, Timm: Das Bildmedium der privaten Welt. Zur Entstehung und Funktion der Knipserfotografie. In: Verein zur Erarbeitung der Geschichte der Fotografie in Österreich (Hg.): Geschichte der Fotografie in Österreich, 1 (1983), 295-310.

Stiegler, Bernd: Montage des Realen. Photographie als Reflexionsmedium und Kulturtechnik, München 2009.

Thoda-Arora, Hilke: Für fünfzig Pfennig um die Welt. Die Hagenbeckschen Völkerschauen, Frankfurt am Main 1989.

Uebe, Annemarie: Die rechtliche Situation der Hebammen in der Geburtshilfe in Deutschland seit 1871, Hannover 2000.

Uhlmann, Gordon/Weisser, Ursula: Grundzüge einer Geschichte des Eppendorfer Krankenhauses. In: Weisser, Ursula (Hg.): 100 Jahre Universitäts-Krankenhaus Eppendorf, 1889-1989, Tübingen 1989, 13-120.

Weisser, Ursula (Hg.): 100 Jahre Universitäts-Krankenhaus Eppendorf, 1889-1989, Tübingen 1989.